Diabetes Typ 2 - nicht mit mir!

systemed

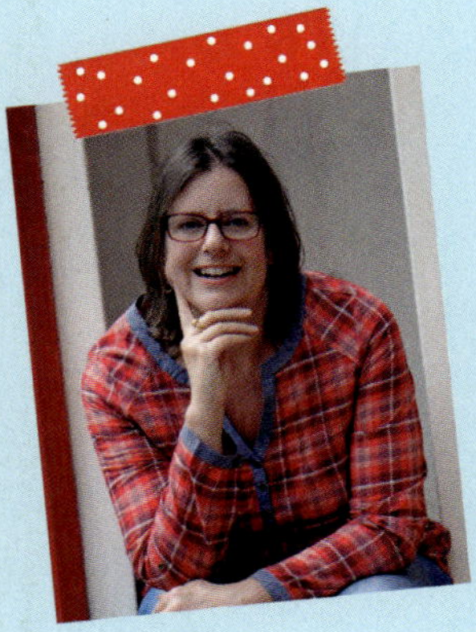

Über die Autorin

Die gebürtige Odenwälderin Bettina Meiselbach startete mit einem betriebswirtschaftlichen Studium in das Berufsleben. Nach 25 Jahren im Personalmanagement und einem Burn-out später krempelte sie 2014 ihr Leben komplett um. Sie entdeckte die Low-Carb-Ernährung für sich, warf fast 60 Kilogramm Gewicht ab, wies ihre Diabetes-Typ-2-Erkrankung in die Schranken und ließ den alten Job hinter sich. Die begeisterte Hobbyköchin und Ernährungsexpertin begann den Blog HappyCarb.de zu schreiben – der sich schnell zu einem der meistgelesenen Low-Carb-Blogs im deutschsprachigen Raum entwickelte. Der dann folgende Schritt zur Buchautorin war danach nur noch ein ganz kleiner.

***Wichtiger Hinweis:** Das vorliegende Buch stellt die persönlichen Erfahrungen der Autorin dar und kann keine Garantie geben, dass jeder Mensch die gleichen positiven Ergebnisse erzielt oder nicht auch abweichende Erfahrungen in der Diabetes-Behandlung macht. Darüber hinaus dient das Buch in erster Linie der Information, ersetzt jedoch keine umfassende medizinische Beratung. Die Autorin übernimmt von daher keine Haftung oder Verantwortung für eventuell entstehende Schäden. Vor der Umsetzung der vorgeschlagenen Verhaltensweisen ist unbedingt fachärztlicher Rat einzuholen.*

Inhalt

Vorwort

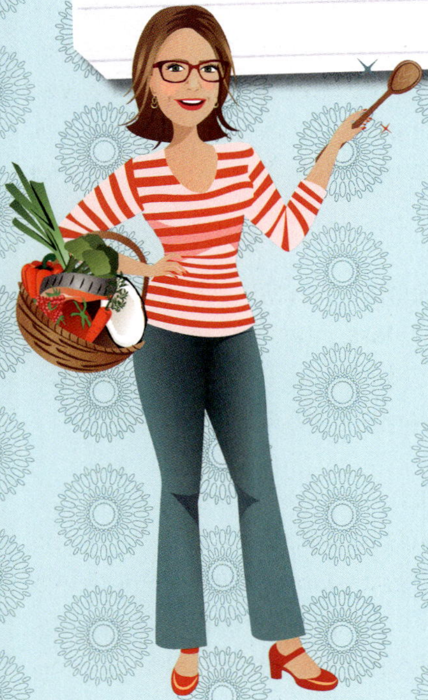

VORWORT

Vielen Dank, dass Sie mein Buch gekauft haben. Ich freue mich ehrlich darüber. Gerne hätte ich Sie in einem anderen Kontext kennengelernt. Aber nun hat uns eine Krankheit zusammengeführt. Machen wir also das Beste daraus.

Bei Ihnen wurde die Diagnose Diabetes Typ 2 gestellt?

Willkommen im Club! Gleich vorweg, Sie sind nicht allein im Kreis der erlesenen Süßen. Diabetes mellitus Typ 2 ist eine verbreitete Volkskrankheit, mit stark steigender Tendenz. In Deutschland leben aktuell etwa sechs Millionen Betroffene. Ich habe Ihnen ja gesagt, Sie sind nicht allein. Die Prognose für die Zukunft ist ernüchternder. Erwarten die Fachkreise doch einen Anstieg auf acht Millionen Menschen bis zum Jahr 2030. Diese Entwicklung gilt nicht nur für Deutschland, sondern weltweit ist die Diabetes-Typ-2-Erkrankung auf dem Vormarsch.

Vielleicht sind Sie auch nicht selbst betroffen, sondern haben in Ihrem persönlichen Umfeld an Diabetes Erkrankte, die Sie gerne im Umgang mit der Krankheit unterstützen möchten. Egal was Ihre Motivation ist, sich mit der Krankheit Diabetes Typ 2 zu beschäftigen, es ist eine gute Entscheidung! Sie können der Erkrankung nämlich aus eigener Kraft in den Allerwertesten treten. Genau das habe ich nach meiner Diagnose mit vollem Schwung getan.

Und das Wie schildere ich in diesem Buch.

Sicher mag mein Erfolg nicht jedem Diabetes-Typ-2-Patienten in vollem Umfang gelingen. Zu unterschiedlich sind die Krankheitshistorien bzw. die jeweiligen Krankheitsstadien. Jedoch ist eine Verbesserung fast immer möglich, bis hin zu einer zeitweiligen Zurückdrängung der Krankheit.

Ausdrücklich möchte ich darauf hinweisen, dass mein Erfahrungsbericht ausschließlich vom Diabetes Typ 2, dem sogenannten »Alterszucker«, handelt!

Habe ich wirklich »Alterszucker« geschrieben? Nun ja, als die Krankheit bei mir entdeckt wurde, war ich gerade mal 44 Jahre alt. Da bekommt die Bezeichnung Alterszucker einen etwas unerfreulichen Beigeschmack.

Mein Buch ersetzt kein umfassendes Diabetes-Schulungsbuch! Das war auch nicht der Ansatz, als ich begann, meine Erfolgsgeschichte aufzuschreiben. Es gibt studierte Fachleute, die das gesundheitliche Geschehen rund um die Krankheit in Gänze viel besser erläutern können, als ich das jemals könnte. Nichtsdestotrotz versuche ich, die Zusammenhänge meiner Erkrankung nach bestem Wissen und Gewissen darzustellen, ohne jedoch den Anspruch auf Vollständigkeit erheben zu wollen. Es geht um meine persönliche Geschichte und das, was Sie daraus für sich hoffentlich mitnehmen können.

Bei dem, was Sie lesen, bitte ich daher zu berücksichtigen, dass ich keine ausgebildete Medizinerin oder Ernährungsberaterin bin.

Jede Lebensstilveränderung, die Sie vornehmen möchten, muss immer mit Ihrem Arzt bzw. Diabetologen abgestimmt werden.

Im Speziellen dann, wenn Sie Medikamente einsetzen, die Ihren Blutzucker regulieren und die in der Folge eine Unterzuckerung hervorrufen können.

Ich will Sie mit meinem Buch ermutigen, Ihr Schicksal ebenfalls selbst in die Hand zu nehmen. Liefern Sie sich der Krankheit Diabetes Typ 2 nicht ohne Gegenwehr aus. Bauen Sie keinesfalls ausschließlich auf die Medizin, die die Pharmaindustrie für uns Diabetiker bereithält. Werden Sie aktiv! Dass das geht, ohne an Lebensfreude einzubüßen, dafür stehe ich mit einem moderat kohlenhydratreduzierten und körperlich aktiveren Lebensstil. Dieser tut übrigens weder weh noch hat er (viel) mit schwerem Verzicht zu tun. Seien Sie also nicht skeptisch, sondern lassen Sie sich auf das Abenteuer ein. Happy Carb bringt mehr Lebensqualität und Genuss in Ihr Leben – ganz im Gegensatz zu den drohenden Folgeerkrankungen des Diabetes mellitus Typ 2.

Mein Ziel ist nicht, alle Typ-2-Diabetiker zur kohlenhydratreduzierten Ernährung zu zwingen oder Ihnen mit missionarischem Eifer Vorschriften zu machen. Sie sind schließlich erwachsen. Mein Traum ist es jedoch, dass Low-Carb irgendwann in der Zukunft allen Diabetikern als echte Alternative vorbehaltlos und ganz selbstverständlich in Diabetes-Schulungen vorgestellt wird. Die Diabetiker sind mündige Bürger und können selbst entscheiden, ob sie Low-Carb eine Chance geben wollen, oder eben auch nicht.

Los geht die Reise in das Diabetes-Universum. Schnallen Sie sich an und lernen Sie die Krankheit aus meiner Perspektive kennen. Ich bin fest davon überzeugt, dass Ihnen meine Erfahrungen weiterhelfen können. Das sage ich ganz selbstbewusst, denn vermutlich stand ich vor nicht

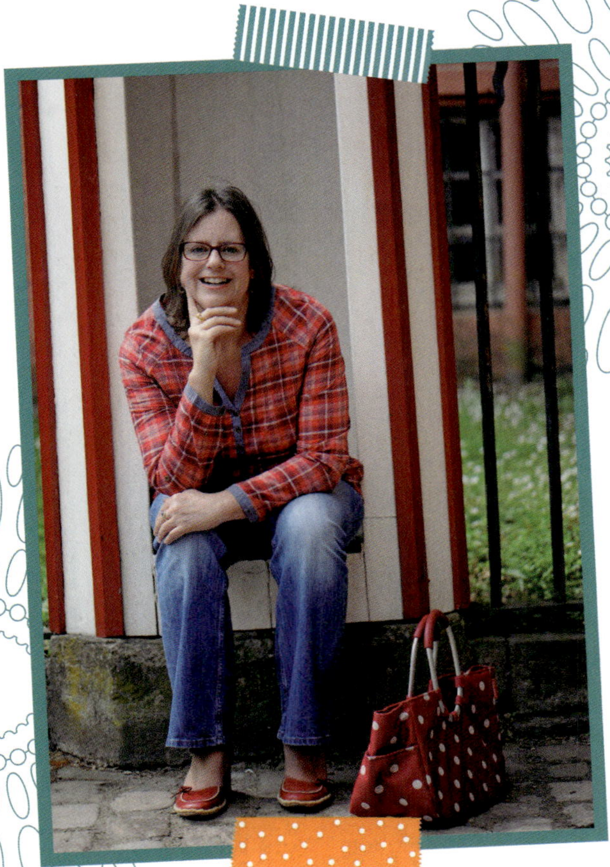

allzu langer Zeit am gleichen Punkt wie Sie heute. Dank meiner Aktivitäten habe ich die Diabetes-Erkrankung inzwischen im Griff und nicht die Krankheit mich. Und das sogar ohne blutzuckersenkende Medikamente. Was für ein Erfolg!

Wenn Sie nach dem Lesen meines Buches noch nicht die Nase voll von mir haben, dann besuchen Sie mich im Internet auf **HappyCarb.de.**

Schreiben Sie mir über meine Internetseite. Teilen Sie mir Ihre Erfolge mit. Ich lebe nicht auf einem Stern, bin kein Phantom, sondern bin echt und ansprechbar. Entwicklung entsteht durch konstruktives Miteinander. Gerade diesen aktiven Austausch mit meinen Leser/innen schätze ich sehr. Natürlich bin ich auch für Lob empfänglich – also immer her damit.

Jetzt geht es aber wirklich los.

Herzliche Grüße und viel Erfolg!

Bettina Meiselbach

Der Schock der Diagnose

DER SCHOCK DER DIAGNOSE

Ich kann mich noch sehr genau an den Tag meiner Diagnose erinnern. Es war im Oktober 2013 und ich befand mich zu dem Zeitpunkt in einer Reha-Klinik. Bei dem Gedanken zurück an diesen Tag überfällt mich bis heute noch ein beklemmendes Gefühl, auch wenn seitdem viel passiert ist und sich meine gesundheitliche Situation grundlegend gedreht hat. Aber der Schlag, den ich an jenem Tag versetzt bekommen habe, sitzt bis jetzt.

Der Aufenthalt in der Reha-Klinik war einem akuten Erschöpfungszustand und meinem damaligen gewaltigen Übergewicht geschuldet. So wie das üblich ist, bin ich direkt zu Beginn der Rehabilitation umfassend medizinisch untersucht worden. Dazu gehörte neben einer unerfreulichen körperlichen Begutachtung durch einen Arzt, (Wer macht sich mit 130 Kilogramm schon gerne nackt?) auch eine Blutentnahme zur Feststellung aller gängigen Laborwerte. Diese Blutuntersuchung hatte ich dann auch schon fast wieder verdrängt, als mich die verräterische Flüssigkeit doch noch einholte.

Während der Reha-Maßnahme stand ein umfangreiches Bewegungsprogramm auf der Tagesordnung. Meine Freude darüber hielt sich in überschaubaren Grenzen – diplomatisch ausgedrückt, denn ich hatte mich jahrelang nicht mehr regelmäßig bewegt. Der Weg vom Sofa zum Kühlschrank war mein üblicher Parcours und die Treppenstufen in das obere Stockwerk unseres Hauses brachten mich schon außer Atem.

So war es auch nicht wirklich überraschend, dass ich in einer der ersten Sportstunden unelegant den Boden küsste. Ausgerechnet Ballspiele! Die waren mir schon in der Schulzeit verhasst. Aber dann auch noch ungeschickt über den Ball zu stolpern und mit vollem Körpereinsatz auf das rechte Knie zu fallen, war peinlich und schmerzhaft zugleich. Mir schossen sofort vor Scham die Tränen in die Augen.

Die Sporttherapeutin zeigte sich gleich sehr besorgt und schickte mich humpelnd in die ärztliche Abteilung. Da saß ich nun. Frustriert und niedergeschlagen. Am liebsten wäre ich auf dem direkten Weg wieder nach Hause gefahren. Die Überprüfung meines Knies ergab glücklicherweise keine ernsthafte Verletzung. Ich bekam eine Salbe zur Behandlung der Prellung ausgehändigt und das Thema Knie war abgehakt.

Da fragte mich die behandelnde Ärztin,

ob man mit mir bereits über die Blutergebnisse der Eingangsuntersuchung gesprochen hätte. Als ich dies verneinte, rief sie die Daten schnell auf den Bildschirm. Ehe ich mich versah, warf sie gebannt einen Blick auf die Anzeige mit vielen roten und wenigen grünen Feldern. Es entstand eine Verzögerung, bei der in mir direkt ein ungutes Gefühl aufkam. Ich wartete nervös, was mir die Ärztin wohl zu sagen hat. So ein bisschen war das, als kniete ich auf einem Schafott, brav wartend, bis das Beil auf meinem speckigen Hals aufschlägt.

Ob ich schon wüsste, dass ich Diabetes habe, fragte mich die Ärztin. Zack! Das Beil fiel und der Kopf rollte. »Nein«, stammelte ich wie in Trance, »kein Diabetes.« Zu dem Zeitpunkt dachte ich spontan, es muss sich um ein Versehen handeln, eine merkwürdige Laune der Natur, ein einmaliges Ergebnis wegen der Reha-Aufregung oder die Blutprobe wurde gar vertauscht. Tausend Gedanken schossen mir durch den Kopf. Alle damit beschäftigt, die drohende Katastrophe zu negieren, nicht wahrhaben zu wollen. Am liebsten hätte ich einfach meine Ohren zugeklappt und wäre weggelaufen.

Die Ärztin schaute mich mitleidig an und sagte: »Ihr Blutzuckerwert lag nüchtern bei 242, da gibt es keinen Spielraum bei der Bewertung.« Sogar ich wusste sofort, dass der Blutzucker, der sich eigentlich nüchtern irgendwo zwischen 80 und 120 bewegen sollte, bei mir diesmal weit außerhalb der Norm war. Innerlich konnte ich in meinem Kopf ganz laut das böse Wort hören, was mit „**Sch**" anfängt und mit „**e**" aufhört.

»Haben Ihre Eltern Diabetes«, schloss sich die nächste Frage der Ärztin an. »Nein, meine Eltern sind nicht an Diabetes erkrankt.« Wegen des Schocks reagierte ich erstaunlich kurz angebunden, was sonst überhaupt nicht mein Stil ist. »Übrigens«, sagte die Frau, »mal abgesehen von den Nieren- und Schilddrüsenwerten, sind alle Blutwerte außerhalb der Norm.« Peng, die nächste gefühlte Ohrfeige, die meinen Kopf zum Wanken brachte. In mir drin schrie alles lautlos: »Ja, los, sag mir doch, dass ich selber schuld bin, so maßlos fettgefressen, wie ich hier sitze.« Die Ärztin sagte natürlich nichts in dieser Richtung. Professionell ordnete sie einen Glukosetoleranztest für den folgenden Tag an, um, wie sie sagte, die Diagnose abzusichern.

So stolperte ich mit Wasser in den Augen aus dem Zimmer. Alle Hoffnung auf die kommende Untersuchung gerichtet. Möge sich doch bitte alles noch als großes Missverständnis herausstellen. Nach einer erwartungsgemäß unruhigen Nacht saß ich am frühen Morgen nüchtern in der medizinischen Abteilung und wartete angespannt auf die Dinge, die da kommen sollten. Ein Zuckerbelastungstest ist sehr einfach durchzuführen. Mein Blutzucker wurde nüchtern gemessen. Dann bekam ich in einem Becher 75 Gramm gelöste Glukose zu trinken. Ich stürzte das pappsüße Getränk in mich hinein. Anschließend wurde im Stundentakt die Entwicklung des Blutzuckers gemessen. Ein gesunder Blutzucker steigt an, sinkt aber auch wieder zügig auf ein normales Maß. So läuft das zumindest, wenn die Bauchspeicheldrüse ausreichend Insulin produziert und der Stoffwechsel es schafft, den Zucker aus dem Blut in die Zellen zu befördern.

Passiert dies nicht und liegt eine Diabetes-Erkrankung vor, so steigt der Blutzucker durch die zugeführte Glukose auf eine ungesunde Höhe an. Das ist dann der messbare Beweis, dass der Mechanismus des blutzuckersenkenden Insulins versagt hat. Entweder mangelt es an Insulin oder die Körperzellen zeigen dem Insulin eine lange Nase, ignorieren es und lassen keine Glukose rein.

Als ich da saß und mir in regelmäßigem Abstand ein Tröpfchen Blut entnommen wurde, stieg mein Blutzuckerwert immer höher und höher. Spätestens als die medizinische Fachangestellte mich fürsorglich fragte, ob es mir noch gut gehe oder ob ich mich lieber hinlegen wolle, wurde mir beunruhigend klar, dass das nicht gut für mich ausgeht. Mein Blutzucker stieg auf stattliche 339 an. Damit lag der Fall klar auf der Hand.

Blutzucker nach 2 Stunden 339 = Diabetes mellitus Typ 2.

Man teilte mir die nun gesicherte Diagnose mit: «Sie haben eine manifeste Diabetes-Erkrankung Typ 2.« Peng! Da saß ich nun wie ein Häufchen Elend. Der von mir befürchtete Horror wurde Wirklichkeit. Für mich brach eine Welt zusammen, auch wenn das sehr dramatisch und überzogen klingt.

Ich hatte mich immer für unkaputtbar gehalten, egal, was ich mir und meinem Körper angetan hatte. Ob mit meinem unvernünftigen Essverhalten, der Bewegungslosigkeit oder dem permanenten Dauerstress, der mir seit Längerem zusetzte. Diese dumme Selbstlüge wurde nun mit einem Schlag entlarvt. Mir wurde klar, dass sich in meinem Leben grundlegend etwas ändern musste. Diesen Gedanken fand ich zuerst nur wenig prickelnd. Alles, was da im verwirrten Bettina-Kopf herumspukte, wirkte furchtbar bedrohlich. Ich hatte plötzlich nackte Angst vor dem, was da auf mich zukommt. Im Geiste sah ich mich meinen Blutzucker messen und mir Insulinspritzen setzen. Daraufhin versank ich im Selbstmitleid und heulte, was das Zeug hielt. Diabetes bekommen alte Leute, die krank sind, aber doch nicht ich, mit gerade 44 Jahren. Bedient, geschockt und auch wütend saß ich da. Natürlich wusste ich unterschwellig, dass mich eine nicht unerhebliche Mitschuld an meinem Zustand traf. Ich ärgerte mich über mich selbst, und dass ich es hatte so weit kommen lassen.

Da ich hart an der Grenze zum Nervenzusammenbruch stand, hat sich die Klinikpsychologin überaus fürsorglich um mich gekümmert. Sie erklärte mir, dass ich bei der Diabetes-Erkrankung viel selbst tun kann. Es sei alles nicht so dramatisch. Viele Menschen hätten Diabetes und ich sei hier in der Klinik mit meiner frischen Diagnose gut aufgehoben. Aber die motivierenden Worte drangen an jenem Nachmittag nur wie durch einen dicken Vorhang zu mir durch.

Ich war verzweifelt und fühlte mich komplett überfordert. Knock-out durch Diabetes! Blöderweise hatte ich das Anzählen hartnäckig ignoriert. Im Nachhinein betrachtet war diese Gefühlslage ein Zustand, der viel Motivation und Energie freigesetzt hat. Dieses Gefühl der Hilflosigkeit und das Gefühl, nicht mehr Herr der Lage zu sein, war für mich nur schwer zu ertragen. Passte das doch nicht zu meinem Selbstbild und noch weniger zu dem Bild, das ich anderen gegenüber präsentieren wollte.

Doch wie konnte es eigentlich so weit kommen?

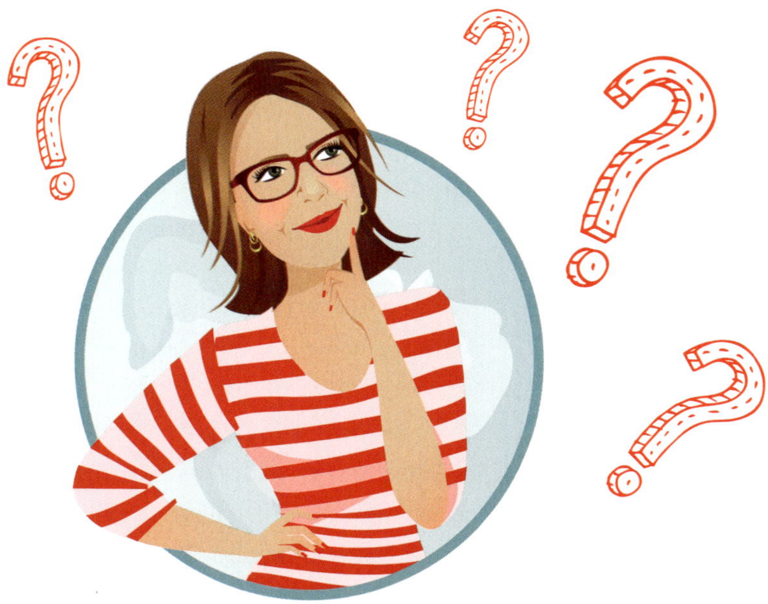

Wie es so weit kommen konnte?

WIE ES SO WEIT KOMMEN KONNTE

Im Nachhinein betrachtet war die Diagnose Diabetes Typ 2 im Oktober 2013 keine große Überraschung. Vielleicht der Zeitpunkt und mein gefühlt junges Alter, aber letztendlich war ich ein typischer Diabetesfall, wie er tagtäglich in den Arztpraxen hier in Deutschland und der ganzen Welt aufschlägt.

Bin ich doch mit Volldampf aus eigener Kraft in Richtung Diabetes gesteuert! Ich würde schon fast sagen, mit halb sehendem Auge bin ich mit wehenden Haaren in das Messer gelaufen. Nur eben, dass ich mir die Augen zugehalten habe, bis es geknallt hat. Hinterher ist man immer schlauer, und es lohnt auch nicht wirklich, über das „hätte" und „wenn" zu lamentieren. Zurückzudrehen ist die Zeit nicht mehr. Dennoch nutzt ein Blick zurück in die Vergangenheit, um für die Zukunft zu lernen.

Was war die Ausgangslage im Herbst 2013?

- Zum Zeitpunkt der Diagnose lag mein Körpergewicht bei über 130 kg,
- Bewegung hatte ich über Jahre konsequent verweigert,
- meine Ernährung bestand vorzugsweise aus Nudeln mit fetten Saucen, Fast Food und Süßigkeiten in großen Mengen,
- ein permanent hoher beruflicher Stresspegel belastete meine Psyche,
- meine Arbeitssituation war unerträglich und ich stand kurz vor einem Burn-out,
- verschiedene Nahrungsmittelunverträglichkeiten erschwerten mir das Leben,
- mein Blutdruck war zu hoch und das trotz eifriger Medikamenteneinnahme,
- die Leber war verfettet und meine Leberwerte entsprechend bescheiden.

Das war aber nicht immer so!

Die Geschichten von dem dicken Kind, das immer gehänselt wird und dann unglücklich übergewichtig bleibt, passen zu mir nämlich nicht. Ich war ein schmales Kind. Man kann schon fast sagen, ich war beängstigend dürr. So dünn, dass ich immer von meinen Eltern motiviert werden musste, zu essen.

Gleichzeitig war ich ein aktives Kind. Damit meine ich, ein bewegungsaktives Kind. Immer im Laufschritt oder mit dem Rad unterwegs. Herumtollend auf Bäumen und mit Freunden die Natur erkunden. Eine glückliche und sorgenfreie Kindheit.

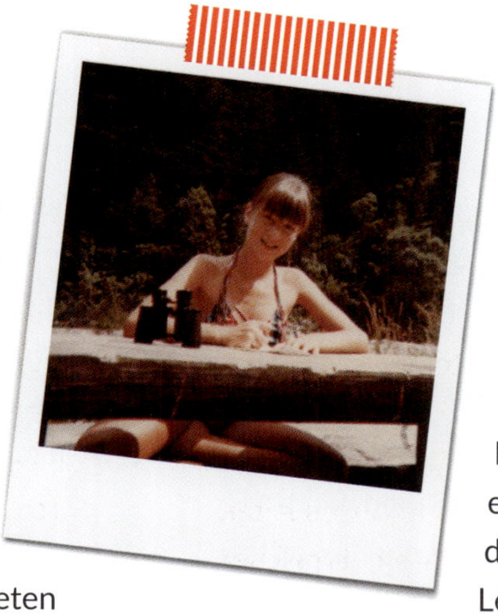

Mit den Jahren stieg das Gewicht.

Die Probleme begannen, als ich in das Berufsleben eingetreten bin und eine kaufmännische Ausbildung begann. Nicht mein Traumberuf, aber zum damaligen Zeitpunkt, Mitte der 80er-Jahre, war die Auswahl an Ausbildungsstellen überschaubar und die Anzahl der Mitbewerber riesengroß. So konnte ich mich also glücklich schätzen, überhaupt einen guten und sehr begehrten Ausbildungsplatz gefunden zu haben. Mädchen machten damals eben entweder eine kaufmännische Ausbildung oder wurden Krankenschwester bzw. Arzthelferin. So einfach war das und exotische Berufswünsche und Träume blieben sicher häufiger auf der Strecke.

Mein eigentlicher beruflicher Traum war es, Diätassistentin zu werden. Ich wollte mich schon früh mit dem Thema Ernährung beschäftigen und gleichzeitig mit Menschen zu tun haben. Das Thema Ernährung ließ mich dann ja auch mein ganzes Leben lang nicht mehr los, auch wenn nicht gerade so, wie ich mir das vorgestellt hatte.

Jetzt war es aber nicht so, dass ich in meinem erlernten Berufsfeld ungeeignet gewesen wäre. Mitnichten. Ich war eine fleißige Auszubildende mit sehr guten Leistungen und habe mich als talentierte Bürokraft hervorgetan. Und da ich gewohnt war, zu funktionieren, nahm ich die Herausforderung an und der Erfolg ließ auch einen gewissen Ehrgeiz in mir erwachen. Etwas halbherzig zu machen, war noch nie mein Ding.

Und das Gewicht wurde immer mehr.

Eine negative Randerscheinung war, dass ich, bedingt durch die hormonellen Umstellungen während der Pubertät und das nun dauerhafte auf meinem Allerwertesten Sitzen, begann, üppig Gewicht zuzulegen.

Und was tut man, wenn man süße 17 Jahre alt ist und natürlich den Jungs auch mit einer guten Figur gefallen will?

Man beginnt, die abenteuerlichsten Diäten zu machen. Genau das tat ich dann auch und ließ auch nichts von dem aus, was damals trendy war. Hollywood-Diät, Max-Planck-Diät, Brigitte-Diät, Milch-Brötchen-Diät und natürlich die sagenumwobene Kohlsuppendiät. Ich habe sie alle gemacht. Und das Ergebnis dieser jahrelangen Diättiraden war, dass ich immer dicker wurde.

Zwischenzeitlich hatte ich mich dann noch entschieden zu studieren, eben um meine beruflichen Aussichten für die Zukunft zu verbessern. Und ja, auch mit der Karriere ging es anschließend fast so gut aufwärts wie mit dem Gewicht. Gleichzeitig mit dem immer größer werdenden beruflichen Stress und Druck ging ich dazu über, diesen mit Essen zu kompensieren und mich im Gegenzug immer weniger zu bewegen. Stress anders zu bewältigen, hatte ich nicht gelernt, und mit dem zunehmenden beruflichen Erfolg konnte ich für die Bewegungslosigkeit nun immer schön den Zeitmangel ins Feld führen. Wie praktisch, wenn man sich mit einer guten Ausrede drücken kann.

Beruflich hatte es mich in den Bereich Personalmanagement gezogen, wo ich aber doch recht bald feststellte, dass ich in dem Metier nicht gut aufgehoben war. Aber für einen Wechsel war es in meinen Augen zu spät und ich mittendrin in der ermüdenden Arbeitsmühle. Dazu kommt meine ausgeprägte Sicherheitsorientierung, die mich nicht gerade zu einem Menschen macht, der sein Leben eben schnell über den Haufen wirft und abenteuerliche Experimente wagt. Dann lieber weitermachen, und über den immer größer werdenden Frust habe ich mich mit viel Essen hinweggetröstet. Essen hat mir auch damals schon viel Freude bereitet. Eine Kostverächterin bin ich noch nie gewesen.

Wenn der Job wehtut.

Wirklich im Herzen Freude gemacht hat mir der Beruf als Personalerin eigentlich nie. Diese Erkenntnis mit 47 Jahren tut weh. Vielleicht ist es aber auch blauäugig zu erwarten, dass man einen Beruf ausübt, der einen ausfüllt und der auch noch der eigenen Selbstverwirklichung dient. Denn das kommt erfahrungsgemäß in keiner Zielvereinbarung vor, die die Mitarbeiter jährlich in die Hand gedrückt bekommen. Ich selbst bin von einem humanistischen Menschenbild geprägt und mir liegen Fairness, Eigenverantwortung und Vertrauen in die Menschen am Herzen. Das kollidiert natürlich in der modernen Arbeitswelt, wo es häufig um den Profit und um Personalkosten geht. Die Menschen, die die Arbeit erledigen, werden gerne zu anonymen Headcounts degradiert. Es ist eben einfacher, eine Personalnummer zu löschen als einen Menschen mit einem Leben hintendran.

Die ach so schöne bunte moderne Arbeitswelt.

Zu Beginn meiner Karriere dachte ich noch, dass das Unternehmen, in dem ich damals war, mit seiner unmenschlichen Gangart eine unrühmliche Ausnahme darstellte. Rein in die Puschen und dann wieder raus aus den Puschen. Die von dem Chaos betroffenen Mitarbeiter waren eben Kollateralschäden im Dienste der Gewinnmaximierung. Nach mehreren beruflichen Stationen wurde mir immer klarer, es geht meistens ums Geld. Der Mensch im Unternehmen zählt nur zum Schein, auf den bunten Broschüren und den schönen Internetseiten der Unternehmen. Ernüchterung machte sich breit. Im Zweifel werden Mitarbeiter entsorgt wie Restmüll, gerade wenn sie nicht mehr so funktionieren, wie sie sollen, oder anfangen, unbequem zu werden. Das kostet kurzfristig etwas Geld und einige Nerven, aber langfristig wird gespart. Die Umsetzung dieser Entsorgungsaufgaben obliegt den unbeliebten Personalern, die zusehen können, wie sie die »Ressource Mensch« oder zu dem Zeitpunkt eher den »Problemfall Mensch« möglichst kostengünstig und diskret aus dem Unternehmen herausschieben.

Ob nun fremdgesteuert von Schlipsträgern aus dem Ausland oder schön eingebettet in einen Konzern, dem die Aktionäre mit Dividendenforderungen im Nacken sitzen. Schlimmstenfalls ein inhabergeführtes Familienunternehmen, in dem sich die Taschen ohne Rücksicht auf die – oder sagen wir besser auf Kosten der – Belegschaft ordentlich vollgemacht werden. Es machte keinen wirklichen Unterschied, wo ich tätig war. Gier, Ignoranz und teilweise menschenverachtende Denkweisen um mich herum waren über viele Jahre meine beruflichen Begleiter. Es gibt sicher auch wunderbare Arbeitgeber, aber die sind eben leider nicht die Regel. Anders wären meine Erfahrungen nur mit bösem Dauerpech bei der Wahl der Arbeitgeber zu erklären. Vielleicht bin ich ja auch nur eine Arbeitgeber-Pechmarie? Falls Sie einen tollen Arbeitgeber haben, dann freuen Sie sich und schätzen Sie das wert! Bleiben Sie bloß auf Ihrem Sessel kleben, so lange es geht. Schlimmer geht nämlich immer. Ein Spruch, den ich in der Arbeitswelt früher häufig gebraucht habe. Vom Berufsleben demoralisiert verursachte mir die tagtägliche Umsetzung des Wahnsinns jedoch seelische Schmerzen.

Mein Schmerzmittel der ersten Wahl: das (Fr)Essen.

Meine letzte Station als Personalleiterin in einem Unternehmen des Niedriglohnsektors war dann die Spitze des Eisbergs der schönen, bunten neuen Arbeitswelt.

Ich litt in meinem Job wie ein Hund und fraß, was das Zeug hielt. Bis, ja, bis mein Hausarzt im Frühling 2013 wieder einmal sehr besorgt mit mir sprach und ich heulend bei ihm im Behandlungszimmer saß. Er sagte mir ein Jahr später auch nochmal, dass er sich damals ernsthaft Sorgen um mich gemacht hatte. Da saß eine Frau vor ihm, deren Leben sichtbar entgleiste, und es war nicht absehbar, ob das Kind nicht vielleicht schon zu tief im Brunnen festsaß. So ganz ohne Hoffnung auf Rettung, weil ich mich längst selbst aufgegeben hatte. Der Vorschlag meines Hausarztes war eine stationäre Rehabilitationsmaßnahme wegen meines akuten Erschöpfungszustands und natürlich, um Abstand zur belastenden Arbeitssituation zu bekommen.

Ein ängstliches Gefühl machte sich kurz breit. Ich zu einer Reha? Weg von daheim? Jedoch registrierte ich durchaus, dass dringend etwas passieren musste. Meine gesundheitliche Situation war unerträglich geworden. Bedingt durch verschiedene Nahrungsmittelunverträglichkeiten hatte ich seit mehreren Jahren Dauerdurchfall, und ich war inzwischen viel mehr krank als gesund. Mein Gewicht war im Sommer 2013 bei beängstigenden 132 Kilogramm angekommen, und ich konnte mich kaum noch vernünftig bewegen. Entweder weil ich direkt an Schnappatmung litt oder weil mir die Füße so wehtaten, dass ich mich nach 150 Metern wieder setzen musste. Meine Lebensqualität war gleich null. Ich habe zu dem Zeitpunkt die ganze Situation und mein Leben gehasst. Gleichzeitig konnte ich diesen Umstand aber auch nicht ändern. Jede Kraft, die ich hatte, habe ich tagtäglich in einem Job vergeudet, für dessen Ausübung ich mich selbst verachtete. Oder meine Energie wurde dabei aufgebraucht, für die Umwelt den »perfekten« Schein zu wahren. Schauspielerin des eigenen schlechten Films zu sein, ist unendlich anstrengend. Mein Bauch war vom Fressen inzwischen so dick wie der eines Wals und ich war an einem Punkt, an dem ich immer häufiger darüber nachdachte, einfach aus dem Fenster zu springen.

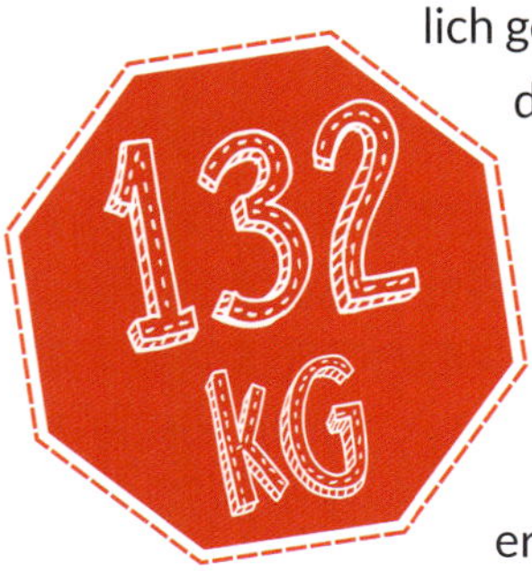

Heute kenne ich die Spirale von Stress, dem Hormon Cortisol, dem metabolischen Syndrom und der Krankheit Diabetes. Aber damals war ich einfach nur verzweifelt und hoffnungslos und wollte nicht mehr. Selbst der Tod schien mir verlockender als mein damaliges Leben. Allerhöchste Alarmstufe und ich immer wie verrückt bemüht, nach außen den Schein der perfekten Welt zu wahren. Abends saß ich dann heulend und fressend auf dem Sofa. Schön versteckt und heimlich in meinen eigenen vier Wänden. Was war ich doch für eine grandiose Schauspielerin. And the Oscar goes to ... Nicht einmal mein Ehemann konnte erkennen, was wirklich mit mir geschah. Natürlich fiel ihm auf, dass ich immer dicker wurde und auch nervlich sehr angespannt war, aber ich konnte und wollte meine Sorgen nicht mit ihm teilen. Ich dachte, ich schaffe das irgendwie alleine.

Im Zweifel blieb mir ja noch das Fenster.

Niemandem zur Last fallen zu wollen ist tief verankert in meinem Wesen. Und das gilt selbst in der Partnerschaft, wo ich gerne der unterstützende Teil sein wollte und nicht der empfangende. Von daher habe ich gegenüber meinem Mann meinen echten Zustand verheimlicht. Die Tränen aus den Augen gewaschen, bis er aus dem Büro kam, spielte ich einen verhagelten Sonnenschein vor. Im Nachhinein eine falsche Entscheidung, denn gerade mein Mann hat in all den Zeiten und in jeder Gewichtsklasse uneingeschränkt zu mir gestanden und hat mich bedingungslos geliebt. In Kenntnis meines tatsächlichen Zustandes hätte er sicher viel früher die Reißleine gezogen und hätte mir auch den nötigen Rückhalt gegeben, um mich aus der bedrohlichen Situation zu befreien. Aber zu dem Zeitpunkt war ich noch nicht unten angekommen. Meine Angst vor Veränderung war noch zu groß. Es musste schlimmer kommen, damit ich meinem Leben eine neue Richtung geben konnte.

Von daher stimmte ich dem Vorschlag meines Hausarztes zu und wir beantragten die Reha. Ich fühlte mich damals, als würde mir jemand einen Rettungsring zuwerfen,und hatte gleichzeitig irrsinnige Angst davor, gerettet zu werden. Aber ich wollte die Chance ergreifen, und auch die Aussicht, einige Wochen von meinem verhassten Arbeitsplatz zu flüchten, klang verlockend.

Nach einiger Zeit kam dann aber der Schock. Die Reha wurde, wie sollte es anders sein, erst einmal abgelehnt. Es fühlte sich für mich an wie ein Todesurteil, das ich selbst mit Messer und Gabel vollstrecken sollte. Die letzte Energie mobilisierend habe ich die Möglichkeit genutzt und legte gegen den Bescheid Widerspruch ein. Es war, als hätte ich die Chance für mich schon gewittert und wollte mich nicht kampflos geschlagen geben. Auch wenn ich mich eigentlich lieber gefügt hätte und in einem dunklen Loch verschwunden wäre.

Mit meinem Widerspruch schrieb ich einen mehrseitigen Brief an die Deutsche

Rentenversicherung, der eher wie ein verzweifelter Hilferuf klang. Aber das war er ja irgendwo auch. In der Folge einer schweren Grippe im Februar hatte ich vermehrt mit Herzproblemen zu kämpfen, und mir wurde immer klarer, dass ich auf dem besten Weg ins Jenseits war, wenn ich nicht das Ruder herumriss. Nach langen Wochen des zähen Wartens war es dann zwischenzeitlich schon September 2013 geworden, und ich fragte mich ernsthaft, ob man bei der Deutschen Rentenversicherung vielleicht aussitzen wollte, ob ich überlebe oder doch noch sozialverträglich aus dem Leben scheide.

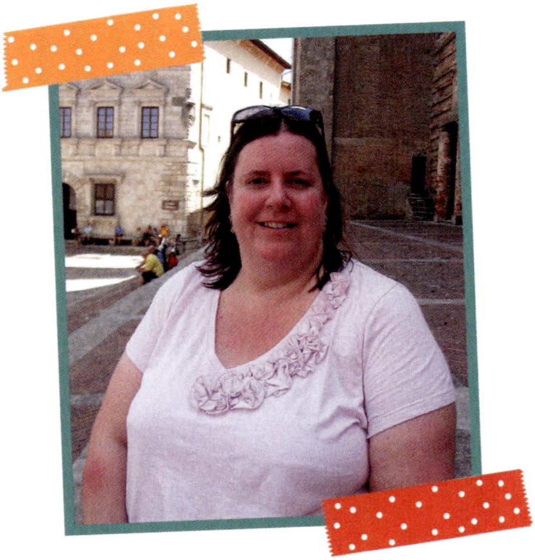

Es fühlte sich an wie eine Zermürbungstaktik, aber böswillige Absicht möchte ich natürlich nicht unterstellen. Möglicherweise mahlen solche Behördenmühlen ja auch wirklich so langsam. Der eine oder andere Euro lässt sich durch penetrantes Aussitzen sicher sparen. Aber ich habe mich nicht abschütteln lassen und bin hartnäckig geblieben. Das wurde letztendlich auch belohnt: Anfang Oktober kam die Genehmigung zur Reha, und zwei Wochen später ging es los.

Zu dem Zeitpunkt hatte ich ja noch keine Ahnung, dass neben den bestehenden bekannten Baustellen bald noch eine weitere hinzukommen würde: Meine Diabetes-Typ-2-Diagnose stand kurz bevor.

Was hat all das mit der Diagnose Diabetes Typ 2 zu tun?

Genau all das und etwas mehr ist die Ursache dafür, dass meine Diabetes-Erkrankung genau zu dem Zeitpunkt bei mir ausgebrochen ist.

Lassen Sie uns nochmal einen näheren Blick auf meinen gesundheitlichen Zustand bei Antritt der Reha werfen und inwieweit er meine Diabetes-Diagnose begünstigt hat. Auch wenn ich mich jetzt kurz wiederhole.

Die Erkenntnis, welche Faktoren für den Ausbruch meiner Krankheit verantwortlich waren, zeigt nämlich auch den Weg aus dem Dilemma. Und von Anfang an spürte ich intuitiv, dass ich ganzheitlich vorgehen musste und die Lösung meiner

Probleme nicht ganz so klar ist, wie das vielleicht von der Schulmedizin zügig und pharmafreundlich eingeschätzt werden würde.

Das offensichtlichste Problem war mein hohes Gewicht. Denn das war nicht zu verstecken. Mein Höchstgewicht von 132 Kilogramm bei einer Größe von 1,72 Meter entsprach einem BMI von 44,6, was damit einem extrem starken Übergewicht gleichkommt. Wenig erfreulich, aber harte messbare Fakten. Ein nicht unerheblicher Teil meines Fettes hatte sich bei mir am Bauch angelagert. Ich sage immer, wenn mir heute jemand sagt, dass ich nicht nach 130 Kilogramm aussah, dass ich eine »seitlich Dicke« war. Denn der riesige Bauch machte mich kaum frontal fett, sondern lediglich von der Seite hatte ich die Optik eines Nilpferdes. Und dabei ist es gerade diese ungünstige Fettanlagerung am Bauch, die so gefährlich ist und die Entwicklung der Diabetes-Erkrankung begünstigt. Im viszeralen Bauchfett laufen nämlich Entzündungsprozesse ab, die die Entwicklung einer Insulinresistenz fördern und damit die Grundlage für meine Diabetes-Erkrankung darstellten. Nur: Weshalb war ich überhaupt dick und weshalb habe ich gerade in den letzten Jahren vor der Diabetes-Diagnose so massiv an Gewicht zugelegt?

Der Stress, das Gehirn und der Hunger.

Der dauerhaft negative Stress, dem ich ausgesetzt war, führte bei den mir zur Verfügung stehenden Kompensationsmöglichkeiten zu einem permanenten psychischen Überforderungszustand. In diesem Zustand hat das Denkorgan einen erhöhten Energieverbrauch. Kein Wunder. Alle Stresshormone bis zum Anschlag und am Dauergrübeln, gerät der Gehirnstoffwechsel ganz schnell aus den Fugen. Mein Gehirn signalisierte mir als mein größter körpereigener Verbraucher von Glukose einen ständigen Brennstoffmangel in Form von fiesem Heißhunger. Den bekämpfte ich mit sehr viel unkontrolliertem kohlenhydratreichem Essen und vielen Süßigkeiten. Ich war wie Don Quijote in einem aussichtslosen Kampf mit mir selbst. Mein Blutzucker ritt einen wilden Zick-Zack-Kurs und mein gestresstes Gehirn reagierte panisch, sobald die Zuckerzufuhr zu versiegen drohte. Es forderte seinen hohen Energieverbrauch immer wieder rücksichtslos und egoistisch ein. Am liebsten in Form von Zucker oder Lebensmitteln, die den Blutzucker schnell ansteigen ließen, nur um ihn dann genauso schnell wieder in den Keller sacken zu lassen. Nach jeder Fressattacke war ich kurz darauf wieder genauso hungrig wie zuvor. Ein Teufelskreis und eine absolute Katastrophe für meine Bauchspeicheldrüse, die das Dilemma mit den

Unmengen an Kohlenhydraten nämlich ausbaden musste!

Und es war nicht nur der Stress, der von außen auf mich eintrommelte, sondern ich war zu einem guten Teil auch selbst mein größter Feind. Lebensfremder Perfektionismus, das übergroße Streben nach Anerkennung im Beruf und gleichzeitig ein mangelndes Selbstvertrauen taten ihr Übriges zu der Misere, in der ich da steckte. Es wäre etwas kurzsichtig und beschränkt, wenn ich meinen Zustand nur auf böse Dritte abwälzen wollte. Nein, ich muss mir auch an die eigene Nase greifen.

Es gehören immer zwei dazu, sonst wäre es zu einfach.

Zum damaligen Zeitpunkt hatte ich jedoch keine Möglichkeit, um diesen Mechanismus auf bewusstem Weg, mit einer rational getroffenen Entscheidung zu durchbrechen. Ich war auf dem Highway to Hell, und es gab keine Abzweigungen. Die waren sicher da, aber ich war im Tunnel. Ich konnte intellektuell durchaus erfassen, dass ich da gerade so richtig Bockmist baute, konnte aber trotzdem nichts daran ändern. So sehr ich das auch wollte.

Was war während dieser Zeit eigentlich in meinem Körper passiert, was dann letztendlich in meiner Diabetes-Erkrankung mündete?

Mein stressbedingtes Frustessen und meine Bewegungslosigkeit hatten dazu geführt, dass ich übermäßig dick geworden war. Punkt! Dieses starke Übergewicht und die mangelnde Bewegung ließen meine Körperzellen gleichzeitig unempfindlich werden für das im Körper werkelnde Insulin. Das im Blut befindliche, irgendwann mal von der Bauchspeicheldrüse in gesunder Menge ausgeschüttete Insulin war daraufhin nicht mehr ausreichend in der Lage, den Türöffner für die unempfindlichen Zellen zu spielen, um so den vielen Zucker aus meinem Blut zu schaufeln. Meine Bauchspeicheldrüse versuchte daraufhin in ihrer Not, immer größere Mengen Insulin zu produzieren. Immer versucht, des zuckrigen Problems Herr zu werden. Jedoch ohne langfristigen Erfolg. Meine gequälte Bauchspeicheldrüse arbeitete sicher eine ganze Weile wie wahnsinnig und ging dabei irgendwann erschöpft in die Knie. Sie schaffte es nicht mehr, normale Blutzuckerwerte herzustellen. Mein Zuckerstoffwechsel entgleiste endgültig.

Kapitulation in Form von Diabetes Typ 2!

Dazu kommt der Effekt, dass, während meine Bauchspeicheldrüse verzweifelt versucht hat, meinen Blutzucker im Normbereich zu halten, ich über einen langen Zeitraum sicher sehr viel Insulin im Blut hatte. Dieses viele Insulin förderte wiederum die Einlagerung von Fett in meinem Körper. Ein Teufelskreis, der sich ganz leise und unbemerkt im Körper abspielt. Da tut nichts weh und gerade im beschriebenen Stadium der Insulinresistenz merkt man auch keine klassischen Diabetes-Signale, wie zum Beispiel den dauernden starken Durst, mit dem der Körper in fortgeschrittenem Stadium versucht, den Zucker über die Nieren aus dem Körper zu schwemmen.

Nein, das Unheil passiert still und heimlich und irgendwann wird die dauerhaft hohe Belastung für die Bauchspeicheldrüse ein Problem. Die Beta-Zellen reduzieren daraufhin ermüdet ihre Insulinproduktion – mit schlimmen Folgen. Der Blutzucker steigt und die Schwelle von der Insulinresistenz zur Diabetes-Erkrankung ist überschritten. Das klingt jetzt, als würde das in wenigen Wochen geschehen, ist aber in Wirklichkeit ein Prozess, der sich meist über einen längeren Zeitraum entwickelt. Wobei es bei mir doch recht schnell geschah. Zwei Jahre zuvor hatte ich bei einem Routinecheck noch vollkommen unauffällige Blutzuckerwerte. Ich kann daher davon ausgehen, dass meine Diabetes-Erkrankung noch nicht sehr lange bestanden hat. Glück im Unglück, dass mein Typ-2-Diabetes im Rahmen der Reha als Zufallsbefund entdeckt wurde. So erlangte ich wenigstens Kenntnis, bevor mich böse Folgeschäden schmerzhaft darauf aufmerksam machen konnten.

Eine Information, die mir zum Zeitpunkt der Diagnose noch fehlte, war, dass ich durchaus familiär vorbelastet bin, auch wenn meine Eltern beide nicht an Diabetes erkrankt sind. Aber der Großvater, die Tante und der Cousin väterlicherseits sind an Diabetes erkrankt und nun hat es eben auch mich erwischt.

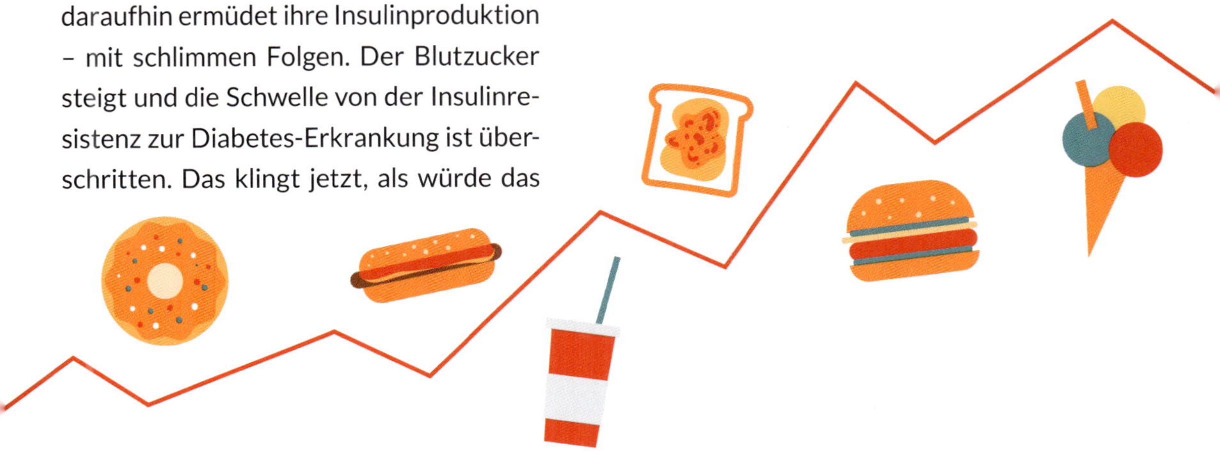

Was wäre, wenn?

Ob es anders gelaufen wäre, hätte ich von der genetischen Disposition gewusst? Das ist eine Frage, die ich mir oft stelle, die ich jedoch nicht mit endgültiger Sicherheit beantworten kann. Ich befürchte aber nein, das hätte mich auch nicht gerettet. Zur Rettung wäre es notwendig gewesen, dass ich mich im Vorhinein umfassender mit der Krankheit befasst hätte, und wer tut das schon gerne, solange er nicht muss. Die Verwandtschaft hat ja schließlich »nur« Zucker und keine ernste Erkrankung.

Heute weiß ich aber, dass zwar die Anlage zur Insulinresistenz innerhalb der Familie weitergegeben wird, nicht aber die Diabetes-Erkrankung an sich. Den Ausbruch der Krankheit habe ich mit meiner ungesunden Lebensweise also zu einem guten Teil selbst bewirkt. Das klingt jetzt nicht sehr schön und ich gehe da auch hart mit mir ins Gericht. Aber das sind die Fakten und nur diese ehrliche und schonungslose Erkenntnis schützt mich hoffentlich vor dem Schlendrian in der Zukunft.

Bitte berücksichtigen Sie bei meinen Ausführungen, dass ich Ihnen nur meine persönlichen Erfahrungen berichte. Nicht jeder Übergewichtige bekommt zwingend Diabetes und genauso können auch schlanke Menschen eine Insulinresistenz und Diabetes entwickeln. Aber statistisch gesehen bin ich kein exotischer Fall mit meiner Krankheitsgeschichte.

Zumindest nicht bis hierher.

Hallo Diabetes!

HALLO DIABETES!

Da saß ich nun in der Klinik wie ein Häufchen Elend und wusste weder ein noch aus. Sie können sich also vorstellen, dass mein »Hallo« direkt nach der Diagnose erst einmal sehr verhalten ausgefallen ist. Der Schock saß, und ich durchlief ein Gefühlschaos, das sich von Selbstmitleid über Verdrängung bis hin zu Trotz und Verzweiflung bewegte.

Im Nachhinein bin ich sehr froh, dass ich zum Zeitpunkt der Diagnose in einer Klinik war und man sich dort sehr bemüht hat, mich entsprechend aufzufangen und psychologisch zu unterstützen. Wie oft haben mir später Diabetes-Patienten erzählt, dass diese die Diagnose mehr beiläufig beim Arzt erhalten haben und der dann, ohne viele Worte zu verlieren, eben noch eine Tablette mehr aufgeschrieben hat.

Neben einem Fachbereich für psychosomatische Störungen gab es in der Klinik auch noch einen weiteren Bereich, der sich auf Stoffwechselstörungen (Diabetes) und Adipositas spezialisiert hat. Für mich als gesundheitliche Großbaustelle in dieser Situation natürlich der perfekte Ort, um alle bestehenden und gerade neu aufgetauchten Problemfelder geballt angehen zu können.

Die Klinik ließ sich nicht lumpen und zerstörte auch noch meine letzte kleine Hoffnung auf Fehlerhaftigkeit der Diagnose. Denn nachdem der nüchtern gemessene Blutzuckerwert weit außerhalb des Normbereiches war und auch mein Glukosetoleranztest klar eine Diabetes-Erkrankung belegte, fehlte nun noch die letzte Bestätigung.

Die Messung des Langzeitwerts HbA_{1c} stand auf dem Programm.

Bis dahin hatte ich diese in meinen Augen, willkürliche, Buchstaben-Ziffern-Folge noch nie gehört. Mir war auch noch nicht klar, dass mich dieser Messwert bis an das Ende meiner Tage in regelmäßigen Abständen begleiten würde. Inzwischen weiß ich aber, dass der HbA_{1c} den durchschnittlichen Blutzuckerwert der letzten zehn bis zwölf Wochen abbildet. Blöderweise hat der rote Farbstoff (Hämoglobin) unseres Blutes die Eigenschaft, im Blut vorhandenen Zucker zu binden. Und da sich die roten Blutkörperchen etwa alle 120 Tage erneuern, ist auch der Zuckergehalt über diesen Zeitraum in ihnen gespeichert. Sozusagen das gemeine Gedächtnis meines Blutzuckers. Das in Zahlen abgebildete Sündenkonto eines jeden Diabetes-Patienten. Ein unangenehmer

Wert, kann man diesen doch nicht durch einige Tage braves zuckerfreies Verhalten manipulieren – man muss vielmehr dauerhaft den Blutzuckerpegel im Normbereich halten. Und wer lässt sich schon gerne Big-Brother-ähnlich überwachen? Ich zumindest nicht.

Der »normale« HbA_{1c}-Wert bei einem gesunden Menschen bewegt sich zwischen 4,5 und 6,0 Prozent. Aber davon hatte ich, als ich dem Chefarzt gegenüber saß, keine Ahnung. Von daher hat mich die Information, dass mein Langzeitwert HbA_{1c} bei 9,2 Prozent liegt, nicht weiter erschreckt. Ich war in Diabetesfragen noch vollkommen grün hinter den Ohren. Der Chefarzt, der sich meiner angenommen hat, wurde aber recht schnell deutlich und hat mir erläutert, dass der Wert viel zu hoch sei. Das war dann das letzte Puzzleteil in meinem Diabetesbild. All diese Informationen habe ich erst einmal aufgenommen wie in Trance, als würde es um eine andere Person gehen. Ich wollte kein Diabetes haben, mich mit all dem, was da auf mich zukommt, nicht auseinandersetzen.

Nichts sehen, nichts hören und am liebsten auch sonst nichts merken.

Die Wirklichkeit holte mich aber sehr schnell ein. Denn es ging direkt los mit dem Blutzuckermessen. Als absoluter Neuling hatte ich keine Erfahrungen und natürlich auch kein Messgerät. Daher führte mich mein Weg ab sofort regelmäßig ins Labor der Klinik, um mir meinen Blutzucker messen zu lassen. Dreimal täglich stand auf meinem Plan, und ich war genervt. Die Terminplanung war sowieso schon sehr eng, und jetzt auch noch das.

Insgesamt wurde mein ganzer Reha-Plan komplett auf den Kopf gestellt. Zusätzlich zu den Terminen wegen meines Erschöpfungszustandes kamen jetzt noch Chefarzttermine hinzu. Am Ende war es dann so, dass ich drei Reha-Maßnahmen parallel absolvierte (Erschöpfungszustand, Adipositas und Diabetes Typ 2), mit der entsprechenden Frequenz der einzuhaltenden Termine. Schön, wenn man zum Entstressen in die Reha kommt und dann von Termin zu Termin hetzt.

Meine größte Angst nach der Diagnose war, dass ich zukünftig spritzen muss. Ich kann Ihnen nicht sagen, weshalb mich gerade dieses Spritzen so übermäßig ängstigte. Aber im Geiste sah ich mich nur noch mit Spritzen hantieren. Ein Albtraum. Daher entspannte ich mich etwas, als der Chefarzt mir mitteilte, dass er davon ausgehe, dass Medikamente reichen werden. Direkt schrieb er mir ein Rezept für das Medikament Metformin auf, womit ich am gleichen Abend beginnen sollte.

Die Tabletten bekam ich in der Klinik jedoch nicht, so wie man das in der Apotheke gewöhnt ist, schön als komplette Packung mit informativem Beipackzettel. Nein, da bekommt man einfach einen Blister mit 10 Tabletten in die Hand gedrückt. Was war ich froh, dass ich die Möglichkeit hatte, mit meinem Handy im Internet zu recherchieren, was es mit meinen neuen Begleitern auf sich hat. Sicher der totale Ärztehorror, dass Patienten jetzt immer alles im Internet überprüfen und vielleicht auch manches infrage stellen. Beruhigt habe ich gelesen, dass der Start mit Metformin eine absolut gängige Variante der Diabetes-Typ-2-Behandlung ist, sofern über eine Lebensstiländerung von drei bis sechs Monaten kein ausreichender Erfolg erzielt werden konnte. Bei dieser Information zuckte ich das erste Mal zusammen, und es taten sich in meinem Inneren kleine Fragezeichen auf.

Nachträglich erneut recherchiert hat sich herausgestellt, dass die sofortige Gabe von Metformin wohl einen positiven Einfluss auf die weitere Entwicklung der Diabetes-Erkrankung hat. Außerdem wird die unmittelbare Gabe von Metformin, insbesondere bei Patienten »bei absehbar nicht ausreichenden Veränderungen des Lebensstils« und bei »multimorbiden« Patienten wie ich es war, laut Richtlinie empfohlen. Vielen Dank für die Blumen. Die Dicke da schafft das eh nicht, schwingt für mich in dieser Entscheidung unausgesprochen mit. Es war wahrscheinlich die richtige Entscheidung des Arztes, auch wenn ich diese Information im Nachhinein als frustrierend empfinde. Als hätte man mich der Möglichkeit beraubt, es vielleicht auch ganz ohne Tabletten zu schaffen.

Mich hat jedoch die Information zur Diabetes-Behandlung aus dem Internet stutzig gemacht, und ich war irritiert. Warum sollte ich direkt mit Tabletten starten, wenn es doch auch anders gehen könnte? Trotz des kurzen nachdenklichen Reflexes war ich aber beruhigt zu lesen, dass Metformin, insbesondere bei stark übergewichtigen Typ-2-Diabetikern, das Mittel der ersten Wahl ist. Also schien der Chefarzt ja doch Ahnung von seinem Metier zu haben. Wie konnte ich auch nur kurz etwas anderes denken, denn ich hatte ja schließlich das Glück, in einer Klinik mit gutem Ruf gelandet zu sein, was die Diabetes-Behandlung angeht. Das Medikament Metformin, das in die Familie der Biguanide gehört, ist auch schon sehr lange und häufig erprobt und erzeugt nach derzeitigem Kenntnisstand keine Unterzuckerung. Das klang in meinen Ohren doch alles harmlos und mit einem durch die Aufregung leicht flauen Magen, schluckte ich die erste Tablette.

Die Metformin-Gewöhnungsphase.

Auf das, was dann kam, war ich nicht vorbereitet. Ich sollte die Tablette am Abend nehmen, fast schon als Betthupferl. Nur war mir nicht klar, dass ich in der kommenden Nacht kaum ein Auge zumachen würde, weil mich Bauchschmerzen und heftige Durchfälle auf Trab hielten. Dieser Zustand hielt auch in den darauf folgenden Tagen an. Immer war ich fleißig dabei, mir mehrfach den Blutzucker messen zu lassen, aber die Werte gaben, insbesondere morgens, kaum nach. Jeden Morgen lag ich noch im Bereich von 150 bis 180 als Nüchternwert, was natürlich viel zu hoch ist.

Bei meinem nächsten Termin beim Chefarzt hat dieser dann entschieden, dass die Dosis erhöht werden muss und ich von einer halben 850-mg-Tablette auf eine 500-mg-Tablette umsteigen sollte. Wir hätten noch jede Menge Spielraum nach oben, da ich bis zu 2.000 Milligramm Metformin pro Tag nehmen könne. Und wenn das nicht reichen sollte, so hätte er noch einige andere Ideen, die wir probieren könnten, bevor wir in letzter Instanz zum Insulin greifen müssten. Bei dem Gedanken an noch mehr Metformin und an meinen brachialen Durchfall drehte sich mir zwar eher der Magen um, aber Magen-Darm-Beschwerden gehören bei dem Medikament nach Aussage meines behandelnden Arztes, gerade zu Beginn der Behandlung, dazu. Da ich eine positive Haltung zu dem Medikament entwickelt hatte, wollte ich auch gerne diese unerfreulichen Anfangsschwierigkeiten überwinden und mich nicht gleich geschlagen geben.

Schließlich setzt das Metformin genau da an, wo es bei mir als insulinresistente übergewichtige Typ-2-Diabetikerin mangelt. Metformin hemmt die Freisetzung von Zucker aus der Leber, erhöht die Aufnahme von Zucker in die Körperzellen, verbessert die Insulinwirkung und den Fettstoffwechsel. Der in meinen Augen große Vorteil des Medikaments und Grund meiner Begeisterung war, dass Metformin nicht zu einer weiteren Gewichtszunahme führt, sondern gewichtsneutral wirkt bzw. sogar den Gewichtsverlust begünstigt. Diese Informationen haben meine Schmerzgrenze, was die anfänglichen Nebenwirkungen angehen, extrem nach oben gesetzt. Ich wollte Metformin, und zwar unbedingt.

Eine Reha, die ist lustig, eine Reha, die ist schön.

Bei diesem zweiten Chefarzttermin wurde mir zusätzlich mitgeteilt, dass auch mein Urin auffällig war und ich an einer Harnwegsentzündung litt. Das ist wohl ein typischer Nebeneffekt des süßen

Urins, der natürlich ein hervorragender Nährboden für bakterielle Infektionen ist. Gekoppelt mit einem angeschlagenen Immunsystem einer schlecht eingestellten Diabetikerin hatte ich dem nichts entgegenzusetzen. Nach Aussage des Chefarztes war ich wie eine Wundertüte. Egal, was man untersucht, es würde immer einen Knall geben. Selten so gelacht. Wie schön, wenn Ärzte versuchen, irgendwie witzig zu sein. Mein Humor war zu dem Zeitpunkt aber definitiv unterhalb des Gefrierpunktes und ich für keinen Spaß empfänglich.

Gut, gemerkt hatte ich von diesem zusätzlichen Gebrechen bis dato nichts, aber mein Körper war auch schon länger nicht mehr in meinem Wahrnehmungsbereich. So kam dann eben noch eine weitere Baustelle hinzu. Darauf kam es aber auch nicht mehr an. Zumindest war die Behandlung einfach und effizient. Die Gabe von Antibiotika wurde angeordnet, was einfach nur eine Tablette mehr war, die in meinem Mund verschwand. Mehrere Liter Blasentee täglich in den Klinikalltag zu integrieren, war jedoch umso schwieriger. Man traf mich nur noch mit Thermoskanne und Becher an, immer auf der Suche nach Toiletten.

Wenn es mal nicht läuft.

Dazu kam noch, dass sich meine morgendlichen Blutzuckerwerte nicht so entwickelten, wie der Chefarzt das gerne gehabt hätte, und daher zusätzliche Nachtmessungen anberaumt wurden. Es sollte erforscht werden, wann meine Werte genau in die Höhe gingen. Ich fand es zwar nicht lustig, dass in der Nacht alle zwei Stunden mein Blutzucker gemessen wurde, konnte diese Besuche im Kliniklabor aber zwischen meinen immer noch heftigen Durchfällen einschieben.

Schön ist es dann, wenn man nach so einer Nacht um 7 Uhr schon wieder zur Aqua-Gymnastik im Klinikschwimmbecken stehen muss, um dem Übergewicht zu Leibe zu rücken. Ja, eine Reha, die ist lustig, eine Reha, die macht Spaß. Wahrscheinlich können Sie nachfühlen, dass meine Begeisterung sich in einem überschaubaren Rahmen bewegte und ich mich doch sehr wunderte, weshalb »Kuren« so begehrt waren. Klar, einige der Reha-Kollegen schlugen sich die Nächte mit anderen Patienten in den örtlichen Kneipen oder den Gemeinschaftseinrichtungen um die Ohren. Für die hatte eine Reha so etwas von einer Klassenfahrt für Erwachsene mit integriertem Flirtalarm. Jeder, wie er mag. Ich war mit mir und meinem Reha-Programm definitiv ausgelastet.

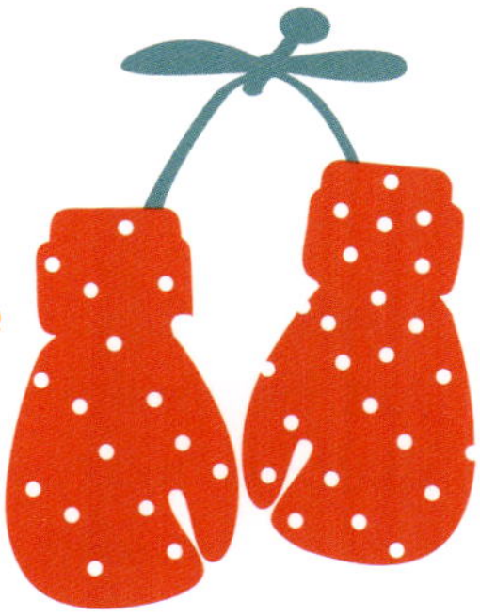

Aber gut, ich boxte mich durch.

Und das im wahrsten Sinne des Wortes. Denn eine tolle Sache, die ich in der Reha gemacht habe, war das »Therapeutische Boxen«. Ich kann Ihnen sagen, mal mit Schmackes auf etwas einzuschlagen und Aggressionen abzubauen, hilft ungemein. Auch wenn das jetzt armselig und unreif klingt. Aber insbesondere den aufgestauten Frust, den ich von meinem ungeliebten Arbeitsplatz mitgebracht hatte, konnte ich beim Boxen so richtig rauslassen. Vielleicht glauben Sie mir, wenn ich sage, dass es total befreiend ist, sich in dem Boxkissen das Gesicht des Geschäftsführers vorzustellen und dem einfach mal so richtig eine überzuziehen. Peng, auf die Glocke. Ich hatte mich sehr lange nicht mehr so gut gefühlt. Asche über mein Haupt, und ich entschuldige mich für mein widerwärtiges Verhalten.

Aber natürlich wurde nicht nur geboxt. Auch die anderen Bewegungseinheiten (Laufband, Nordic Walking, Aqua-Gymnastik, Stress-Sportgruppe etc.) und die stark fettreduzierte unterkalorische Ernährung erfüllten ihren Zweck. Ehe ich mich versah, fing die Hose an zu schlackern. Schon während der Reha wurde deutlich sichtbar, dass sich etwas tat, und zwar auf verschiedenen Ebenen.

Es geht voran, in ganz großen Schritten.

Es war dann im Verlauf der Reha notwendig, die Metformin-Dosis auf eine ganze 850-mg-Tablette zu erhöhen. Mit dieser Dosierung verbesserten sich meine Blutzuckerwerte insoweit, dass wir es zumindest vorerst dabei belassen konnten. Dieser Umstand, mein bereits erzielter Gewichtsverlust und die umfangreiche körperliche Aktivität wurden vom Chefarzt positiv wahrgenommen. Er war überrascht, dass wir meinen Diabetes schon mit der »kleinen« Menge Metformin auf einen guten Weg gebracht hatten. Alles Weitere sollte dann zu Hause von meinem Diabetologen verfolgt werden.

Übrigens, meine Magen-Darm-Beschwerden in Folge der abendlichen Metformin-Tablette wurden erst nach ganzen zwei Monaten besser – nur falls Sie gerade an einem ähnlichen Punkt stehen und darüber nachdenken, vorschnell die Metformin-Einnahme zu beenden. Halten Sie durch! Es besteht noch Hoffnung auf Besserung.

Neben der regelmäßigen Bewegung, den Therapiestunden und dem Erlernen von Entspannungstechniken war natürlich die Reduzierung meines Übergewichts das große Thema in der Reha-Klinik. Was das Thema Gewichtsverlust angeht, war ich zu dem Zeitpunkt Vollprofi. Nein, das soll kein Witz sein. Ich wog zwar über 130 Kilogramm, hatte aber in meiner Diätlaufbahn sicherlich schon insgesamt 100 Kilogramm abgenommen und mindestens 160 Kilogramm wieder zugenommen. Natürlich auf 20 Jahre Diätkarriere gesehen und mit dem entsprechend ernüchternden Ergebnis am Ende.

Aber ich konnte Kalorientabellen runterbeten wie der Papst das Vaterunser und kannte mich mit allen gängigen Diätkonzepten aus. Auch vor den verschiedensten teuren und teilweise dubiosen Mittelchen war ich nicht zurückgeschreckt. Ich habe Shakes getrunken, habe versucht, mit exotischen Tees des Übergewichts Herr zu werden, und habe Lebensmittel gezählt und gewogen, als würde es dafür einen Preis geben. Und das Ergebnis dieser jahrelangen Quälerei und des Frustes des Zu- und Abnehmens war der Zustand, in dem ich in der Reha aufgeschlagen bin. Aber gut, endlich ging es mal um ein Thema, bei dem ich mitreden konnte und mich vermeintlich sicher und kundig fühlte. Ich war schließlich nicht dick, weil ich es nicht besser wusste, sondern weil ich nicht anders konnte.

Die vermaledeite Fettpunkte-Zählerei.

Das erfolgreiche Ernährungskonzept der Klinik zum Gewichtsverlust beruht auf dem Prinzip der Fettkontrolle. Ich sage besser Fettbeschränkung. Man vertritt dort die Meinung, dass, wer langfristig abnehmen möchte, in erster Linie beim Fett sparen sollte, denn vor allem Fett mache fett. Als kalorienreichster Makronährstoff schlägt das Fett mit üppigen 9,3 Kalorien je Gramm zu Buche und so lässt sich das Konzept auch sehr einfach logisch nachvollziehen. Da ich bereits schon Erfahrungen mit dem Diätprinzip »Low Fat 30« hatte, habe ich schnell verstanden, wie der Hase läuft und worauf es ankommt. Letztendlich ist das Modell der 30-Fettpunkte einfach eine verschärfte Variante, bei der man pro Tag nicht mehr als 30 Gramm Fett essen darf.

Die intellektuellen Anforderungen sind auch überschaubar, denn mit einer Fetttabelle an der Hand (gab es von der Klinik) und der Fähigkeit, bis 30 zählen zu können, bekommt man das Konzept ganz leicht auf die Reihe. Gerade die leichte Umsetzbarkeit fand ich auch sehr überzeugend und ich ließ mich daher ganz offen auf die neue Ernährungsweise ein. Am Klinik-Büfett war glücklicherweise alles mit Fettpunkten gekennzeichnet und man konnte vom Frühstück bis zum Abendessen bei jedem Brötchen, jeder Wurst und jedem Süppchen genau addieren, wie viele Fettpunkte enthalten waren.

Wenn Theorie und das echte Leben nicht zusammenpassen.

Jetzt bin ich »leider« eine deftige Frühstückerin und mag Brötchen mit Bierschinken (2 Fettpunkte je Scheibe) und Käse (3 Fettpunkte in der Gummivariante). Dummerweise mag ich auch lieber Brötchen mit Vollkorn und Kürbiskernen (4 Fettpunkte) und weniger helle Weizenbrötchen (1 Fettpunkt). Nach einem sättigenden Frühstück mit zwei Kürbiskernbrötchen, jeweils üppig mit Bierschinken und mit Käse belegt, hatte ich schon ratzfatz 22 Fettpunkte auf dem Tageskonto verbucht. Da wackelte das Tagesbudget an Fett schon gewaltig und das direkt nach dem Frühstück.

Die Situation wäre natürlich eine ganz andere, wenn ich, wie so viele adipöse Patienten dort, einfach drei helle Weizenbrötchen mit zuckerhaltiger Marmelade gegessen hätte. Denn die werfen nur insgesamt 3 Fettpunkte in die Waagschale. Ich erinnere in diesem Zusammenhang nur kurz daran, dass es sich um eine Fachklinik für Diabetes-Patienten handelt. Was mit dem Blutzucker bei drei hellen Weizenbrötchen mit Marmelade passiert, können Sie sich denken. Ganz toll!

Hauptsache kein Fett!

Mit sich am Frühstückstisch spritzenden Diabetikern zu sitzen, die den Teller voller fettfreier Kohlenhydrate hatten, wirkt heute zurückblickend total verrückt. Magermilch und Obst (Bananen, Äpfel und Orangen) durfte man zum Beispiel zusätzlich verzehren, ohne weitere Fettpunkte zu berechnen. Nur der Zuckerspiegel und die Bauchspeicheldrüse jaulen da dann eben wieder schmerzhaft auf. Es ist nicht mein Bestreben, das Ernährungskonzept der Klinik schlecht zu schreiben, denn es funktioniert nachweislich. Gerade für adipöse Menschen ohne bestehende Diabetes-Erkrankung ist die Fettbegrenzung ein Weg unter vielen, der zur Gewichtsreduzierung beschritten werden kann. Kaloriendefizit ist eben Kaloriendefizit und die Bilder der zahlreichen erfolgreichen Patienten sprechen für sich. Aber für mich und meine persönlichen Essgewohnheiten, die ich auch nicht komplett über den Haufen werfen wollte, gestaltete sich die Buchhaltung der Fettpunkte von Anfang an problematisch.

Die Gelüste und Vorlieben lassen sich nicht so einfach vertreiben.

Die Fettpunkte einhalten konnte ich nur, wenn ich mich essenstechnisch komplett verbogen habe (z.B. mit einem süßen Frühstück). Nicht die Lust am Essen stand im Vordergrund, sondern ich kalkulierte meinen Essensplan ausschließlich nach Fettpunkten. Das Ergebnis dieser Buchführungsernährung war für mich, dass ich echten, schwer auszuhaltenden Hunger schob. Ich war mit dem wenigen Fett und den vielen Kohlenhydraten einfach nicht satt zu bekommen. Dazu taten sich hartnäckige Gelüste auf und ich träumte von all dem, was ich eigentlich viel lieber essen würde. Ich träumte von Räucherlachs und aromatischem Käse, oder auch von einigen nahrhaften Mandeln. Spätestens da gingen meine Warnlampen an. Nach anderem Essen geschmachtet hatte ich auch früher schon, und zwar immer dann, wenn der Diätversuch daraufhin schön in die Hose gegangen war, weil meine Gier wieder gesiegt hatte.

Aber ich kann kurzzeitig hart zu mir selbst sein und habe es geschafft, bis zum Ende meiner Reha bereits 11 kg an Gewicht zu verlieren. Das klingt natürlich sehr viel, aber gemessen an meinem Ausgangsgewicht von über 130 kg, konnte und durfte das nur ein Anfang sein und der Großteil stand mir noch bevor. Nur wurde mir in der Reha schon klar, dass der Weg dahin nicht zwingend in dem Modell der Klinik liegen würde. Brav kaufte ich mir aber dennoch alle Kochbücher und Fetttabellen der Klinik, um auch für die Weiterführung der 30-Gramm-Fettmethode daheim gewappnet zu sein.

Beispielhaft möchte ich auch gerne die Bestandteile einer Speise darstellen, die es in vergleichbarer Zusammensetzung in der Klinik zu essen gab:

1 Eisbergsalat
1 Bund Frühlingszwiebeln
1 rote Paprikaschote
75 g Trauben
2 Birnen
250 g Putenbrust
2 EL Joghurt (0,3 % Fett)
2 EL fettarme Salatcreme
¼ Salatgurke

Die Mengengaben beziehen sich auf 8 Portionen. Jedes dieser Portiönchen hat nur einen grandiosen Fettpunkt. Applaus!

Es mag Menschen geben, die von einer solchen Menge satt werden und zu denen das Ernährungskonzept der Fettreduzierung passt. Das will ich nicht in Abrede stellen. Aber ich mit meiner schwer satt zu bekommenden Rasenmäher-Fresser-Mentalität wäre selbst nach der kompletten Salatschüssel noch hungrig. Also begann ich schon während meines Aufenthaltes in der Klinik im Internet zu recherchieren, was es für mich als stark übergewichtige Diabetikerin an weiteren Ernährungsoptionen gibt.

Es musste doch etwas geben, was mich satt, glücklich und gesund macht. Und wie gut: Ich wurde fündig!

Lerne den Feind kennen

LERNE DEN FEIND KENNEN

Jeder Diabetiker, jede Diabetikerin sollte an einer Diabetes-Schulung teilnehmen. Punkt! Da ich mich zum Zeitpunkt der Diagnose in einer entsprechenden Fachklinik befand, lag es nahe, dass ich die notwendige und in meinen Augen sinnvolle Schulung direkt während der Reha durchlaufe. Und so kam es dann auch, dass ich in die eine Woche dauernde Diabetes-Schulung in der Klinik eingebunden wurde. Ich war gespannt wie ein Flitzebogen, was mich wohl erwartet.

Wissen ist Macht. Davon bin ich schon immer zutiefst überzeugt. Wenn Sie einen Gegner aufs Kreuz legen wollen, dann müssen Sie seine Schwächen ausgiebig studieren. Sie müssen wissen, wie er tickt und warum das so ist. Mit dem Wissen können Sie da angreifen, wo es weh tut. Nur so können Sie einen Sieg oder zumindest einen Teilsieg erringen. Das klingt jetzt nach Napoleon, aber ich hoffe weniger nach Waterloo.

Aber es ist doch immer so im Leben: Wild rumstochern und auf einen Zufallstreffer hoffen ist wenig aussichtsreich. Klar, auch ein blindes Huhn findet mal ein Korn, aber das entspricht nun überhaupt nicht meiner üblichen Vorgehensweise und Ihrer vielleicht auch nicht. Ich war es von Berufs wegen immer gewohnt, Problemen mit einer gesunden Portion Neugierde, aber auch Zielorientiertheit zu begegnen. Beides schadet im Herangehen an die Bekämpfung der Diabetes-Typ-2-Erkrankung definitiv nicht. Nur wer versteht, was bei Diabetes im Körper passiert und wie die Mechanismen sind, zieht die richtigen Schlüsse und handelt auch danach.

Der Frischling unter gestandenen Diabetes-Profis.

Mit dieser Einstellung saß ich dann mit einer größeren Gruppe von gestandenen Diabetikern und lauschte den Worten des Oberarztes. Ich war doch tatsächlich der einzige Diabetes-Frischling in der Gruppe. Niemand außer mir hatte die Diagnose erst eine Woche oder gar noch kürzer. Nein, da saßen lauter »alte« Hasen, die schon mehrere Schulungen durchlaufen hatten und die bereits die ganze Diabetesklaviatur auf und ab spielen konnten. Ich fühlte mich eingeschüchtert, war ich doch nicht auf Augenhöhe mit den Diabetesprofis, die schon vor Beginn der Schulung mit Fachbegriffen um sich warfen, dass mir ganz blümerant im Kopf wurde. Denn ich Diabetesdoofi hatte bisher ja noch nicht einmal selbst Blutzucker gemessen.

Los ging die Schulung dann auch gleich sehr beeindruckend, indem der Oberarzt uns verbal an den Kopf warf, dass man mit Diabetes eine um ein Drittel geringere Lebenserwartung hat. Klatsch! Zack, hat er uns erst mal richtig schön einen eingeschenkt. Das tat weh.

Okay, so hatte ich mir das nicht vorgestellt. Gut, dass Diabetes kein Schnupfen ist, war auch mir klar. Aber eine chronische Krankheit zu haben, die ich auch nicht mehr loswerde und die gleichzeitig meine Lebenserwartung so drastisch senken kann? Auf die Information war ich nicht vorbereitet und reagierte entsprechend geschockt. Aber da außer mir am Tisch keiner ein langes Gesicht machte, war ich auch gleich wieder etwas optimistischer. Der Oberarzt relativierte dann natürlich auch sofort und bezog die Verkürzung der Lebensdauer auf eine nicht behandelte bzw. schlecht eingestellte Diabetes-Erkrankung.

Uff! So ein Schockprogramm ist nichts für mich zartbesaitetes Prinzesschen!

Auch wenn es erst einmal Entwarnung gab, hechelten wir an diesem Vormittag durch alle unerfreulichen Folgeerkrankungen, die die Diabetes-Erkrankung mit sich bringen kann.

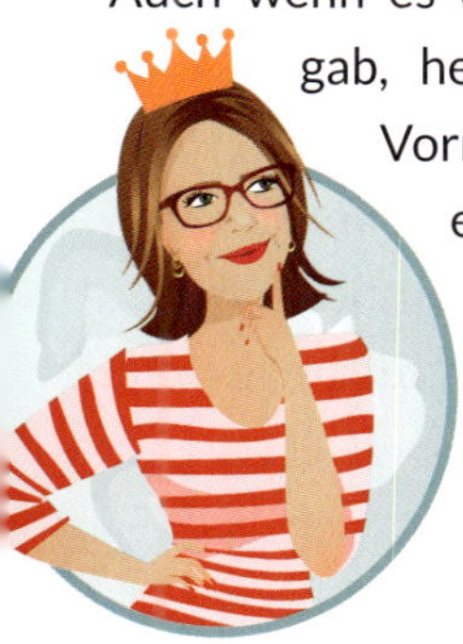

Ein Wolf im Schafspelz, das kann ich Ihnen nur sagen. Von wegen, nur ein kleines Zuckerle und sonst nichts. Diabetes ist, wenn man ihn auf die leichte Schulter nimmt, ein heimtückischer Killer und darf nicht unterschätzt werden.

Ich hatte ja bereits angekündigt, dass ich kein medizinisches Fachbuch schreiben will und auch nicht kann. Aber einige Worte zu den Folgeerkrankungen möchte ich dennoch verlieren. Denn lustig ist definitiv etwas anderes, und man kann sich nicht oft genug vor Augen halten, mit welchen Folgeerkrankungen wir Diabetiker rechnen müssen, wenn wir die Krankheit nicht ernst nehmen.

Diabetes kostet Leben. Jeden Tag aufs Neue.

Die Diabetes-Erkrankung kann sehr massive akute Probleme verursachen. Je nach Medikamentenlage kann eine schwere Unterzuckerung die Folge sein, bis hin zur Bewusstlosigkeit und einer dauerhaften Hirnschädigung. Eine Unterzuckerung kann tödlich ausgehen und ist daher mit größtmöglicher Vorsicht zu vermeiden. Daneben besteht auch die Gefahr eines diabetischen Komas, wenn der Zuckerspiegel ohne Gegensteuerung in die Höhe schießt. Beide akuten Extremformen können lebensgefährlich sein und bedürfen unter Umständen einer notärztlichen

Versorgung. Gerade um bei einer Unterzuckerung selbst tätig werden zu können, sollten Diabetiker deshalb immer vorsorglich etwas Traubenzucker als Erste Hilfe dabei haben.

Neben diesen akuten Gefahren entstehen häufig im Laufe der Jahre diabetische Folgeschäden. Und die sind umso gravierender, je schlechter die Blutzuckereinstellung in der Vergangenheit war. Schon wieder ein Gedächtnis unseres Körpers! Ein besonders gutes Gedächtnis für eine schlechte Blutzuckereinstellung haben unsere Blutgefäße. Wussten Sie, dass nahezu 80 Prozent aller Diabetiker heute an Herz- und Gefäßerkrankungen sterben? In den USA wird Diabetes nicht mehr in erster Linie als Stoffwechselkrankheit gesehen, sondern zunehmend als Herz-Kreislauf-Erkrankung. Herzinfarkt und Schlaganfall sind die gemeinen Killer der Diabetiker, und das wird häufig verkannt bzw. es wird nicht thematisiert. So bleiben die Zusammenhänge im Verborgenen.

Aber es sind nicht nur die großen Gefäße, die leiden, sondern gerade die kleinen Gefäße an den Augen, den Nieren, den Beinen und den Nerven verursachen Beschwerden. Die diabetischen Vorboten auf den irgendwann kommenden Gefäß-Supergau. Je länger eine Diabetes-Erkrankung schlecht eingestellt war, umso wahrscheinlicher wird das Auftreten von Folgeschäden: Wir reden da von:

- Durchblutungsstörungen
- Schlaganfall
- diabetische Gefäßveränderungen an der Netzhaut (Retinopathie)
- Erblindung
- Bluthochdruck
- Herzinfarkt
- Magen-Darm-Beschwerden
- diabetische Niereninsuffizienz (viele Dialysepatienten sind Diabetiker)
- Neuropathie an den Händen und Füßen (diabetischer Fuß)
- Erektionsstörungen
- Muskelschmerzen
- Demenz
- Krebs

Ich will Ihnen jetzt nicht den Tag verderben. Aber wollen Sie irgendetwas aus dieser Horrorliste haben? Wahrscheinlich nicht freiwillig. Und eine Folgeerkrankung kommt auch noch selten alleine, was Sie sicher wenig überrascht und noch weniger erfreut.

Klar, wir müssen alle irgendwann sterben. Es geht ja auch hier nicht darum, dem Gevatter Tod in die Quere zu kommen. Aber, wollen wir uns bis zum Tag X mit diesen furchtbaren Folgeerkrankungen rumschlagen, die uns wertvolle Lebensqualität rauben? Nein, zumindest ich wollte das nicht und das war mir spätestens nach den ersten Stunden der Diabetes-Schulung klar. Mein Trotzkopf war geweckt, und ich wollte Widerstand leisten.

Diabetes? Macht mir doch nichts! So denken manche Diabetiker.

Nachdem wir in der Schulung über die unerfreulichen Seiten der Diabetes-Erkrankung gesprochen hatten, war die Stimmung unter den Teilnehmern immer noch erstaunlich gut. Nur ich war sehr einsilbig und erschlagen von all den Informationen. Einige Teilnehmer berichteten von ihren bereits vorhandenen Folgeschäden, und ich war überrascht, dass fast jeder der Teilnehmer, der schon über viele Jahre Diabetes hatte, etwas dazu berichten konnte. Ob es die Augen, die Füße oder Nervenschmerzen waren – alle wussten etwas zu sagen, wo es weh tut und welche Tablette da und dort noch genommen werden muss. Die Pillenschieber, die stolz vorgezeigt wurden, waren zwingend notwendig, um der Medikamentenmengen logistisch Herr zu werden.

Ich empfand diese Stimmung surreal. Als gäbe es eine Belobigung für den, der die meisten Pillen nimmt, oder für den mit dem höchsten oder niedrigsten je gemessenen Zuckerwert. Eigentlich fehlte nur noch der Vergleich, wer mit welchen Werten am frühesten oder eben am spätesten den Löffel abgegeben hat. Aber über das Sterben, verursacht durch die Diabetes-Erkrankung, wurde komischerweise unter den Patienten nicht gesprochen. Dabei wäre das doch so naheliegend bei einer Krankheit mit einer ähnlich schlechten Prognose wie Krebs.

Mir war irgendwann so, als würde ich meine unausweichliche Zukunft neben mir sitzen sehen. Ein Leben, das sich tagtäglich um die Krankheit drehen würde. Blutzucker messen, Broteinheiten berechnen, Medikamente zuführen. Früher oder später einsetzende Folgeerkrankungen. Dazu zu einem Meister der Verdrängung der Krankheit und der gesundheitlichen Gefahren zu werden. Wie viele Diabetiker mir immer erzählen, dass ich Unsinn erzähle und man mit Diabetes sehr alt werden kann. Das mag sein. Gleichzeitig bekomme ich aber auch Nachrichten von Diabetikern, die mir schreiben, dass sie gerne schon vor 20 Jahren meinen Blog gehabt hätten. Dann würde die Amputation der Zehen heute erspart bleiben. Wir können nicht wissen, was uns in der Zukunft blüht. Aber wir können versuchen, positiv Einfluss darauf zu nehmen. Nicht mehr oder weniger tue ich, und das versuche ich Ihnen ans Herz zu legen.

Die Diabetiker-Schulung als Pflichtprogramm.

Die nächste Seminareinheit, zumindest wenn ich mich recht erinnere, war der Klassifizierung und der Unterscheidung der unterschiedlichen Diabetes-Formen gewidmet. Dem will ich hier in diesem Buch aber keine Aufmerksamkeit schenken. Mir geht es immer um den typischen Diabetes-Typ-2-Patienten, der am Alterszucker oder – auch ganz nett – am Wohlstandszucker erkrankt ist. Bitte also immer aufpassen und nicht alle Diabetes-Formen über einen Kamm scheren. Gerade die Typ-1-Diabetiker (Autoimmunerkrankung) leiden häufig darunter und fühlen sich zu Recht gelegentlich ungerecht behandelt.

Über die Ursachen und die Entstehung meiner Diabetes-Erkrankung hatte ich ja bereits ausführlich geschrieben. Aber ich wiederhole mich hier gerne. Zu wissen, was da in die Hose gegangen ist, ist für die Bekämpfung der Krankheit essenziell.

Wie ein Wiederkäuer muss man sich mit den Gründen der Krankheit auseinandersetzen.

Als Ursache für den Typ-2-Diabetes wird eine Insulinresistenz angesehen. Diese Insulinunempfindlichkeit kann angeboren oder erworben sein. Eine Überernährung mit Kohlenhydraten führt zu einem erhöhten Glukoseaufkommen im Blut und bei überkalorischer Kost zu Übergewicht. Um im Blut wieder einen Normalzustand zu erreichen, schickt die Bauchspeicheldrüse Insulin ins Rennen. Bei übergewichtigen, nicht gut bewegten Körpern reicht das aber nicht, um die Glukose aus dem Blut in die Zellen zu bekommen. Deshalb braucht es mehr und mehr Insulin. Die Bauchspeicheldrüse muss mehr arbeiten, und ihre fleißigen Beta-Zellen schaffen sich müde und treten irgendwann in einen Streik.

Nach heutigen Erkenntnissen entsteht der Typ-2-Diabetes innerhalb von fünf bis zehn Jahren aus dem metabolischen Syndrom, das auch als tödliches Quartett bezeichnet wird:

- Bluthochdruck
- Fettleibigkeit, besonders am Bauch (viszerales Fett)
- erhöhte Nüchternblutzuckerwerte
- Fettstoffwechselstörung (erhöhte Triglyceride und LDL, niedriges HDL)

Und, zu wievielt spielt Ihr Quartett bereits? Leider spielen die vier Kameraden keine schönen Volkslieder, sondern leise »Das Lied vom Tod«.

Alle vier Reiter lassen sich auch schön lange ignorieren. Zumindest, wenn man den Arzt und den Spiegel meidet. Spätestens, wenn dann ein Diabetes oder ein Herzinfarkt als Weckruf kommt, wird die Lage brenzlig und ist nicht mehr zu verdrängen. Für meinen Geschmack kam die Ursachenforschung etwas zu kurz in dem Seminar. Als wollte man die Patienten nicht mit ihrem eigenen Fehlverhalten konfrontieren. Vielleicht war ich aber auch die einzige Person, die das so empfunden hat.

Es ist immer die Frage: Wie viel Wahrheit will der Patient überhaupt hören?

Natürlich haben wir in der Schulung dann auch noch über die Normwerte des Blutzuckers gesprochen, und ich habe eine Einweisung in die Technik der Blutzuckermessung erhalten. Dazu bekam ich ein schönes kleines, handliches Messgerät geschenkt und war nun endlich auch ausgestattet wie eine echte Diabetikerin. Jetzt konnte es so richtig losgehen.

An der Unterrichtsstunde für die Diabetiker, die bereits Insulin spritzen, durfte ich nicht teilnehmen. Im Gegenzug plante man mir schnell eine andere Therapiestunde in diese Lücke. Bloß kein Leerlauf!

Viel Zeit wurde für die Vorstellung der unterschiedlichen Medikamente aufgewendet. Da ich jenseits meines Metformins nichts selbst kennengelernt habe, möchte ich hier keinen umfassenden Überblick geben. Mein Bestreben war es von Anfang an, mich nicht in die Arme der Pharmaindustrie fallen zu lassen, sondern selbst aktiv zu werden. So wenig wie möglich und so viel wie nötig. Das ist mein Motto und das ist bei jedem Patienten individuell verschieden. Ein Hoch auf die lebensrettenden Medikamente, die uns die Pharmaindustrie zur Verfügung stellt. Zumindest da, wo sie wirklich gebraucht werden.

Die Unterrichtsstunde zum Thema "Diabetes und Psyche" entfiel ersatzlos. Das fand ich sehr schade, weil ich gerade das Thema Psyche als sehr wichtig einschätze. Sei es im Umgang mit dem Schock der Diagnose oder auch welche Einflüsse die Psyche und Stress auf den Diabetes und die Gewichtsentwicklung haben.

Eine weitere Stunde redeten wir über unsere Füße und deren Pflege und untermauerten deren Relevanz auch noch mit entsprechender Gymnastik. So viel Aufmerksamkeit hatte ich meinen Füßen noch nie gewährt. Aber als ich die Bilder von diabetischen Füßen sah, teilweise mit Amputationen und furchtbaren Verletzungen, wurde mir ganz anders. Seither behandle ich meine Füße viel achtsamer.
Die Stunde der Herren, in der es um Erektionsstörungen und diverse nützliche Hilfsmittel ging, verfolgten wir Damen mit großem Interesse. Natürlich hatte

noch keiner der Herren echte Probleme, wie man uns eifrig ungefragt bestätigte. Die umfangreichen Fragen galten rein hypothetisch eventuell zukünftig auftretenden Beschwerden. Aber es war deutlich spürbar, dass ein großes Interesse bestand. Verständlicherweise wollte in einer überwiegend mit Frauen besetzten Gruppe keiner der Herren gestehen, dass es bei ihm persönlich bereits zu erheblichen funktionellen Einschränkungen gekommen ist. Man weiß ja nie, was sich in so einer Reha noch bietet.

Die empfohlene Ernährung für Diabetiker nach dem Schema DGE.

Ein weiterer Schwerpunkt wurde auf das Thema Ernährung gelegt. Dazu gehörte neben einer theoretischen Schulung auch ein gemeinsames Kochen und eine Stunde zum Thema Süßmittel. Da ich schon immer gerne gegessen habe und auch hoffte, dass das so bleiben kann, war ich auf diesen Seminarblock sehr gespannt.

Wir begannen mit der Theorie, was auch komplett unkompliziert war. Denn wir Diabetiker müssen nichts anders machen als der „normale", sich gesund ernährende Mensch. Das klingt sehr beruhigend, wenn ich als stoffwechselkranker Mensch gesagt bekomme, dass ich keine großen Einschränkungen zu erwarten habe. Klar, ich muss mich gesünder ernähren als früher. Aber eine gesunde vollwertige Mischernährung ist genau das, was empfohlen wird.

Der Schwerpunkt der Diabetikerernährung soll laut der Deutschen Gesellschaft für Ernährung auf Kohlenhydrate (45 bis 60 Prozent der täglichen Kalorien) gelegt werden. Die sollen nach Möglichkeit in Form von Vollkorn, Obst und Gemüse gegessen werden. Der Nahrungsanteil an Fett soll sich auf einem reduzierten Niveau bewegen (25 bis 35 Prozent der Tageskalorien). Gerade in der Zeit während der Gewichtsreduktion sollte nach Ansicht der Klinik die 30-Prozent-Grenze nicht überschritten werden. Die Eiweißzufuhr soll sich den offiziellen Vorgaben nach bei moderaten 10 bis 20 Prozent der Kalorien bewegen.

Vom Ansatz her klang das alles sehr vernünftig. Insbesondere, weil die angepriesene Ernährungsweise Lichtjahre von dem entfernt war, was ich früher gegessen hatte. Ich ernährte mich in der Vergangenheit sehr gerne von Pasta mit fetten Saucen, Süßigkeiten und Wurstwaren. In der Kombination totale Dickmacher. Von daher waren die Empfehlungen wirklich wesentlich gesünder im Vergleich zu früher. So weit, so gut.

Was mich stutzig gemacht hat, war jedoch, dass mit mir im Diabetes-Seminar jede Menge langjähriger Diabetiker saßen, die sicherlich seit Jahren genau das befolgten, was ich gerade gehört hatte, und deren Diabetes trotzdem vorangeschritten war. Mich irritierte, dass während des Seminars fleißig süßer Apfelsaft getrunken wurde und mein Tischnachbar, seit 15 Jahren gestandener Diabetiker und bereits mit üppigen Folgeerkrankungen gesegnet, mir von einer ganzen Packung Kekse erzählte, die er am Vorabend in seinem Zimmer verzehrt hatte. Sehr lecker wären die gewesen. Aber der Blutzucker dann – ganz übel!

Sich jedoch nach jeder Menge Kekse und Apfelsaft über bescheidene Blutzuckerwerte zu beschweren, kam mir nicht logisch, sondern eher unglaublich töricht vor. Und, seien wir realistisch, Vollkornkekse machen die Nummer nicht viel besser.

Wenn die innere Warnlampe angeht und »Aufpassen« meldet.

Aufmerksam beobachtete ich am Frühstückstisch, wie ein Typ-2-Diabetiker drei helle Marmeladenbrötchen zu sich nahm, dann aber erst einmal kräftig zur Injektion greifen musste, um des sprungartig angestiegenen Blutzuckers wieder Herr zu werden. Das wurde vom Patienten nicht infrage gestellt, denn der wollte natürlich Fettpunkte einsparen. Der eigentlich noch relativ junge Mann war schon zum zweiten Mal in der Einrichtung. Er war zum Zeitpunkt meiner Reha wirklich extrem übergewichtig und nach der ersten Reha drei Jahre zuvor daran gescheitert, in Eigenregie weiter Gewicht zu verlieren. In der Folge hat er wieder zugenommen und das sogar über das frühere Gewicht hinaus. Wahrscheinlich kein Einzelfall, habe ich mich doch auch selbst über Jahre dick-diätet.

Was ich aber nicht verstand: Wenn ich mit einer Taktik gescheitert bin, weshalb schaue ich nicht über den Tellerrand hinaus und versuche einen anderen Weg? Mein Gehirn ratterte wie eine Maschine, und in mir stieg das Gefühl auf, dass der Weg, der Diabetikern fast überall standardisiert aufgezeigt wird, nicht der einzige Weg und vielleicht auch nicht der beste Weg ist, der zur Verfügung steht, um die Diabetes-Erkrankung in die Knie zu zwingen.

Es muss doch auch anders gehen.

Wenn ich eine krankhafte Stoffwechselstörung habe, die dazu führt, dass die aus den Kohlenhydraten entstehende Glukose nicht mehr ausreichend aus meinem Blut geschaufelt werden kann, weshalb empfiehlt man mir dann ernsthaft, bis zu 60 Prozent meines Kalorienbedarfs in Form dieses für mich nicht gut verträglichen Nährstoffes zu mir zu nehmen? Da stimmt doch etwas nicht.

Ich bekomme also von offizieller Seite eine Ernährung empfohlen, die auf Dauer eine Medikamenteneinnahme erfordert und voraussichtlich langfristig eine Verschlechterung meiner gesundheitlichen Situation zur Folge hat.

Und ich bin mir sicher, dass diese theoretischen Ernährungsvorgaben aus der Schulung zu einem guten Teil nicht umgesetzt werden. Diabetiker lieben meist das gute und üppige Essen. Das Übergewicht kommt schließlich nicht angeflogen. Zumindest, wenn wir ehrlich sind und es keine krankheitsbedingten Gründe gibt. Das Problem ist, dass die persönlichen Essgewohnheiten und Vorlieben nicht mit den Vorgaben der DGE korrespondieren. So entsteht eine Laissez-faire-Haltung mit ungesundem Verlauf und leeren Kekspackungen am Ende.

Die Pharmaindustrie wird es schon richten.

Die umfangreiche Werbung der Pharmaindustrie im Schulungsraum hat bei mir ein Gefühl aufkommen lassen, dass Diabetes ein Big Business ist und die Strippen da wahrscheinlich im Hintergrund von der Pharmaindustrie gezogen werden. Diabetiker sind treue und gute Kunden, die mit den geltenden Empfehlungen über Jahre mit teurem Insulin und regelmäßigen Klinikaufenthalten versorgt werden können. All die Heftchen der Insulinhersteller und die freien Blutzuckermessgeräte rochen nach Kundenakquise und nach sehr viel Profit.

Ein wilder Aufruf, der Krankheit in den Allerwertesten zu treten, sieht anders aus.

Das mag jetzt ketzerisch klingen, aber ich halte die Pharmaindustrie und einen guten Teil der Medizinlandschaft inzwischen für einen Haufen, der die eigenen monetären Ziele weit über die Gesundheit der Menschen stellt. Aber gut, alles keine Wohlfahrtsunternehmen, sondern kapitalistische Einheiten, in denen der Erfolg in Euro gemessen wird und nicht an genesenen Patienten. Mit gesunden Menschen lässt sich schließlich kein Geld mehr verdienen.

Und die medizinischen Möglichkeiten treffen natürlich auf offene Ohren bei den gelegentlich bequemen und nicht veränderungswilligen Patienten. Denn am eigenen Lebensstil wirklich etwas nachhaltig zu ändern, ist natürlich anstrengender und mühevoller, als einfach eine Tablette zu nehmen. Von daher unterstelle ich bei vielen Ärzten auch eine gewisse Resignation, weil die Patienten die Ratschläge in

Sachen Lebensstiländerung nicht annehmen oder umsetzen wollen. Nicht immer verbirgt sich hinter einem Patienten so ein Kampfschwein, wie ich es bin. Aber man kann dazu werden, davon bin ich fest überzeugt.

Unterschwellig hatte ich in der Schulung immer wieder das Gefühl, dass ein 08/15-Programm heruntergespult wird. Der einzelne Teilnehmer wurde nicht da abgeholt, wo er gerade stand, und das Ziel war eben auch nicht, jeden einzelnen zu motivieren, selbst aktiv gegen die Krankheit zu Felde zu ziehen. Es ging mehr um ein Arrangieren mit der Krankheit und um die richtige Verwaltung. Vielleicht lässt sich das aber auch in so einer Gruppenschulung nicht leisten und mein Anspruch war zu hoch.

Inzwischen gibt es glücklicherweise ganz kleine Tippelschritte der Veränderung in den offiziellen Ernährungsvorgaben. Laut den Richtlinien darf die Ernährung für Diabetiker inzwischen individualisiert gestaltet sein. Dahinter kann sich dann auch die Reduzierung der Kohlenhydrate verstecken. Abwarten, bis sich das flächendeckend in den Arztpraxen und Kliniken rumgesprochen hat und inwieweit die Patienten dann wirklich individualisiert beraten werden. Ich bin da vorsichtig optimistisch, nur geht mir das alles wie immer viel zu langsam.

Ran an die Töpfe – endlich was zu futtern.

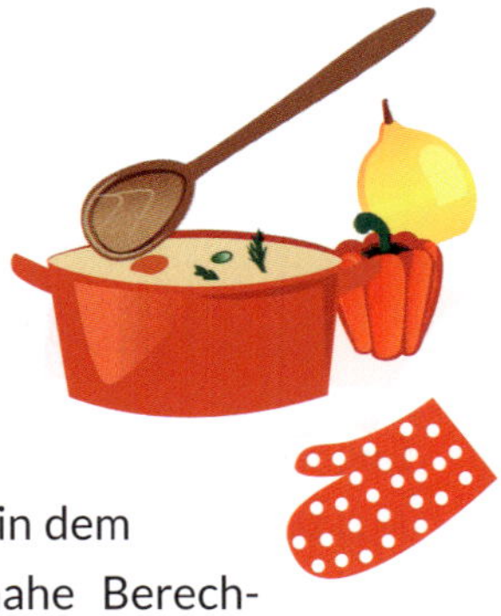

Auch der Kochkurs, in dem wir auf die praxisnahe Berechnung der Broteinheiten geeicht wurden, brachte mir keine neuen Erkenntnisse, außer dass eine BE 12 Gramm Kohlenhydraten entspricht, nach denen dann auch das Insulin berechnet wird. Da das alles ja noch weit von mir entfernt lag, habe ich die Stunde in der Küche genossen, denn ich koche nun wirklich für mein Leben gerne.

Als es um die Süßmittel ging, empfahl man uns ganz unkompliziert den Einsatz von chemischen Süßstoffen und auch den von Stevia. Ansonsten sollten wir einfach normalen Haushaltszucker in kleinen Mengen verwenden. Schon während des Klinikaufenthaltes stürzte ich in den nächsten Supermarkt und kaufte mir erst einmal eine große Packung Süßstoff, um meinen Tee unbesorgt süßen zu können.

Neben einigen sozialversicherungsrechtlichen Themen, wie den Antrag auf Schwerbehinderung, Besonderheiten bei Versicherungen und auch arbeitsrechtlichen Gegebenheiten, ging es in der Diabetes-Schulung natürlich auch noch um die liebe Bewegung.

Jetzt wird es unbequem. Raus aus der Komfortzone und hoch mit dem Hintern.

Empfohlen wurde eine Mischung aus Ausdauertraining und Muskeltraining und das mindestens dreimal pro Woche. Meine Begeisterung hielt sich in Grenzen, hatte ich mich doch bis zur Reha jahrelang nicht mehr bewegt. Die organisierte Bewegung in der Reha ist eine Sache. Jedoch dauerhaft Bewegung in das »echte« Leben zu integrieren, ist eine ganz andere Hausnummer. Die Schulung endete zum Glück ohne Prüfung, mir wurde aber klar, dass ich zwar verstanden hatte, wie die Krankheit bei mir entstanden war und wie mein neuer Gegner tickt, ich aber mit den offiziellen Handlungsvorgaben nicht ganz konform ging.

Die Waffen, die ich in der Klinik an die Hand bekam, waren mir nicht scharf genug, auch wenn ich zu dem Zeitpunkt noch keine wirksamere Option kannte. Aber ich hatte schon immer einen guten Instinkt und die Fragezeichen nach der Schulung waren zu groß, als dass ich es auf sich beruhen lassen konnte.

Meine Reise in das Low-Carb-Universum begann.

Ich brauchte noch mehr Informationen und durchwühlte das Internet nach anderen Perspektiven zu meinem gesundheitlichen Problem. Dabei wurde ich auf ein Buch aufmerksam, das ich mir spontan bestellte. Schöne bunte Internetwelt mit ihren wunderbaren Einkaufsgelegenheiten. Eine Woche später hatte mir mein Mann das Buch **»Stopp Diabetes! Raus aus der Insulinfalle mit der LOGI-Methode«** mitgebracht, und es öffnete sich mir eine ganz neue Tür. Die Tür zu einer diabetikergerechten Low-Carb-Ernährung.

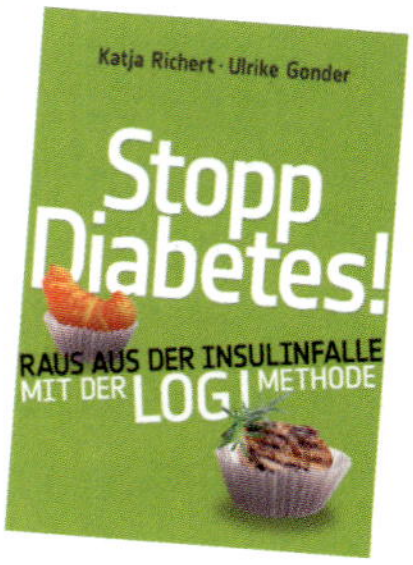

Kennen Sie das, wenn sich eine unruhige freudige Aufregung in Ihnen breit macht und Sie innerlich spüren, dass gerade in diesem Moment etwas passiert, was Ihr Leben verändern wird? Genau dieses kribbelige Gefühl hatte ich, als ich die Low-Carb-Tür durchschritt. Es fühlte sich einfach richtig an, und ich hatte gleich das Gefühl, dass ich genau da angekommen bin, wo ich hingehöre. Ich kann es Ihnen leider nicht anders erklären. Und selbst jetzt, lange danach, bekomme ich bei dem Gedanken an diesen Moment noch Gänsehaut. Vielleicht beschreibe ich Ihnen kurz, was mir diese Gänsehaut gezaubert hat und mich in Kürze so überzeugt hat, dass ich bereit war, dafür meine bisherige Ernährungsweise langfristig über den Haufen zu werfen.

Die LOGI-Methode nach Dr. Nicolai Worm steht für Low Glycemic and Insulinemic Diet. Das klingt erst einmal abstrakt und nichtssagend, aber diese Ernährungsweise, die darauf ausgerichtet ist, Blutzuckerspitzen zu vermeiden und den Insulinbedarf niedrig zu halten, greift genau dort an, wo es beim Diabetes Typ 2 klemmt: an der zugrunde liegenden Insulinresistenz.

Die Reduzierung der Kohlenhydrate und die Bevorzugung nährstoffreicher Lebensmittel mit niedriger glykämischer Last in Kombination mit ausreichend Eiweiß und wertvollen Fetten ist eine wirksame Waffe gegen das metabolische Syndrom und entzieht so dem Diabetes die Basis, auf der er sich entwickelt hat.

Eine moderate Low-Carb-Ernährungsweise

- vermeidet Blutzuckerspitzen nach der Mahlzeit
- fordert weniger Insulin aus der Bauchspeicheldrüse
- verbessert die Blutfettwerte
- unterstützt die Blutdrucksenkung
- führt zu einem langsamen, gesunden Gewichtsverlust
- versorgt ausreichend mit Vitalstoffen
- ist abwechslungsreich und genussvoll umzusetzen.

Wenn das nicht überzeugend klingt, dann weiß ich es auch nicht. Auf jeden Fall war ich infiziert, und mir war in der Reha schon klar, dass ich das fettreduzierte Ernährungskonzept der Klinik zu Hause nicht weiterführen würde, sondern in die Low-Carb-Welt abtauchen wollte.

Um noch einmal die Kurve zur Diabetes-Schulung zu bekommen, kann ich noch anmerken, dass ich ohne das Wissen daraus nicht erkannt hätte, dass eine kohlenhydratreduzierte Ernährung der Weg aus meinem Dilemma ist. Auch wenn das witzigerweise gar nicht das Ziel der Schulung war. Falls Sie noch keine Diabetes-Schulung hatten, dann holen Sie das nach. Es lohnt sich, auch wenn ich zu meckern hatte.

So lange ich noch Patientin in der Reha war, zählte ich weiter brav die Fettpunkte. Und auch hier konnte ich schon einen tollen Abnahmeerfolg erzielen. In den sechs Wochen Reha waren sensationelle elf Kilogramm Gewicht geschmolzen. Auch Fettpunkte zählen funktioniert demnach erfolgreich. Aber für mich war die Methode der Klinik nicht der richtige Weg.

Mit dieser Gewissheit im Gepäck beendete ich die Reha und machte mich auf den Heimweg in mein neues Low-Carb-Leben.

In Stellung gebracht

IN STELLUNG GEBRACHT

Zurück aus der Reha war es erst einmal so für mich, als wäre ich aus einem kuscheligen Nest gefallen, wo die anderen für mich denken, organisieren und tun. Es wurde nun Zeit für mich, meine Gesundheit und meine Zukunft selbst in die Hand zu nehmen und die notwendige Verantwortung für mich zu übernehmen.

Als Erstes musste ich mich an die trivialen Pflichten des heimatlichen Diabetikeralltages gewöhnen. Das bedeutete für mich: Blutzucker messen, und zwar regelmäßig. Nicht mehr schnell im Kliniklabor den Finger hinhalten, sondern selbst tätig werden. Das Metformin nahm ich natürlich weiter und die Dosis von 850 Milligramm am späten Abend bekam mir allmählich etwas besser. Die Durchfallfrequenz ging endlich zurück, und ich war mehr als froh, dass ich die Einnahme nicht vorzeitig beendet hatte.

Eine Sache, die direkt nach der Reha für mich anstand, war der Gang zu meinem Hausarzt, der sich ja sehr stark für meine Kur engagiert hatte. Ich musste ihm nun beichten, dass ich als Diabetikerin zurückgekehrt bin. Da saß ich nun, zwar in einem erheblich besseren Zustand als vor der Reha, jedoch mit einer chronischen Krankheit im Gepäck. Die Reaktion meines Hausarztes war dann auch erst einmal ungläubig, als ich ihm von der neuen Situation berichtete: „Das glaub ich nicht!". Sofort stöberte er in seinem Computer, wann wir das letzte Blutbild gemacht hatten. Gut, das war etwa zwei Jahre her, aber damals hatte ich einen Blutzuckernüchternwert von 83, was nicht im mindesten Anlass zur Sorge gab.

In den beiden Jahren war ich schlecht mit mir umgegangen. Habe schlecht gegessen, mich nicht bewegt und unter einem Dauerstress der sehr ungesunden Art gelitten. Das war auch meinem Hausarzt nicht entgangen und trotzdem hatte er Diabetes nicht für mich in Betracht gezogen. Dabei war ich in den vergangenen Jahren sehr häufig beim Arzt, nachdem ich fast ständig mit akuten gesundheitlichen Problemen zu kämpfen hatte. Aber irgendwie hatten wir bei der Bekämpfung der dauernden Akutprobleme aus den Augen verloren, einfach mal über den Tellerrand zu schauen. Mein Hausarzt ist übrigens auch Diabetologe, was eigentlich der Witz in Tüten ist. Bei meinem Beichtbesuch damals hatte ich kurz das Gefühl, dass er sich selbst Vorwürfe machte, weil wir die Diabetes-Erkrankung nicht selbst festgestellt hatten.

Allerdings wollte ich mich zum damaligen Zeitpunkt nicht um mich selbst kümmern, zumindest nicht mehr, als jeweils akut sein musste. Auch das war ein Zeichen meiner schlechten psychischen Situation. Vermutlich hätte ich sogar den Vorschlag abgelehnt, die Vorsorgeuntersuchung der Krankenkasse zu machen, die einem alle zwei Jahre zustehen. Ich wollte der Realität nicht wirklich in die Augen sehen. Und noch weniger wollte ich von Dritten darauf hingewiesen werden, was in meinem Leben gerade richtig schief lief.

Aber sei es drum. Anhand der Blutwerte musste er einsehen, dass die Lage eindeutig war und eine manifeste Diabetes-Erkrankung bestand. Er ordnete die obligatorische Augenuntersuchung an, schrieb mir eine Maxi-Packung Metformin auf und bestellte mich für die nächste Blutuntersuchung in drei Monaten. Dann schrieb er mich noch für zwei Wochen krank, damit ich erst einmal meine Blutzuckerwerte in Eigenregie in den Griff bekommen konnte. Daheim ist Diabetes eben eine andere Sache als in der Klinik.

Ohne große weitere Informationen ging ich von dannen und machte mir daheim erst einmal einen Kopf, wie es weitergehen soll.

Da ich während der Reha mit dem Low-Carb-Virus infiziert worden war, dürstete ich nach mehr Informationen und deckte mich nun erst einmal mit einer ganzen Reihe von Büchern ein, um mich mit den unterschiedlichen Low-Carb-Wegen zu befassen. Besonders die Bücher aus der LOGI-Reihe von Dr. Nicolai Worm hatten es mir angetan, ich saugte sie förmlich auf.

Wie gut, dass Ernährungsthemen mich schon immer sehr interessiert haben. Die erkenntnisreiche Literatur war spannender als jeder Krimi, und ich war überrascht, was ich da alles las. Mit jedem weiteren Buch zum Thema Low-Carb bestärkte sich mein Vorhaben, meine Ernährung zukünftig kohlenhydratreduziert zu gestalten. Und alle Rezepte, die ich fleißig ausprobierte, schmeckten mir hervorragend und ließen keinen Platz für Hunger oder Gier nach Leckereien aufkommen.

Blöderweise hat mich aber kein gängiges Low-Carb-Konzept so überzeugt, dass ich es hätte 1 zu 1 umsetzen wollen. Überall hatte ich wie immer etwas zu meckern und Sonderwünsche. Hier musste ich genau zählen, dort durfte ich für meinen Geschmack noch zu viele kohlenhydratreiche Lebensmittel essen und beim anderen gab es sehr strenge Verbote und Vorgaben, die mir auch wieder nicht zugesagt haben.

Also, wenn es kein Konzept gibt, das genau zu mir passt, dann mach ich mir die Welt eben so, wie sie mir gefällt. Da halte ich es ganz wie die liebe Pippi Langstrumpf. Und das habe ich dann ja auch später getan. Ich habe mein eigenes Happy-Carb-Prinzip entwickelt. Aus jeder mir bekannten Low-Carb-Variante habe ich ganz einfach das stibitzt, was mir zugesagt hat. Dazu dann aber mehr im nächsten Teil.

Natürlich musste ich auch an meinem Sportprogramm feilen. Und das Ende November, wo man eigentlich lieber bei Tee und Plätzchen auf dem Sofa sitzt. Aber ich war von Anfang an sehr konsequent und bin regelmäßig gewalkt. Fast jeden Tag, wenn es das Wetter zugelassen hat, drehte ich eine Runde von etwa 4,5 Kilometern. Für die Tage mit schlechtem Wetter habe ich mir einen tollen Crosstrainer gekauft, auf dem das Training wirklich total Spaß macht. Daneben stärkte ich meine Muskeln mit Thera-Bändern und konnte so sehr viel von dem in der Reha Erlernten in das heimatliche Umfeld übertragen und retten. Mein Dank geht da auf jeden Fall auch nochmal an das Team der Reha-Klinik, das den Boden für meine Veränderungen geebnet hat.

So verabschiedete sich 2013 in eine ungewisse Zukunft.

Trotz eines Weihnachtsurlaubes in New York hatte ich es geschafft, bis Ende 2013 mein Gewicht um 20 Kilogramm zu reduzieren, und startete mit »nur« 110 Kilogramm in das neue Jahr. Meine Blutzuckerwerte hatten sich bereits so weit verbessert, dass sie nüchtern immer zwischen 90 und 120 lagen, mit sinkender Tendenz. Natürlich unter der Einnahme von 850 mg Metformin täglich. Aber alles bewegte sich in die richtige Richtung, und das ermutigte mich.

Doch das Jahr 2014 begann wieder mit dem Ernst des Lebens, und ich musste wieder meine Arbeitsstelle antreten. Schon der Gedanke daran verursachte mir Bauchschmerzen.

Was mein Kampf gegen das Gewicht und gegen die Zuckerkrankheit anging, war ich bis in die Haarspitzen motiviert. Ich hatte eine absolute Entscheidung getroffen, die ich existenzieller nicht hätte treffen können. Mir war klar: Wenn ich weitermachen würde wie früher, würde mich das Übergewicht oder die Diabetes-Erkrankung über kurz oder lang umbringen. Und ich wollte nicht sterben. Nicht mit noch nicht mal 50 Jahren und dann vielleicht noch mit einem Burger im Mund. Zumindest nicht, ohne diesen letzten Versuch zu machen, das Ruder herumzureißen und das sinkende Schiff Bettina zu retten.

Ich sagte JA zum Leben und im gleichen Atemzug aber eben auch JA dazu, einige

Parameter in meinem Leben nachhaltig zu verändern. Wie umfassend das werden würde, wusste ich noch nicht, als ich mich entschied, den Kampf aufzunehmen. Nie hätte ich mir träumen lassen, dass die Diabetes-Erkrankung und der Kampf dagegen mein ganzes Leben durcheinanderwirbeln würden. Aber dazu später mehr.

Es durfte kein „Aber“ und kein „Eigentlich“ mehr geben. Keine Ausreden mehr. Kein „Morgen fange ich an“. Jetzt, heute und hier. Eine Entscheidung aus tiefstem innerem Herzen war notwendig, um den Willen aufzubringen, den ersten Schritt zu wagen und durch die ersten schweren Wochen zu gehen.

Der Mensch ist ein Gewohnheitstier und das zeigt sich auch bei einer Umstellung der Ernährung und bei der Gewöhnung an regelmäßigen Sport und Entspannung. Aber irgendwann macht es Freude und der Körper verlangt sogar danach.

Warum nur solche Strapazen auf sich nehmen?

Wir haben alle ein gesundes und glückliches Leben verdient. Nur leider bekommen das nicht alle Menschen so einfach frei Haus geliefert. Ich muss, so wie ich heute weiß und verstanden habe, auf jeden Fall aktiv etwas dafür tun, damit ich gesund bleibe. Und so wie es aussieht, muss ich sogar etwas mehr tun als andere Menschen. Ursache ist mein genetischer Rucksack, der mich schiebt und anfällig macht für bestimmte gesundheitliche Probleme. Aber ich lasse mich von diesem hässlichen Rucksack nicht bezwingen, sondern mache einfach eine schöne Handtasche daraus, die zu mir passt.

Genau diese Entscheidung ist bis heute der Motor für die Disziplin und die Konsequenz, die ich an den Tag lege und die ich mir in den Kopf rufe, wenn ich mal schwächele. Ja, auch ich habe Krisen, denn ich bin keine Maschine geworden. Aber heute helfen die Gewohnheit und die Erfahrung, um nicht länger aus der Bahn geworfen zu werden oder in alte schlechte Gewohnheiten zurückzufallen.

Denn so wie früher geht es nicht mehr …

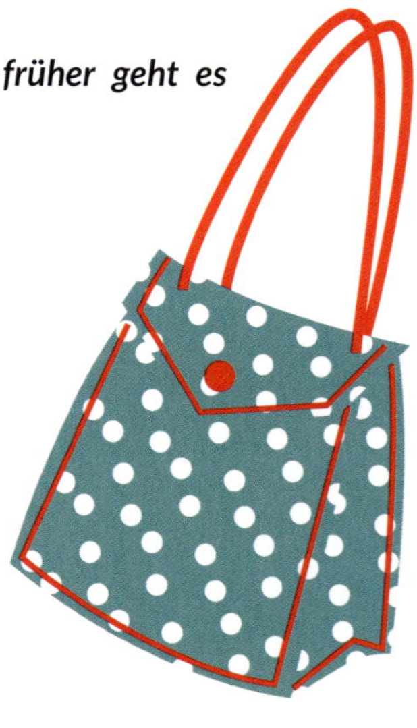

Das Low-Carb-Universum

DAS LOW-CARB-UNIVERSUM

In diesem Abschnitt meines Buches will ich Sie entführen in die geheimnisvolle Welt der Low-Carb-Ernährung. Denn bevor wir uns auf meine eigene Low-Carb-Interpretation einlassen, sollten Sie grundlegend verstehen, womit Sie es bei Low-Carb eigentlich zu tun haben. Also kein Hokuspokus, sondern Fakten darüber, welche Auswirkungen die Reduzierung der Kohlenhydrate auf Ihre Ernährung und Ihre Diabetes-Erkrankung hat. Dann verstehen Sie, weshalb ich Sie dazu motivieren möchte, selbst nähere Bekanntschaft mit dieser Ernährungsweise zu machen und alle vorhanden Vorurteile über Bord zu werfen. Aber immer schön eins nach dem anderen. Was war Ihr erster Gedanke, als Sie „Low-Carb" gelesen haben?

- **Oh Schreck. Nie mehr Brot?**
- **Ich esse doch so gerne Kuchen!**
- **Ein Leben ohne Nudeln?**
- **Was soll ich da noch essen?**
- **Was bringen mir Lebensjahre, wenn das Essen nicht mehr schmeckt?**
- **Jetzt kommt die auch noch mit so einem neumodischen Krempel!**
- **Und was soll die Familie essen?**
- **Das ist doch viel zu teuer!**
- **Viel zu aufwendig und umständlich!**

Das ist jetzt nur eine kleine Aufzählung von Gedanken, die vielen Menschen in den Kopf kommen, wenn sie das Wort „Low-Carb" hören oder lesen. Anfangs ging es mir genauso. Gut, manches ist nicht ganz von der Hand zu weisen. Sein Essen selbst zuzubereiten ist aufwendiger, als sich eine Tiefkühlpizza aufzubacken. Gemüse kostet mehr Geld als ein Päckchen Nudeln. Aber keine Angst! Es ist nämlich alles nicht so wild, wie es auf den ersten Blick aussieht. Auch ich musste mich dem Phänomen Low-Carb erst langsam annähern und meine Vorurteile abbauen.

Was bedeutet denn eigentlich Low-Carb?

Low-Carb bedeutet lediglich, dass in dieser Ernährungsweise die Zufuhr an Kohlenhydraten niedriger als üblich ist, also reduziert wird. Für nicht mehr und auch nicht weniger steht Low-Carb oder auch die Abkürzung LC. Es gibt keine offizielle Definition, in welchem Umfang die Kohlenhydrate reduziert werden müssen – auch wenn einige Low-Carbler das sicher anders sehen und gerne ihre eigene Low-Carb-Variante zum Gesetz erheben würden.

Tatsache ist: Das Low-Carb-Universum ist groß, und es gibt eine Vielzahl von Planeten, die sich jeweils in der Ausgestaltung der Zufuhr von Makronährstoffe nunterscheiden. Manche nur durch die Menge der Kohlenhydrate, andere auch durch eine Kombination aus Menge und Qualität der Kohlenhydrate. Wieder andere haben darüber hinaus noch gesonderte Vorgaben, was die Fett- und/oder Eiweißzufuhr angeht. Ob ketogene Diät, LCHF (Low Carb High Fat), Lutz-Diät, Schlank im Schlaf, LOGI-Methode, Dukan-Diät - dies alles sind Planeten des Low-Carb-Universums.

Nirgendwo gibt es so viel Rechthaberei und Streitigkeiten, wenn es um die Themen Religion oder Ernährung geht. Nirgends wird sich so häufig widersprochen, wenn es um Ihre und meine Ernährung geht. Meistens von Menschen, die Sie und mich nicht kennen, aber trotzdem denken, die Weisheit mit Löffeln gefressen zu haben. Deswegen kann ich Sie nur ermutigen, zu probieren und zu schauen, was Ihnen und Ihrer Gesundheit guttut. Nichts anderes habe ich gemacht, als ich meine Ernährung umstellte. Und was für A richtig ist, muss deshalb für B noch lange nicht passen. Wir sind alle Individuen und müssen auch unsere Ernährung entsprechend auf unsere persönlichen Bedürfnisse abstimmen. Aber wenn man Statistiken glauben darf, profitieren immerhin 75 Prozent der Menschen von einer Reduzierung der Kohlenhydrate, und bei den Diabetikern vermute ich nahezu 100 Prozent. So eine Chance werden Sie beim Lotto garantiert nie haben. Gewonnen habe ich jede Menge Lebensqualität und hoffentlich auch Lebenszeit. Besser geht es doch nicht.

Dennoch nehmen Ernährungswissenschaftler immer wieder für sich in Anspruch, Vorgaben für alle und jeden zu machen. Und selbst von staatlicher Seite macht man uns pauschale Vorgaben, was wir zu essen haben. Die Deutsche Gesellschaft für Ernährung (DGE) empfiehlt zum Beispiel, 55 bis 60 Prozent der Kalorien aus Kohlenhydraten zu beziehen. Das entspricht bei einem Gesamtenergiebedarf von durchschnittlich 2.000 Kalorien immerhin bis zu 300 Gramm Kohlenhydraten täglich. Ich kann mich der ketzerischen Bemerkung nicht erwehren: Sind wir Deutschen nicht trotz, sondern gerade wegen dieser Empfehlung in den letzten Jahren immer dicker geworden? Okay, okay, ich gebe zu, zum Dickwerden gehört mehr. Dick werden wir, wenn wir mehr Kalorien zu uns nehmen, als wir verbrauchen. Aber das geht eben mit vielen Kohlenhydraten schneller, als uns lieb ist.

Ausgehend von den 300 Gramm Kohlenhydraten ist doch nun die Frage, wie viele davon unser Körper wirklich zwingend braucht, um zu überleben. Zur allgemeinen Beruhigung ist es so, dass unser Körper nicht unbedingt Kohlenhydrate aus der Nahrung braucht. Wir brauchen Fett und wir brauchen Eiweiß. Die paar Kohlenhydrate, die wir zwingend brauchen, kann sich unser schlauer Körper auch selbst basteln. Wobei ich damit nicht sagen will, dass es erstrebenswert und für jeden gesund ist, den Kohlenhydraten komplett den Kampf zu erklären.

Wann ist Low-Carb überhaupt Low-Carb?

Wir sollten runter von den 300 Gramm Kohlenhydraten auf ein diabetestaugliches Maß. Und dieses Low-Carb kann sich im Bereich von 20 bis 150 Gramm Kohlenhydraten täglich bewegen. Das ist natürlich eine riesige Bandbreite und ich denke, es ist klar, dass der Speiseplan mit 20 Gramm Kohlenhydraten anders aussehen muss als bei einer Low-Carb-Ernährung mit 150 Gramm Kohlenhydraten. Bei 20 Gramm Kohlenhydraten am Tag sind selbst Obst und buntes Gemüse nur in kleinen Mengen möglich und bei 150 Gramm können Sie sich durchaus Linsen, Wurzelgemüse und Haferkleie erlauben. Und ja, beides ist Low-Carb, wenn auch mit unterschiedlichen Auswirkungen auf den Stoffwechsel.

Die drei energieliefernden Hauptnährstoffe in unseren Lebensmitteln sind Eiweiß, Fett und Kohlenhydrate. Die Auswahl der Lebensmittel richtet sich danach, welche Low-Carb-Variante umgesetzt werden soll. Je strenger die Einschränkung, desto stärker muss darauf geachtet werden, dass die einzelnen Nahrungsmittel wenige Kohlenhydrate enthalten. Damit schränkt sich natürlich die Nahrungsmittelauswahl insgesamt ein. Ein leidiges Thema. Lassen Sie einen überzeugten 20 Gramm Low-Carbler und einen 100 Gramm Low-Carbler diskutieren, was Low-Carb ist und welche Lebensmittel Low-Carb-konform sind. Sie werden hinterher merken, dass der Umgang zwischen Veganern und Fleischessern dagegen liebevoll ist.

"Leben und leben lassen", ist meine Devise und jeder soll das machen, was den eigenen Bedürfnissen, den persönlichen gesundheitlichen Anforderungen und natürlich den Vorlieben entspricht.

Low-Carb ist nicht No-Carb, denn einige Kohlenhydrate gibt es selbst in den strengsten Varianten, die überwiegend aus medizinischen Gründen eingesetzt werden. Bei Epilepsie oder auch bei einigen Krebserkrankungen kommt die sehr streng reduzierte Kohlenhydratzufuhr im Ausgleich gegen viel Fett in der Nahrung zum Einsatz. Wenn Sie sich für diese Form der Low-Carb-Ernährung interessieren, dann stöbern Sie doch im Internet nach einer »Ketogenen Ernährung« und beschaffen Sie sich entsprechende Literatur. Die so strikte Begrenzung der Kohlenhydrate ist hochinteressant, jedoch nicht mein bevorzugter Weg. Ich halte die moderate Reduzierung der Kohlenhydrate, gerade für Diabetiker, für den gesünderen und genussvolleren Weg.

Was mit weniger Kohlenhydraten mit uns passiert.

Vielleicht haben Sie ja schon einmal gehört, dass Ihr Gehirn unbedingt Glukose (Traubenzucker), also Kohlenhydrate, braucht. Ich sage mal so, brauchen und wollen sind da zwei Paar Schuhe. Ja, Ihr Gehirn will und liebt Glukose, aber es tritt nicht in den Dauerstreik, wenn von seiner Lieblingsenergiequelle langfristig weniger da ist. Wussten Sie eigentlich, dass Ihr Gehirn nur 2 Prozent Ihres Körpergewichts ausmacht und dabei trotzdem 20 Prozent Ihrer Energie verbraucht?

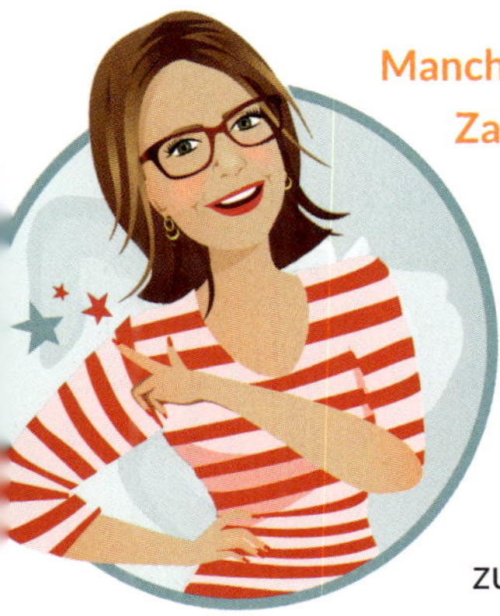

Manchmal finde ich Zahlen echt toll.

Unser Körper ist seit jeher darauf ausgerichtet, mit längeren Nahrungspausen zurechtzukommen. Gerade Kohlenhydrate standen zu den Zeiten der Jäger und Sammler nicht permanent uneingeschränkt zur Verfügung. Nein, unser Körper ist ein kleiner Bastler, und die Leber hat die Möglichkeit, aus Eiweiß (Nahrungseiweiß oder auch Körpereiweiß) selbst Glukose zu bilden und so das Gehirn zu versorgen. Sollte die extreme Kohlenhydratknappheit oder die Nahrungspause länger dauern, dann besteht sogar die Möglichkeit, dass unser Gehirn an den Fettstoffwechsel angeschlossen wird. In dem Fall wird unser Gehirn über die aus Fettsäuren in der Leber gebildeten Ketonkörper gefüttert. Diesen Stoffwechselzustand nennt man übrigens Ketose, was gleichzeitig der »Geburts-Stoffwechsel-Zustand« des Menschen ist. Im Verlauf des Lebens wird daraus eher ein schlummerndes Notprogramm, schließlich stehen uns heutzutage Lebensmittel uneingeschränkt zur Verfügung. Aber es ist doch nur logisch, dass unser Körper für sein wichtigstes Organ eine nachhaltige Ernährungsmöglichkeit bereithält, die das Überleben sichert, auch wenn mal einige Tage nichts gesammelt oder gejagt wurde.

Kompliziert? Ja, das ist es. Sie müssen das aber nicht alles im Detail wissen. Wichtig ist, dass Sie keine Angst zu haben brauchen, dass Ihnen der Sprit ausgeht, nur weil Sie weniger Kohlenhydrate essen als früher. Ist mir auch nicht ausgegangen. Ganz im Gegenteil. Ich habe mich vitaler und voller Energie gefühlt, im Gegensatz zu der Zeit, als mich die Massen von Kohlenhydraten eingeschläfert haben.

Meine moderate Low-Carb-Variante ist auch von der Kohlenhydratzufuhr nicht zu knapp bemessen, sodass auch die Nebennieren, die roten Blutkörperchen und ein Teil der Gehirnenergie daraus gespeist werden können. Schließlich will ich mich und meinen Körper nicht unnötig stressen, sondern lecker, abwechslungsreich und gesund essen.

Worauf wir natürlich unbedingt einen Blick werfen sollten, ist, welche Vorteile eine Low-Carb-Ernährung hat und was insbesondere für uns Typ-2-Diabetiker vorteilhaft ist.

Diabetiker und Low-Carb: Die Vorteile liegen auf der Hand.

Die Empfehlung der DGE für Diabetiker ist fast genauso wie für gesunde Menschen. Mir wurde in der Diabetes-Schulung also auch der regelmäßige Genuss von Kohlenhydraten empfohlen. Finden Sie das nicht merkwürdig, dass ich den Nährstoff reichlich essen soll, den ich nicht gut verstoffwechseln kann?

Angenommen, Sie hätten, ähnlich wie ich, eine Laktoseintoleranz, könnten also Milchzucker ab einer bestimmten Menge nicht ohne Magen-Darm-Probleme verdauen. Würden Sie hergehen und in großen Mengen Milch trinken und dann eben Tabletten gegen die Blähungen und den Durchfall nehmen? Natürlich würden Sie das nicht tun. Sie wären intelligent und würden die Zufuhr von Milchzucker auf ein verträgliches Maß reduzieren. Ganz einfach, indem Sie die Lebensmittel meiden, die zu viel davon enthalten. Was in diesem Beispiel ganz einfach und logisch ist, versagt aber bei der Diabetes-Erkrankung weitestgehend.

Als Diabetes-Typ-2-Erkrankte habe ich das Problem, dass meine Bauchspeicheldrüse zwar häufig noch reichlich Insulin produziert, dieses aber aufgrund meiner Insulinresistenz nicht mehr wirksam genug ist, um die aus den gegessenen Kohlenhydraten gebildete Glukose aus dem Blut in die Zellen zu transferieren. Also bleibt zu viel Zucker im Blut, meine Körperzellen können die Glukose nicht gut aufnehmen und folglich auch nicht verwerten.

Bei der modernen Diabetes-Behandlung zäumen wir das Pferd meist nur von einer Seite auf. Natürlich sollen die Patienten gesünder leben, das Gewicht reduzieren und auch mehr Sport machen. All das hilft, den Zustand der Insulinresistenz zu verbessern. Aber da das meistens alleine nicht ausreicht oder von den Patienten nicht nachhaltig durchgehalten wird, wird ordentlich die Medikamentenkeule geschwungen und der kohlenhydratverursachte hohe Blutzucker nach dem Essen mit Gewalt wieder in die Knie gezwungen.

Was aber, wenn wir etwas total Verrücktes machen würden und nur noch so wenige Kohlenhydrate äßen, wie unser Körper noch verarbeiten kann? Und diese dann auch noch so auswählen, dass keine steilen Blutzuckerspitzen entstehen? Dann könnte das von der Bauchspeicheldrüse ausgeschüttete – hoffentlich noch vorhandene – Insulin den Blutzucker selbst wieder auf ein Normalmaß regulieren. Ihr Körper schafft wahrscheinlich die 80 bis 90 Gramm Kohlenhydrate pro üppiger Nudelmahlzeit nicht, aber bei einer gemüsereichen Mahlzeit mit 20 bis 30 Gramm sieht die Welt vielleicht ganz anders aus. Und das gilt es eben für jeden Diabetiker schrittweise herauszufinden.

Ein Horrorszenario für die Pharmaindustrie.

Dumm gelaufen für die Pharmaindustrie, denn ein Teil der Patienten bräuchte keine Medikamente mehr und ein anderer Teil sicherlich zumindest erheblich weniger. Weniger Medikamente bedeutet auch immer weniger unerfreuliche Nebenwirkungen und weniger Kosten für das Gesundheitssystem.

Dazu hätte ein stabiler Blutzucker sicher weniger Folgeerkrankungen und damit ein längeres und gesünderes Leben für die Patienten zur Folge. Jetzt komme ich aber wirklich mit Verrücktheiten daher. Wer will denn so was? Ich hoffe, Sie können meinen Worten entnehmen, dass da auch etwas Ironie mitschwingt.

Schön, dass Sie offen sind für Verrücktheiten und darüber nachdenken, Ihren Körper in Zukunft nicht mehr mit einer Vielzahl von Kohlenhydraten zu quälen, für deren Verwertung Sie andauernd Medikamente einnehmen müssen. Die Dosis macht das Gift. Das gilt auch bei den Kohlenhydraten. Und die Schwelle hängt für uns Diabetiker meiner Meinung nach einfach etwas tiefer, auch wenn die Pharmaindustrie uns das vergessen lassen will.

Keine Angst, niemand will Ihnen alles wegnehmen. Es gibt ein Leben jenseits von Kuchen, Brot und Nudeln. Schon jetzt verspreche ich Ihnen das hoch und heilig, damit Sie nicht an diesem Punkt entnervt das Buch zur Seite legen. Wir sind noch nicht fertig miteinander.

Low-Carb kann noch mehr.

Welche weiteren Vorteile haben wir von einer Reduzierung der Kohlenhydrate? Nur, falls Ihnen Gesundheit, ein hoffentlich längeres Leben und mehr Lebensqualität nicht ausreichen sollten.

Zum einen taugt die Reduzierung der Kohlenhydrate hervorragend dazu, die Kalorienzufuhr einzuschränken, was Voraussetzung für den häufig gewünschten Gewichtsverlust ist. Schließlich haben viele Diabetiker einige Kilos zu viel auf den Rippen und kämpfen meist schon über Jahre mit dem Problem. Zumindest für mich war Low-Carb die Lösung meiner jahrelangen Gewichtsproblematik. Und inzwischen 60 Kilogramm weniger Körpergewicht sind doch nun wirklich überzeugend.

Wenn ich ein Kaloriendefizit erzeugen will, dann muss ich irgendwo im Speiseplan etwas streichen bzw. weniger essen. Ob Low-Fat oder FdH, jede Diät nimmt Ihnen etwas vom Speiseplan. Mal ist es die Butter vom Brot, mal ist es die Wurst und bei Low-Carb ist es eher das Brot.

Bitte nicht weinen, denn es gibt ein Leben ohne (herkömmliches) Brot.

Ich muss Sie jedoch warnen, falls Gewichtsverlust eines Ihrer Ziele ist: Low-Carb ist zum Abnehmen keine Wunderwaffe und zaubert Ihr Gewicht nicht von alleine weg. Nein, wirklich nicht! Aber Low-Carb ist ein probater Weg, der gut gangbar ist, um effektiv Gewicht zu verlieren, ohne zu hungern. Gerade für uns Diabetiker stellt Low-Carb einen sehr geeigneten Weg dar. Dazu handelt es sich bei Low-Carb um keine vorübergehende Reduktionsdiät, sondern um eine langfristige Veränderung der Ernährung mit dem Ziel, den positiven gesundheitlichen Effekt auf Gewicht und Stoffwechsel dauerhaft zu erhalten. So wie früher geht eben nicht mehr. Aber früher hat uns auch dahin gebracht, wo wir stehen oder standen.

Lassen Sie uns doch noch mal einen kurzen Blick auf das Stoffwechselgeschehen werfen. Was passiert eigentlich, wenn wir uns mit wesentlich weniger Kohlenhydraten ernähren als in der sonst üblichen Durchschnittskost?

Dank der geringeren Zufuhr von Kohlenhydraten und des Schwerpunkts auf den »langsamen« Kohlenhydraten steigt der Blutzucker weniger stark an, die daraus resultierende Insulinantwort fällt moderat aus und bringt den Blutzucker wieder sanft ins Lot. Da weder Blutzucker noch Insulin im Zickzack turnen, sinkt der Blutzucker binnen zwei Stunden auf ein Normalmaß ab, ohne jedoch darunter zu fallen und erneuten Heißhunger zu erzeugen. Das sind dann nämlich die Momente, wo ich früher zu einem Schokoriegel oder einigen Keksen zwischendurch gegriffen habe, um diesen Zustand zu beheben.

Was dann aber wieder einen höheren Blutzucker und eine Insulinreaktion nach sich zog, und das Spiel begann von vorne.

Mit Low-Carb läuft das anders.

Stopp! Mit weniger Kohlenhydraten und dafür mehr Eiweiß und Fett in der Mahlzeit sind wir besser satt, und es entsteht kein fieser Heißhunger. So fällt es uns leichter, bis zur nächsten Mahlzeit auszuhalten. Das spart Kalorien und kurbelt gleichzeitig unsere Fettverbrennung an. Denn wenn sich das Insulin zurückzieht, betritt das Glukagon die Bühne und holt für uns die Energie, die wir bis zur nächsten Mahlzeit benötigen, aus den körpereigenen Speichern. Und wir haben in unserem Körper unterschiedliche Speicher. Da haben wir die kurzfristigen Glykogenspeicher in Muskeln und Leber, wir haben die Eiweißspeicher in Form unserer Muskulatur und dann haben wir noch unsere Fettspeicher, die sich sehr gerne rund um den Bauch ansiedeln. Wegen dieses Mechanismus sind kalorienreduzierte Low-Carb-Diäten in der Regel etwas effektiver, was den Gewichtsverlust angeht, als z. B. Low-Fat-Diäten.

Wenn wir an unsere Fettreserven ran wollen und gleichzeitig unsere Bauchspeicheldrüse entlasten möchten, dann müssen wir aufhören, ständig in großen Mengen Kohlenhydrate nachzuschieben. Denn die daraus gebildete Glukose verwertet unser Körper immer bevorzugt, zumindest so lange, bis der Blutzucker wieder sein Normalmaß erreicht hat. Das stresst unsere angeschlagene Bauchspeicheldrüse, und mit der sollten wir uns doch bitte gut halten.

Davon mal abgesehen ist es auch noch so, dass die ständige Kohlenhydratmast in der Regel eben auch hochkalorisch ist und der Überschuss an Kalorien mithilfe des Insulins schön in den Speckringen abgespeichert wird.

Schauen Sie mal an sich runter, vielleicht wissen Sie ja, was ich meine.

Die liebe Nudel hat viele Kalorien und Kohlenhydrate bei wenig anderen Nährstoffen. Mein Lieblingsgemüse Blumenkohl hat dafür wenige Kalorien und wenige Kohlenhydrate bei vielen weiteren Nährstoffen. Das ist doch ein toller Tausch. Und wenn Sie jetzt denken, der Blumenkohl ersetzt doch keine Nudel, dann lassen Sie sich überraschen. Sie werden das Gemüse am Ende des Buches mit anderen Augen sehen.

Bemerken Sie einen weiteren Vorteil von Low-Carb? Lebensmittel mit geringer Energiedichte, hoher Nährstoffdichte und ausreichend Ballaststoffen stehen im Mittelpunkt, neben ausreichend hochwertigem Eiweiß und gesunden Fetten. Das verbreitete Low-Carb-Image – nur Fleisch und Fett – ist eine Mär, die sich aus der ersten Phase der Atkins-Diät entwickelt hat. Das hat jedoch mit einer gesunden Low-Carb-Langzeiternährung nichts zu tun. Behalten Sie das im Hinterkopf, falls Ihnen jemand erzählt, dass Sie nun nur noch Fleisch essen dürfen und das ganz böse ist. Mein Low-Carb-Weg besteht aus Gemüse, Gemüse, Gemüse in Verbindung mit Fleisch/Fisch/Milchprodukten und guten Fetten.

Ich hoffe, Sie sind jetzt auch ein wenig Low-Carb-infiziert und wir können uns dem Modell zuwenden, das ich nach meinen eigenen persönlichen Bedürfnissen und nach meinem eigenen Geschmack entwickelt habe. Es erhebt keinen Anspruch darauf, das Nonplusultra zu sein, sondern ist einfach nur ein Low-Carb-Weg unter vielen.

Aber es ist eben mein Weg, und ich will diesen gerne mit Ihnen teilen.

Mein Weg heißt Happy Carb

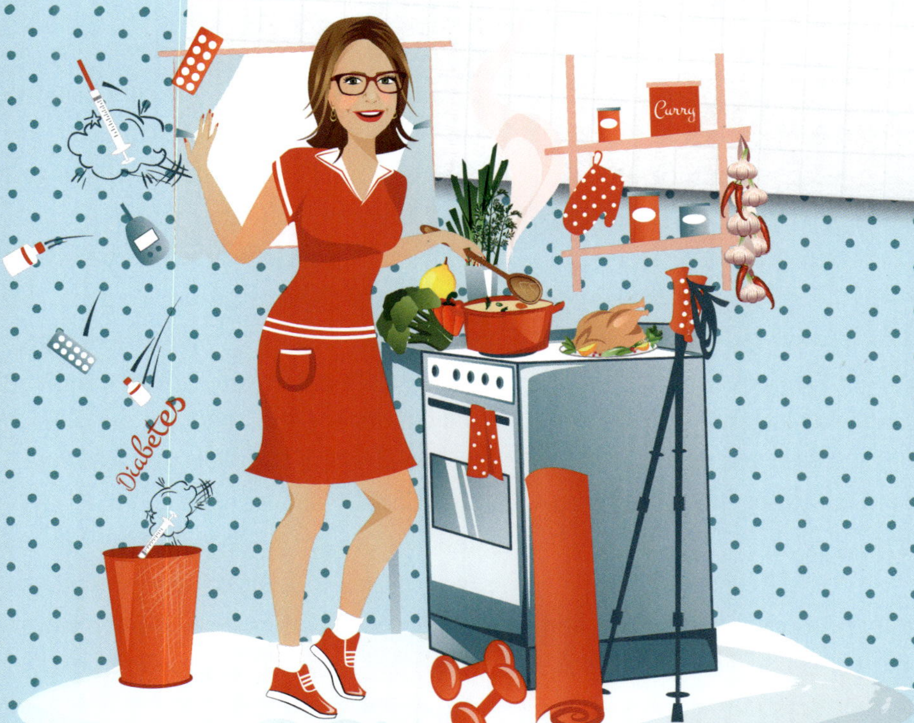

MEIN WEG HEISST HAPPY CARB

Zu Beginn meiner Beschreibung möchte ich erneut darauf hinweisen, dass Sie bitte vorher mit Ihrem Arzt und Diabetologen darüber reden, wenn Sie versuchen möchten, ebenfalls den Weg einer kohlenhydratreduzierten Ernährung zu gehen. Dieser kann Sie bei der unter Umständen notwendigen Reduzierung der Medikamente begleiten und beraten. Auch macht es Sinn, vor Beginn der Umstellung ein umfassendes Blutbild zu erstellen, um Vergleichswerte für später zu haben. Lassen Sie checken, ob Nieren, Leber und Gelenke gesund sind, und klären Sie mit Ihrem Arzt, ob und in welchem Umfang Sie sich bewegen dürfen.

Wenn Sie blutzuckersenkende Medikamente nehmen oder Insulin spritzen, dann bitte Schritt für Schritt die Kohlenhydrate absenken und nicht hoppla-hopp voll ins Low-Carb-Abenteuer stürzen. Ich konnte in meinem Fall etwas brachialer vorgehen, weil ich zu Beginn meiner Ernährungsumstellung lediglich Metformin genommen habe und dieses Medikament nach Aussage meines Diabetologen kein Unterzuckerungsrisiko birgt.

Geben Sie Ihrem Körper etwas Zeit und Gelegenheit, sich an die verringerte Kohlenhydratzufuhr zu gewöhnen. Passen Sie die Medikation langsam den geänderten Essgewohnheiten an. Rom ist auch nicht an einem Tag erbaut worden. Der Erfolg liegt sowieso in der Nachhaltigkeit und Dauerhaftigkeit und ist nicht mit der Brechstange zu erzwingen.

Happy Carb entwickelt sich.

Bei meinen Überlegungen, wie ich meine eigene Low-Carb-Variante ausgestalten will, habe ich mich von verschiedenen Konzepten inspirieren lassen.

Beeinflusst hat mich zum einen das Ernährungskonzept von Dr. Nicolai Worm, der mit der LOGI-Methode eine wunderbare Ernährungsweise für Diabetiker entwickelt hat. Da ich aber die Verbindung zu einer Methode mit einer stärkeren Kohlenhydratbegrenzung gesucht habe, bin ich interessiert an einem der Vorreiter der Low-Carb-Ernährung hängen geblieben. Die Ausführungen von Wolfgang Lutz in seinem Buch »Leben ohne Brot« halte ich für die absolute Basisliteratur im Bereich Low-Carb . Wer Lutz nicht kennt: Er empfiehlt 72 Gramm (6 BE) Kohlenhydrate am Tag, also nicht ganz so spartanisch, wie die ketogen orientierte Kohlenhydratbegrenzung von 20 bis 30 Gramm, über die wir im vorhergehenden Kapitel kurz

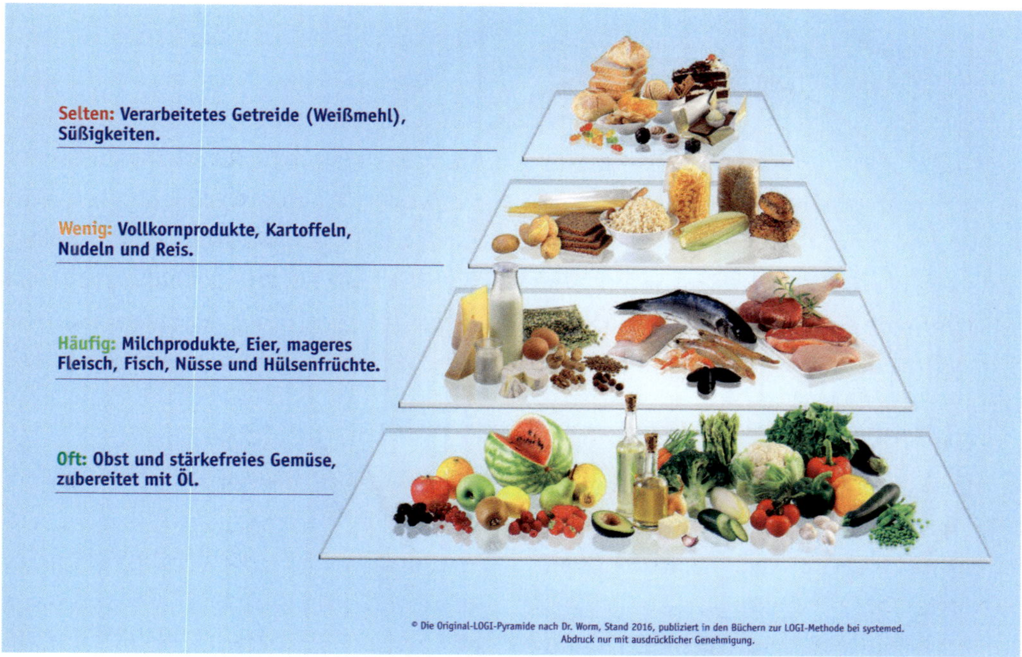

gesprochen haben. Dr. Nicolai Worm geht mit LOGI, was die Kohlenhydratzufuhr angeht, sogar noch darüber hinaus. LOGI denkt nicht in fixen Grenzen, sondern arbeitet mit einer einfach gestalteten Ernährungspyramide, aus der sich die Kohlenhydratreduzierung ganz natürlich aus der Zusammenstellung der Lebensmittel in der korrekten Gewichtung ergibt.

Mein Happy-Carb-Prinzip ist also irgendetwas zwischen Lutz und LOGI mit einem kleinen Einschlag von Dukan, dessen Erkenntnisse zur Relevanz des Nahrungseiweißes und der Haferkleie mich zusätzlich inspiriert haben. Auch die schwedische Variante LCHF (Low Carb High Fat) hat mich inspiriert, gerade was die Wichtigkeit des unberechtigterweise verpönten Nahrungsfettes angeht.

Ein bunter Strauß Low-Carb, ganz nach meinem Geschmack und meinen persönlichen Bedürfnissen zusammengestellt.

Mein Happy-Carb-Prinzip beinhaltet- **keine feste Beschränkung der täglichen Kohlenhydrate**, jedoch gibt es Grenzen, die ich mir selbst gesetzt habe und innerhalb derer ich flexibel variieren, agieren und meinen Speiseplan gestalten kann.

Ich will immer alles. Weniger tut es nicht.

Als ich mich mit den unterschiedlichen Ernährungsweisen und Methoden zur Gewichtsreduzierung und zur Bekämpfung meiner Diabetes-Erkrankung beschäftigt habe, wollte ich wie immer alles:

- Ich wollte auch weiterhin lecker essen und mich auf mein Essen freuen können.
- Ich wollte nicht hungern müssen, sondern wollte mich zufrieden satt essen.
- Ich wollte nichts abwiegen und nichts abzählen müssen.
- Ich wollte nicht nach festgelegtem Plan essen müssen, sondern weiterhin nach Lust und Laune flexibel bleiben.
- Ich wollte so schnell wie möglich sehr viel abnehmen.
- Ich wollte meine Diabetes-Erkrankung mithilfe der Ernährung im Zaum halten.
- Ich wollte nicht stundenlang in der Küche stehen, um komplizierte Gerichte zuzubereiten.
- Ich wollte einfache Regeln, die ich einhalten muss und wollte keine studierte Ernährungswissenschaftlerin werden müssen.
- Ich wollte eine Ernährungsweise, die ich auch nach erreichtem Traumgewicht ohne Probleme beibehalten kann, um es langfristig zu halten.
- Ich wollte regelmäßige Bewegung in mein Leben integrieren, aber mit Spaß und ohne Frust und quälenden Zwang.

Unmöglich? Die Quadratur des Kreises? Dachte ich damals auch, als ich die ganzen Ernährungsratgeber durchgeackert habe und immer wieder an etwas, was mir nicht passte, hängen geblieben bin. Was haben Sie es gut getroffen, dass ich diese Vorarbeit bereits erledigt habe und Ihnen sozusagen die Low-Carb-Quintessenz in Form meines Happy-Carb-Prinzips nahebringen kann.

Mein Happy-Carb-Prinzip.

Hier erst einmal zur Übersicht in kurzer knapper Form, was sich hinter meinem Happy-Carb-Prinzip verbirgt, mit dem ich mein kleines Wunder vollbracht habe:

Kohlenhydrate einschränken auf eine Menge von 50 bis 100 Gramm pro Tag.

Bevorzugt essen:
Reichlich buntes Gemüse und Salat, gelegentlich Hülsenfrüchte wie Linsen, Bohnen und Kichererbsen, zuckerarmes Obst in kleinen Mengen (max. 200 Gramm pro Tag), Haferkleie und daraus hergestellte Backwaren, Nussmehle, Zuckeraustauschstoffe (Erythrit und Stevia).

Vermeiden zu essen:
Getreideprodukte (Weizen, Dinkel, Roggen, Hafer – außer meiner geliebten Haferkleie – etc.), Nudeln, Backwaren, Reis, Kartoffeln, Mais, verschiedene Zucker/-

arten (-ose), Bananen, Trauben, Trockenobst, Süßigkeiten und ewig haltbare Fertiggerichte mit langen Zutatenlisten.

Eiweiß reichlich essen in einer Menge von 1 bis 1,5 Gramm pro Kilogramm Normalgewicht (Körpergröße in Zentimetern minus 100).

Das Eiweiß in Form von »magerem« Fleisch (auf dieses Fett zumindest während der Abnehmphase wegen der eingeschränkten Energiezufuhr achten) und jeder Sorte Fisch (dabei regelmäßig fetten Fisch wegen der Omega-3-Fettsäuren) verzehren. Milchprodukte während der Abnehmphase so fettarm wie möglich, aber so fett, wie es der gute Geschmack und die Qualität des Produktes erfordert. Häufig ist ein mittlerer Fettgehalt ein guter Kompromiss. Gerne Eier – machen Sie sich nicht so viele Sorgen wegen des Cholesterins. Der Mythos des cholesterinerhöhenden Hühnereis ist inzwischen überholt. Hochwertiges Eiweißpulver als Zutat in der Küche erhöht die Zufuhr an Eiweiß, ohne mit vielen Kohlenhydraten oder viel Fett daherzukommen.

Gute Fette genießen, ca. 1 bis 1,5 Gramm pro Kilogramm Normalgewicht.

Bevorzugen:
Olivenöl, Kokosöl (Kokosprodukte), Avocados, Butter aus Weidemilch, Nüsse (besonders Macadamia) und Nussöle, natives Bio-Rapsöl, Leinöl.

Reduzieren:
Sonnenblumenöl, Sojaöl, Maiskeimöl, Distelöl, Traubenkernöl.

Vermeiden:
Transfette und industriell verarbeitete gehärtete Fette, die häufig in Fertigprodukten vorkommen.

Täglich 2 bis 3 Mahlzeiten, je nach Hunger und Mahlzeitengestaltung.

Dazwischen, wenn es Ihre persönliche Blutzuckersituation zulässt, nach Möglichkeit nicht essen. Nahrungspausen wie kleine Fastenzeiten einbauen, gerade in Zeiten des gewünschten Gewichtsverlustes.

Essen nur bei echtem Hungergefühl. Langsam essen bis zur Sättigung, aber nicht darüber hinaus.

Kalorienfrei trinken, mindestens 2 Liter pro Tag.

Fertigprodukte und Fertiggerichte und künstliche Geschmacksverstärker meiden.

So wenig Zuckeraustauschstoffe und Süßstoffe wie möglich.

Zwei kleine »Kaloriensünden« pro Woche bewusst einplanen und genießen.

Bewegung, und zwar regelmäßig.

Entspannung und Schlaf nicht vernachlässigen.

Sie sehen schon anhand der Bandbreite an Makronährstoffen, dass genügend Spielraum da ist, um die Ernährung abwechslungsreich und bunt zu gestalten. Kein Tag muss wie der andere aussehen. Eine bunte Palette von Lebensmitteln können in den Speiseplan integriert werden.

Über die Stellschrauben Kohlenhydrate und Fett und vor allem über die Gemüsemengen können Sie die Kalorienzufuhr in Richtung Gewichtsverlust oder eben auch in Richtung Gewichtserhaltung drehen.

Lassen Sie uns Licht ins Dunkel bringen und ein Beispiel betrachten. Ich unterstelle mal, dass Sie 1,70 Meter groß sind und aktuell 100 Kilogramm wiegen. Nur rein hypothetisch.

Ihre tägliche Kohlenhydratzufuhr:
50 bis 100 Gramm, was 205 bis 410 Kalorien entspricht (4,1 Kalorien pro Gramm).

Ihre tägliche Eiweißzufuhr :
70 bis 105 Gramm was 287 bis 431 Kalorien entspricht (4,1 Kalorien pro Gramm).

Ihre tägliche Fettzufuhr:
70 bis 105 Gramm, was 651 bis 977 entspricht (9,3 Kalorien pro Gramm).

Die denkbare Gesamtkalorienmenge pro Tag bewegt sich demnach zwischen 1.143 Kalorien und 1.818 Kalorien. Im Bereich der Gewichtserhaltung oder bei starker körperlicher Betätigung können Sie auch noch eine Schippe drauflegen.

Klingt jetzt aber doch nach kompliziertem Messen und Wiegen?

Nein, keine Angst, denn wenn Sie meinen einfachen Hinweisen zur Gestaltung der Ernährung folgen, landen Sie ganz automatisch bei einer Aufteilung der Makronährstoffe im gewünschten Bereich. Ohne groß zu wiegen und zu messen. Werfen Sie einfach einen Blick auf meine Rezepte (ab Seite 189).

So einfach kann Low-Carb sein, wenn es Happy Carb ist.

Aber Achtung, man kann natürlich auch unter Low-Carb Gewicht zulegen. Gerade die leckeren Kuchen und Knabbereien sind sehr gehaltvoll und schonen zwar den Blutzuckerspiegel, aber nicht zwingend die Hüften, wenn man das rechte Maß aus den Augen verliert.

Also immer Obacht mit den Extras. Zweimal pro Woche ist o. k.

Mir war einfach wichtig, dass sich die Ernährung durch die Einhaltung dieser schlichten Regeln automatisch sinnvoll gestaltet, ohne dass ich mich selbst mit ständigem Überwachen der Nährwerte und der Energiezufuhr terrorisieren musste. Das Leben bietet doch schönere Dinge, als das eigene Dasein permanent zu überwachen und zu optimieren.

Das Happy-Carb-Prinzip im Detail.

Natürlich habe ich mir zu jedem einzelnen Punkt meines Happy-Carb-Prinzips eine ganze Reihe von Gedanken gemacht und habe auch jede Menge recherchiert und gelesen. Bevor wir also zurückkehren und schauen, wie es mit meiner persönlichen Geschichte weitergeht, möchte ich Sie an meinem neu gewonnenen Ernährungswissen teilhaben lassen. Ich hoffe, Sie finden das genauso spannend wie ich. Entschuldigen Sie schon jetzt, dass es nun etwas »trockener« wird, aber die Theorie ist weniger prickelnd als die leckeren Rezepte, die dann im Anschluss kommen.

Halten Sie durch, es lohnt sich.

Sollten Sie jetzt aber so neugierig sein, wie es mir persönlich weiter ergangen ist, und den »trockenen« Stoff später durcharbeiten möchten, dann lesen Sie doch einfach im Kapitel 20 weiter und kehren Sie später wieder hier an diese Stelle zurück.

Die mysteriöse Energiebilanz

DIE MYSTERIÖSE ENERGIEBILANZ

Vielleicht wundern Sie sich gerade, dass bei der Beschreibung meiner erfolgreichen Ernährungsumstellung das Thema Kalorien irgendwie viel zu kurz gekommen ist. Sie haben Recht. Aber dies ist auch kein klassisches Abnehmbuch.

Trotzdem macht es Sinn, einen kurzen Exkurs in die Welt der Kalorien und des Abnehmens zu machen.

Denn es ist so: Wenn wir abnehmen wollen, dann müssen wir ein Kaloriendefizit erzeugen. Es gibt bestimmt Menschen, die hartnäckig das Gegenteil behaupten. Nach meiner Erfahrung nehme ich ab, wenn ich weniger Kalorien zu mir nehme, als ich verbrauche, und ich nehme an Gewicht zu, wenn ich mehr Kalorien futtere, als ich zur Energieversorgung benötige. Meinem Körper ist es bei einem Zuviel an Kalorien übrigens auch egal, welcher Makronährstoff da zu viel getankt wurde. Zu viel ist einfach zu viel. Das klingt eigentlich erschreckend simpel und logisch. Hätte uns das nur früher schon mal jemand gesagt. Wobei Kalorie nicht gleich Kalorie ist und die Kalorien je nach Stoffwechsellage unterschiedliche Effekte haben können. Kohlenhydrate in Kombination mit Fett „vermehren" sich zum Beispiel besonders stark am Körper. Ein Zuviel an Eiweiß richtet gewichtsmäßig deutlich weniger Schaden an. Dazu gibt es noch die beneidenswerten Esser, die scheinbar alles ohne Grenze essen können, während bei Ihnen schon ein Stückchen Torte direkt an den Hüften kleben bleibt. Ich bin leider ebenfalls so getaktet. Wir können nur lernen, damit umzugehen, und versuchen, diesen Vorgang über unsere Ernährung zu unterbinden bzw. zu steuern.

Dabei hilft Low-Carb ungemein.

Ein Kaloriendefizit erzeugen wir bei einer Low-Carb-Ernährung in der Regel relativ einfach über die Reduzierung der Kohlenhydrate und weniger durch das Abwiegen und Abzählen einzelner Lebensmittel. So können Sie sich ganz praktisch und lecker satt essen und nehmen dabei noch ab bzw. können Ihre Diabetes-Erkrankung in Schach halten. Alles läuft über die Auswahl der geeigneten Nahrungsmittel. So weit, so gut.

Um meinen Kilos und der Diabetes-Erkrankung wirksam den Kampf anzusagen, war es dann zeitweise doch notwendig, neben der Umstellung auf Low-Carb auch überschlägig auf eine negative Energiebilanz zu achten. Das war ganz einfach.

Nur mehr Energie verbrauchen, als über die Nahrung zuführen. Das ist schon das ganze Rechenexempel. So viel zum Thema einfach.

Wenn wir jetzt noch wüssten, was wir verbrauchen, dann könnten wir auch abschätzen, was wir essen dürfen, um am Ende immer noch Gewicht zu verlieren. Das klingt ermüdend und kompliziert, aber ich wollte auch da keine Wissenschaft draus machen. Mir war von Anfang an nur wichtig, dass ich eine annähernde Information über meinen Energiebedarf habe. Nie hatte ich das Bestreben, alles auf die Kalorie genau auszurechnen.

Die Bestimmung der Energieversorgung.

Schauen wir mal etwas genauer hin. Mein Energieverbrauch setzt sich zusammen aus dem Grundumsatz, also der Energie, die ich brauche, um meine grundlegenden Körperfunktionen aufrechtzuerhalten. Dazu gehören z. B. alle Organe, die ständig mit Energie versorgt werden wollen, wie das wichtige Gehirn und das Herz oder auch die Skelettmuskulatur. Die gute Nachricht ist: Selbst im Schlaf verbraucht unser Körper reichlich Energie und will ständig versorgt sein. Wie wäre es in dem Zusammenhang mit einem Winterschlaf? Im November dick einschlafen und im April bei schönem Wetter schlank aufwachen. Das klingt doch hervorragend, oder?

Zu diesem Grundumsatz kommt dann noch der Bewegungsumsatz hinzu. Denn jede Bewegung und jede Aktivität, die wir jenseits unseres Grundumsatzes mit Energie speisen müssen, erhöht unseren Gesamtenergieumsatz des Tages. Und da sind die Unterschiede wirklich gravierend. Je nachdem, ob wir im Rahmen unserer Arbeit ganztägig am Computer sitzen oder doch lieber den ganzen Tag Rübensäcke schleppen, verbrauchen wir wenige oder sehr viele zusätzliche Kalorien. Ob ich abends auf dem Sofa liege oder eine Runde Sport mache, ist also nicht egal, weil es nämlich einen direkten Einfluss auf den Energieverbrauch und damit die Energiebilanz hat. Und wenn es kein Sport ist, dann wenigstens so viel Alltagsbewegung wie möglich ins Leben einbauen, weil auch das total viel bringt. In der Praxis bedeutet das: mehr zu Fuß erledigen, jede Treppe nehmen, die sich einem bietet. All das erhöht wunderbar unseren Energieumsatz und es fällt uns leichter, ein Energiedefizit zur Gewichtsabnahme zu erzielen.

Gut wäre es jetzt natürlich zu wissen, wie hoch denn der Grundumsatz und auch der gesamte Energiebedarf eigentlich so sind. Dann könnte man sich nämlich daran orientieren und so dafür sorgen, dass man unterhalb des Gesamtenergiebedarfes, aber oberhalb des Grundumsatzes futtert. So verliert man langfristig erfolgreich Gewicht, ohne dabei wesentlich den Stoffwechsel zu schädigen.

Plattformen zur Berechnung der Eckdaten gibt es im Internet wie Sand am Meer. Komischerweise mit immer mehr oder weniger unterschiedlichen Ergebnissen, wie ich verwirrt festgestellt habe. Aber machen Sie sich nicht verrückt, es geht nur um eine ungefähre Orientierung und nicht um die eine Kalorie plus oder minus in der Waagschale. Dann lieber eine Treppe zusätzlich! Keine Internetseite kennt Sie persönlich und weiß etwas über Sie und Ihren Körper. Also nehmen Sie das Ergebnis als ungefähren Wert einfach entspannt hin.

Rechnen Sie sich Ihren Grundumsatz und den Energieumsatz aus und stellen Sie den ermittelten Zahlen an einzelnen Tagen Ihre gegessenen Kalorien gegenüber. Nicht dauerhaft, aber gelegentlich, bis Sie ein natürliches Gefühl für Ihre Kalorienzufuhr entwickelt haben. Das ist wie Radfahren, irgendwann geht das ganz von alleine.

Wie viele Kalorien denn nun?

Da die Eckdaten bei jedem Menschen etwas anders sind, gibt es auch keine feste Anzahl von Kalorien, die ich vorgeben könnte oder wollte. Mein Gewichtsverlust ließ sich mit einer Kalorienzufuhr von etwa 1.400 bis 1.800 Kalorien pro Tag bewerkstelligen. Bei drei Mahlzeiten à 400 bis 600 Kalorien passte das sehr gut und ich war immer schön satt. Daher sind auch meine Rezepte in etwa auf diese Kalorienzufuhr ausgelegt. Sie sollten im Durchschnitt, zumindest wenn Sie über einen längeren Zeitraum Gewicht verlieren wollen, ohne den Stoffwechsel nachhaltig zu schädigen, die Kalorienzufuhr über dem Grundumsatz halten, jedoch unterhalb des Gesamtenergieumsatzes.

Zu Beginn einer Abnehmphase neigt der Körper meist noch nicht so schnell dazu, den Stoffwechsel zu drosseln. Aber mit sinkenden Reserven merkt er irgendwann dann doch, dass da etwas nicht in seinem Sinne läuft, und haut das Sparprogramm rein. Auch wenn es reizvoll ist, die Kalorienzufuhr stärker zu begrenzen, um die Gewichtsabnahme zu beschleunigen, lassen Sie es besser. Der Stoffwechsel und besonders Ihre sensible Schilddrüse danken es Ihnen. Nehmen Sie sich die Zeit, die es braucht.

Hin und wieder einen kurzen Ausflug unterhalb des Grundumsatzes verkraftet der menschliche Körper ohne Probleme. Genau wie auch Nahrungspausen im Rahmen zeitlich begrenzter Fastenphasen. Sie tun dem Körper sogar durchaus gut, und der Stoffwechsel bleibt flexibel. Die Menschheitsgeschichte hatte sicher längere Zeiten ohne Essen zu verzeichnen, als wir das heute kennen. Früher konnte man nämlich nicht schnell beim Supermarkt halten und sich eine Cola und ein Mettbrötchen holen, sondern musste sich entweder etwas Essbares sammeln oder eben jagen. Und das dauerte unter Umständen längere Zeit und kostete dazu meist jede Menge Bewegungsenergie. Keine Angst. Ich verlange weder eine steinzeitliche Ernährung von Ihnen noch dass Sie kilometerweise über die Steppe rennen. Aber ein klein wenig versuchen wir doch, uns unseren Vorfahren wieder anzunähern.

Wir leben heute in einer hochtechnisierten Welt, in der wir mit dem Auto an Glasscheiben vorbeifahren, aus deren Öffnungen man uns Cheeseburger und Limonade reicht.

Wie gerne würde ich mal einen Menschen aus der Steinzeit in einen Supermarkt beamen.

Aber das Grundkonstrukt Mensch, mit seinen genetischen Voraussetzungen und den uralten Bedürfnissen des Stoffwechsels, ist an diese Art von Fütterung nicht adaptiert. Für mich geht es um einen gangbaren Kompromiss zwischen den von der Veranlagung gesteuerten Bedürfnissen des Körpers und unserer heutigen Lebenswelt. Es sei denn, Sie wollen direkt zum marathonlaufenden Low-Carb-Paleoaner werden. In dem Fall haben Sie meinen vollen Respekt. Chapeau.

Was ich noch zu sagen hätte.

Wenn die Gewichtsabnahme läuft, dann denken Sie bitte daran, gelegentlich Ihren Energieverbrauch neu zu ermitteln. Mit sinkendem Gewicht wird dieser nämlich auch geringer und unter Umständen muss die Kalorienzufuhr angepasst werden. Spätestens nach einem längeren Gewichtsstillstand sollten Sie da ein Auge drauf haben.

Und irgendwann, wenn Sie Ihr Traumgewicht erreicht haben, dann gilt es, dieses zu erhalten und sich daran zu erfreuen. Sie machen also weiter wie bisher, nur dürfen Sie die Portionsgrößen erhöhen oder sich gelegentlich ein Low-Carb-Schmankerl mehr erlauben. Da macht das Diabetikerleben Freude. Sie können es mir glauben. Das ist nämlich die Phase, in der ich aktuell stecke. Und immer daran denken: Es geht nicht nur ums Gewicht, sondern in erster Linie darum, unsere Diabetes-Erkrankung langfristig mit Spaß in Schach zu halten. Das geht sogar mit einigen fitten Kilos mehr auf der Waage.

Die Welt der Kohlenhydrate

DIE WELT DER KOHLENHYDRATE

Jetzt betreten wir sie also, die geheimnisvolle Welt der Kohlenhydrate. Über X-Seiten habe ich gerade versucht, Ihnen und mir den Verzehr von Kohlenhydraten madig zu machen, und nun widme ich den bösen Kerlchen auch noch eine eigene Rubrik. Aber von Anfang an war es nicht mein Bestreben, die Kohlenhydrate komplett aus meinem Leben zu verbannen. Dann wäre auch der Name meines Blogs »Happy Carb« total unsinnig.

Es gibt Low-Carb-Varianten, bei denen sehr wenige Kohlenhydrate verzehrt werden. Davon hatte ich bereits berichtet. Ich habe das für mich auch getestet und bin für vier Wochen den ketogenen Weg gegangen, mit nur 20 Gramm Kohlenhydraten am Tag. Im Gegenzug habe ich in dieser Phase den Fettverzehr entsprechend erhöht. Mein Resümee dieser ketogenen Phase war am Ende, dass mir die Einschränkung bei der Auswahl der Lebensmittel zu groß war und ich keine Lust hatte, die Himbeeren einzeln abzuzählen. Wenn es aus gesundheitlichen Gründen notwendig wäre, so hardcore Low-Carb zu leben, dann würde ich es sicher tun. Aber ich bin dann doch mehr für die Low-Carb-Warmduscher-Variante, bei der es mir richtig gut geht und keine Gelüste aufkommen.

Genug gefaselt. Ich möchte Ihnen berichten, worauf ich beim Verzehr von Kohlenhydraten achte, denn Kohlenhydrate sind nicht gleich Kohlenhydrate. Ich sage vielleicht besser, sie sind nicht immer baugleich. Und damit meine ich jetzt nicht den optischen Vergleich zwischen einem Stück Traubenzucker, einem Apfel, einem Glas Milch und einer Erbse. All diese Lebensmittel enthalten Kohlenhydrate in unterschiedlichen Mengen, in unterschiedlicher chemischer Struktur und mit unterschiedlichen Auswirkungen auf unseren Blutzucker. Es macht also gerade für Diabetiker Sinn, sich mit dem kleinen Einmaleins der Kohlenhydrate zu beschäftigen.

Jetzt wird es erst einmal chemisch und ich spiele die Oberlehrerin.

Hinter dem Begriff „Kohlenhydrate" verbergen sich organische Verbindungen aus Kohlenstoff, Wasserstoff und Sauerstoff. Diese Verbindungen bestehen aus einer unterschiedlichen Anzahl von Molekülen, die sich brav aneinanderreihen können und die von unserem Körper zur Energieversorgung genutzt werden.

Egal, aus wie vielen Molekülen die verwertbaren Kohlenhydrate bestehen, am

Ende wird in unserem Körper Glukose daraus. Es ist also wirklich so, dass aus den Kohlenhydraten der Erbse durch einen enzymatischen Prozess in meinem Körper Glukose entsteht, die dann in mein Blut wandert und den Blutzucker erhöht. Und ich unterstelle mal, dass das bei Ihnen auch so ist.

Das tut unser Körper nicht, weil er hinterlistig ist und uns Böses will, sondern weil Glukose der Brennstoff ist, den unser Körper und insbesondere unser Gehirn vorzugsweise tankt. Kohlenhydrate kommen aber in unterschiedlichen Verpackungen daher. Und die Verpackung macht durchaus einen Unterschied, weil das Auspacken und Umwandeln der Kohlenhydrate in Glukose mehr oder weniger Zeit kostet.

Die Einfachzucker und die Zweifachzucker.

Da gibt es die Kohlenhydrate, die nur aus einem Zuckermolekül (Monosaccharide – Traubenzucker, Fruchtzucker, Schleimzucker) bestehen, und es gibt die Zweifachzucker (Disaccharide), die aus zwei miteinander verbundenen Einfachzuckern bestehen. Milchzucker besteht z. B. aus Traubenzucker und Schleimzucker, Rübenzucker (Haushaltszucker) besteht aus Traubenzucker und Fruchtzucker, um die beiden Bekanntesten zu nennen. Aber, je weniger Zuckermoleküle im Boot sind und je einfacher die Umwandlung in Glukose stattfindet, desto schneller findet auch der Treibstoff seinen Weg ins Blut. Das klingt doch schlüssig, oder?

Wenn das liebe Insulin nicht wäre.

Je schneller die Glukose im Blut landet, desto höher steigt der Blutzucker und desto ausgeprägter ist auch die Insulinantwort, die die Bauchspeicheldrüse gibt. Denn die Beta-Zellen der Bauchspeicheldrüse schütten als Reaktion auf die Glukose im Blut Insulin aus und bringen so den Blutzuckerwert wieder in den Normbereich. Dazu öffnet das Insulin die Körperzellen wie ein Türöffner und sorgt dafür, dass die Glukose in den Zellen als Treibstoff verbrannt werden kann. Zu diesem Zweck haben wir in unseren Zellen kleine Kraftwerke, die sogenannten Mitochondrien, und die können aus Glukose und aus Fettsäuren Energie (ATP) gewinnen. Zumindest im gesunden Zustand. Liegt eine Insulinresistenz oder ein Diabetes vor, ist dieser Mechanismus krankhaft gestört. Und eine Sache auch besser gleich vorweg: So lange unserem Körper Kohlenhydrate zur Verfügung stehen, wird er diese auch fast überall bevorzugt verbrennen.

Zurück zur Insulinantwort auf den Verzehr von Kohlenhydraten. Wo viel

Insulin als Antwort auf die schnellen Kohlenhydrate unterwegs ist, sackt der Zuckerspiegel auch schneller wieder ab, als das unserem Körper lieb ist. Mit dem Ergebnis, dass schon wieder gemeiner Hunger signalisiert wird. Und weil das Gehirn mitbekommen hat, dass sein Lieblingsfutterstoff Glukose im Blut knapp ist, entwickelt sich ein Heißhunger auf Kohlenhydrate, um den Mangel schnell zu beheben. Am schnellsten beheben kann man einen »Mangel an Kohlenhydraten« natürlich mit Traubenzucker, der ja reine Glukose ist und damit direkt ins Blut schießen kann.

Ein Hin und Her mit viel zu vielen Kohlenhydraten und Kalorien entsteht, die in der Folge als Fett abgespeichert werden. Für etwas anderes als die Energieversorgung und Energiespeicherung kann unser Körper die vielen Kohlenhydrate nämlich kaum gebrauchen. Und wenn Sie nicht gerade einen Marathon vor sich haben, landen die überschüssigen Kohlenhydrate direkt auf den Hüften und machen dazu Ihre Leber fett. Das hat dann den sympathischen Namen „Fettleber" und ist bei uns sehr weit verbreitet. Ich hatte da auch so ´nen dicken Brummer im Bauch. Das Ultraschallbild lügt nicht, schauen Sie ruhig hin.

Gesunde Fruchtsäfte und Smoothies: der Leber zweitgrößte Feinde nach dem Alkohol.

Dazu trägt der liebe Fruchtzucker bei, der so gerne in Form von »gesunden« Fruchtsäften konsumiert wird. Was habe ich früher viel Fruchtsaft und -nektar getrunken. Ich wusste ja nicht, was ich da eigentlich tue. Vielleicht wollen Sie jetzt intervenieren und sagen, dass doch gerade der Fruchtzucker immer als der Ersatzzucker für Diabetiker angepriesen wurde? Die Zeiten sind zum Glück vorbei. Der vermeintliche Vorteil des Fruchtzuckers lag in der höheren Süßkraft im Vergleich zum Traubenzucker und in der insulinunabhängigen Verstoffwechselung.

Fruchtzucker wird jedoch in der Leber gerne in Fett umgewandelt, daher führt er in großen Mengen zu einer Fettleber. Dazu geraten die Blutfette (Triglyceride) aus dem Lot und sind in viel zu hoher Konzentration im Blut unterwegs. Und schon galoppiert da wieder einer der metabolischen Reiter, die wir schon im vergangenen Kapitel kennengelernt haben. Ein Bein stellen können wir dem nicht über die Verknappung von Fett, sondern über die Reduzierung und die intelligente Auswahl der Kohlenhydrate in unserer Nahrung. Früchte sind die Süßigkeiten der Natur. Als genau das sollten wir sie eben auch bewerten. Das ist dann der

Kohlenhydrat-, Ballaststoff-, Wasser- und Kaloriengehalt verschiedener Obstarten

	Kohlenhydrate (v.a. Zucker)	Ballaststoffe	Wasser	Kalorien
Papaya	2,4 g	1,9 g	88 g	13 kcal
Himbeere	4,8 g	4,7 g	85 g	33 kcal
Erdbeere	5,5 g	1,6 g	90 g	32 kcal
Blaubeere	6,1 g	4,9 g	84 g	37 kcal
Grapefruit	7,5 g	1,6 g	89 g	45 kcal
Orange	8,3 g	1,6 g	86 g	42 kcal
Kiwi	9,1 g	2,1 g	84 g	50 kcal
Pflaume	10,2 g	1,6 g	83 g	49 kcal
Apfel	11,4 g	2,0 g	84 g	54 kcal
Birne	12,4 g	3,3 g	84 g	55 kcal
Honigmelone	12,4 g	0,7 g	85 g	54 kcal
Ananas	12,5 g	1,5 g	85 g	55 kcal
Mango	12,8 g	1,7 g	83 g	59 kcal
Kirsche (süß)	13,3 g	1,3 g	82 g	63 kcal
Weintraube	15,2 g	1,5 g	81 g	68 kcal
Kaki	16,5 g	2,5 g	81 g	72 kcal
Litschi	17,9 g	1,6 g	80 g	75 kcal
Banane	21,4 g	1,8 g	74 g	94 kcal

(Circa-Angaben pro 100 g essbarem Fruchtanteil)

Grund, warum ich Obst zwar gerne mag, aber eben in Maßen und nicht in Massen verzehre. Dazu bevorzuge ich Obstsorten mit wenig Fruchtzucker (Himbeeren, Brombeeren, Heidelbeeren etc.) und kombiniere sie gerne mit etwas Eiweiß und Fett.

Die Mehrfachzucker.

Neben den Einfach- und Zweifachzuckern gibt es auch noch die Mehrfachzucker (Oligosaccharide), die aus drei bis neun Einfachzuckermolekülen bestehen. Bei denen muss natürlich erst mal im Körper etwas gebastelt werden, um daraus Glukose zu gewinnen. Hier begegnen wir auch unserer lieben Erbse wieder, denn Hülsenfrüchte enthalten neben einer guten Portion Eiweiß und Ballaststoffen auch diese etwas längeren Zuckermoleküle, die erst nach und nach zu Glukose werden und daher langsamer als Traubenzucker ins Blut tröpfeln. Die Blutzuckerkurve steigt moderater an und sinkt auch wieder langsamer, weil der gemäßigte Blutzuckeranstieg nicht so viel Insulin auf einen Schlag angefordert hat. Dadurch – und durch die vielen Ballaststoffe der Hülsenfrüchte – bleiben wir länger satt, und es stellt sich kein Heißhunger ein. Aber Insulin, um die aus den komplexeren Kohlenhydraten entstandene Glukose in die Zellen schieben zu können, wird von der Bauchspeicheldrüse natürlich auch hier ins Rennen geschickt.

Bei den Hülsenfrüchten möchte ich noch ergänzen, dass diese neben den Ballaststoffen auch noch einen Anteil resistenter Stärke enthalten, die vom Körper nicht verwertet werden kann und dabei noch die Darmflora günstig beeinflusst. Ein sensiblerer Darm hat mit dieser Zusammensetzung aber auch mal so seine Probleme. Ich erspare Ihnen an dieser Stelle die Details.

Die Vielfachzucker.

Zu guter Letzt haben wir noch die Vielfachzucker (Polysaccharide), die aus mindestens zehn Einfachzuckermolekülen bestehen. Jetzt würde man doch denken, dass diese dem Körper ganz besonders viel Arbeit machen und damit die Könige der Kohlenhydrate sind, was die Belastung des Blutzuckers angeht. Aber nein, hinter dem Begriff Vielfachzucker versteckt sich unter anderem auch die gemeine Stärke, die wir gerade in verzweigter Form als absolute Blutzuckertreiberin kennen. Weil Stärke ausschließlich aus Glukosemolekülen aufgebaut ist, kann unser Körper sie besonders schnell in ihre Zuckerbestandteile zerlegen und diese ratzfatz ins Blut schießen lassen. So treibt ein helles knuspriges Weizenbrötchen den Blutzucker stärker in die Höhe, als das der normale Haushaltszucker schafft.

Doch auch bei der Stärke gibt es unterschiedliche Qualitäten. Es gibt welche, die den Blutzucker in die Höhe schießen lassen, und es gibt Stärkearten, die unseren Körper nicht weiter interessieren, weil er wegen ihrer chemischen Struktur nichts damit anfangen kann. Das ist dann die ominöse resistente Stärke, die übrigens auch entsteht, wenn z. B. Kartoffeln oder Nudeln gekocht werden und dann erkalten. Die frisch gekochte Kartoffel und der Kartoffelsalat haben daher unterschiedliche Auswirkungen auf den Blutzucker, genau wie die wieder aufgewärmte Pasta weniger verwertbare Kohlenhydrate liefert als die frisch und sehr weich gekochten Nüdelchen.

Wenn Sie jetzt denken, dass Sie dann eben fein alle Beilagen vorkochen und anschließend wieder aufwärmen können – lassen Sie es sein. Der Kohlenhydratverlust durch die teilweise Umwandlung in resistente Stärke liegt nur bei etwa 10 Prozent. Die anderen 90 Prozent schlagen weiterhin zu Buche. Für mich also immer noch insgesamt zu viele Kohlenhydrate und mit dem "Vorkochen" der Lebensmittel auch mit viel zu viel Bohei und Energieverschwendung verbunden. Deshalb stehen Nudeln und Kartoffeln bei mir auf der Liste der Lebensmittel, die ich in keinem Verarbeitungsstadium verzehre.

Harmlosere Vielfachzucker sind z. B. das Inulin, das wir in der von mir geliebten Topinamburknolle und den Pastinaken finden, das nur eine moderate Blutzuckerwirkung hat und insulinunabhängig verwertet wird. Nicht ohne Grund sagt man zu den Topinamburknollen auch gerne »Diabetikerkartoffeln«. Kennen Sie nicht und haben Sie noch nie gegessen? Dann ändern Sie das! Saison ist im Winter und da können Sie Topinambur in den Läden kaufen. Wenn Sie einen Garten haben, dann können Sie die unkompliziert anzubauende Knolle selbst ernten. Eine kleine Warnung muss ich dennoch aussprechen, denn unser Darm muss sich an das Inulin in größeren Mengen erst gewöhnen. Menschen mit empfindlichem Verdauungstrakt bekommen unter Umständen weniger schöne Gasansammlungen. Also definitiv kein Essen für das erste Date.

Ballaststoffe sind auch Kohlenhydrate.

Dann haben wir noch die schnöden Ballaststoffe. Ja, Sie lesen richtig. Auch die Ballaststoffe, die dafür zuständig sind, dass ein regelmäßiger Toilettengang gut funktioniert, gehören zumindest chemisch gesehen zu den Kohlenhydraten. Allerdings handelt es sich um unverdauliche Kohlenhydrate – Stütz-, Faser- und Füllstoffe, die schön satt machen, den Blutzucker aber nicht beeinflussen. Zwar können sie unseren Verdauungstrakt auch manchmal belasten, doch gerade für mich und Sie als Diabetiker sind die Ballaststoffe sehr wichtig: Nicht nur, weil sie selbst nicht blutzuckerwirksam sind, sondern weil sie insgesamt regulierend auf den Blutzucker wirken. So erhöht ein ballaststoffreiches Vollkornbrot den Blutzucker nicht so explosionsartig wie ein helles Weizenbrötchen. Auch der Zucker aus Obst und Gemüse wird durch die enthaltenen Ballaststoffe gebremst.

Sie werden meine Erkenntnisse zu den Kohlenhydraten auch in meinem Rezeptteil in der Praxis wiederfinden können. Schließlich will ich Ihnen auch praktische Anregungen geben und will Sie mit leckeren Rezepten ködern. Sie werden zum Beispiel feststellen, dass in der Happy-

Carb-Küche nicht mit Maisstärke gebunden wird, weil die schließlich aus reinen, schnell verwertbaren Kohlenhydraten besteht. Stattdessen greife ich auf Johannisbrotkernmehl oder Guarkernmehl zurück, die aus reinen Ballaststoffen mit nicht verwertbaren Kohlenhydraten bestehen. So machen meine Rezepte doch gleich noch mehr Sinn. Ich habe mir echt einen Kopf gemacht, bei dem, was ich da tue.

Der Wunderstoff Beta-Glucan.

Jetzt werfe ich mit Ihnen gemeinsam noch einen Blick auf meinen Liebling unter den Ballaststoffen, auf das Beta-Glucan. Sagt Ihnen nichts? Das ist nicht schlimm, denn spätestens im Rezeptteil werden Sie wieder Bekanntschaft damit machen. Ballaststoffe unterteilen sich in nichtlösliche und in wasserlösliche Ballaststoffe. Die nichtlöslichen Ballaststoffe machen gut satt, verzögern den Blutzuckeranstieg und sorgen für einen guten Stuhlgang. Alles ganz toll. Aber der wirkliche Knaller sind die wasserlöslichen Ballaststoffe, und da ist an erster Stelle das Beta-Glucan zu nennen. Was das Beta-Glucan neben den schon genannten positiven Wirkungen noch für uns tun kann? Passen Sie gut auf!

Beta-Glucan senkt nämlich den Cholesterinspiegel, indem es im Darm Gallensäuren bindet und ausscheidet. Dann muss der Körper neue Gallensäuren aus Cholesterin bilden, sodass der Cholesterinspiegel sinkt. Aber damit noch nicht genug. Neben der regulierenden Wirkung auf den Blutzucker als Ballaststoff hat gerade das Beta-Glucan die Fähigkeit, den Blutzuckerspiegel zu senken und so die Insulinantwort zu verbessern. Perfekt für alle insulinresistenten Typ-2-Diabetiker, die genau damit ihre Probleme haben. Dazu kommt noch, dass durch die spezifische Eigenschaft des Beta-Glucans, sich im Magen und Darm mit den aufgenommenen Nahrungsmitteln zu verbinden, die Magenentleerung verzögert und die Resorption der Nährstoffe aus dem Nahrungsbrei im Darm reduziert wird.

Jetzt wissen Sie aber immer noch nicht, wo Sie den Wunderstoff finden? Entschuldigung, dass ich Sie noch im Unklaren gelassen habe. Ich wollte einfach die Spannung steigern.

Beta-Glucan findet sich in meiner heiß geliebten und häufig verwendeten Haferkleie.

So werden ein guter Teil der Kohlenhydrate der Haferkleie, überschüssiges Cholesterin und sicher einige Kaloriechen ganz einfach mit den klebrigen löslichen Ballaststoffen und der ebenfalls im Hafer enthaltenen resistenten Stärke über den Darm ausgeschieden. Die Haferkleie hat durch diesen Umstand, trotz des eigentlich sehr hohen Kohlenhydratanteils, einen eher niedrigen glykämischen Index (erkläre ich gleich). Und dazu bekommen Sie bei der Haferkleie noch jede Menge positiver Nebeneffekte und die tollen Nährstoffe aus dem Hafer on top.

Getreide habe ich ansonsten komplett von meinem Speiseplan gestrichen. Ich versuche so den kritischen, im Getreide enthaltenen Stoffen Phytinsäure, Lektine und Gluten etwas aus dem Weg zu gehen. Aber immer locker bleiben. Die Dosis macht auch hier wie immer das Gift. Mein Kompromiss, mit dem ich gut leben kann, ist die wunderbare Haferkleie. Denn die enthält wenig Gluten und auch sonst nicht so viele aggressive Stoffe, wie sie zum Beispiel der moderne Weizen im Gepäck hat. Dabei ist die liebe Haferkleie sogar noch extrem wandelbar und reich an Vitaminen und Mineralien. Ob als Basis für ein Müsli, zum Backen von Brot oder Brötchen oder sogar bei der Herstellung von Nudeln. Probieren Sie es aus! Spätestens wenn Sie den klebrigen Teig eines Haferkleiebrötchens in der Hand hatten, können Sie nachvollziehen, dass dieser Kleister im Magen-Darm-Trakt wahrscheinlich eine ganz besondere Wirkung hat.

Genug zu meinem kleinen Beta-Glucan-Exkurs. Aber gerade bei der Verwendung von Haferkleie teilt sich die Low-Carb-Welt eben meist in zwei Lager auf, denn an deren Verzehr scheiden sich die Geister. Das ist meine persönliche Haltung zu dem Thema, aber jeder kann das natürlich so machen, wie er möchte.

Der glykämische Index und die glykämische Last.

Jetzt aber schnell zurück zur Blutzuckerwirkung von kohlenhydrathaltigen Lebensmitteln und dem glykämischen Index. Vielleicht fragen Sie sich ja, woher ich eigentlich so genau weiß, was bei welchem Lebensmittel mit meinem Blutzucker passiert. Keine Angst, ich mache hier keinen Selbstversuch mit dauerndem Testfuttern von Kohlenhydraten und nachgelagertem Blutzuckermessen. Muss ich auch nicht, denn das haben schon andere für mich erledigt.

Sicherlich ist Ihnen in den vergangenen Jahren schon einmal der Begriff GLYX begegnet. Es gibt schließlich eine ganze Reihe von Büchern, deren Abnehmprinzip auf dem glykämischen Index (GI) beruht ,und auch in der Literatur für Diabetiker spielt der glykämische Index immer wieder eine wichtige Rolle. Der GI bildet standardisiert die Blutzuckerreaktion für verschiedene kohlenhydrathaltige Lebensmittel ab. Unser Raketenantrieb, der Einfachzucker Glukose (Traubenzucker), bildet hier übrigens das Maß aller Dinge

(50 Gramm Glukose entsprechen dem Referenzwert 100). Daher, und das ist der springende Punkt, wird auch der GI-Wert immer auf 50 Gramm Kohlenhydrate bezogen. 50 Gramm Kohlenhydrate aus Schokolade bekomme ich locker hin. Das ist je nach Sorte schließlich nur ein 100-Gramm-Täfelchen. Die habe ich früher einfach weggeatmet. Aber die gleiche Menge an Kohlenhydraten aus gekochten Karotten entspricht etwa 800 Gramm, deren Verzehr ungleich schwieriger ist.

Bei unserem Karottenbeispiel ist es so, dass der GI von Vollmilchschokolade (GI 43) und der von gekochten Karotten (GI 47) nicht so weit voneinander entfernt sind. Aber von der essbaren Realität liegen natürlich Welten dazwischen und das spiegelt sich dann eben auch in der tatsächlichen Blutzuckerreaktion wider.

Also gut, alleine mit dem glykämischen Index kommen wir nicht weiter, auch wenn der sicher einen sehr guten Hinweis bietet, was die Blutzuckerreaktion auf einzelne Lebensmittel angeht. Zumindest mehr, als nur der absolute Wert an Kohlenhydraten eines Lebensmittels, der für mich nur eine Orientierung ist, um mein eigenes Tageslimit insgesamt nicht zu übersteigen.

Aber wir müssen den glykämischen Index noch ins Verhältnis setzen zu der Portion, die üblicherweise verzehrt wird bzw. die wir konkret verzehrt haben. Dieser Wert ist dann erheblich aussagekräftiger und ermöglicht eine realistischere Einschätzung der Blutzuckerbelastung.

Auf die intelligente Idee, den glykämischen Index und die Portionsgröße zu verknüpfen, bin übrigens nicht ich gekommen, sondern die Ernährungsmediziner der Harvard Universität. Die schlauen Wissenschaftler haben, um den GI auch wirklich in der Praxis umsetzen zu können, die Berechnung der glykämischen Last (GL) ausgeheckt: Sie verknüpft den glykämischen Index mit der Portionsgröße. Ich will Sie aber jetzt nicht mit mathematischen Formeln belasten. Rechnen ist eh nicht so mein Ding.

Hinzu kommt natürlich noch, dass wir im echten Leben nie isoliert nur ein kohlenhydrathaltiges Lebensmittel essen, sondern immer in Kombination mit anderen Lebensmitteln, die vielleicht noch Fett und Eiweiß enthalten und damit wiederum die Verdauungsgeschwindigkeit beeinflussen. Schon verändert sich auch wieder die Reaktion unseres Blutzuckers. Häufig schwächt eine vollständige Mahlzeit die Blutzuckerwirkung ab, aber es gibt auch spannende Studien darüber, dass insbesondere die Kombination aus

Glykämischer Index (GI) und glykämische Last (GL) verschiedener Nahrungsmittelgruppen

Getreideprodukte	GI	GL
Hirse	71	17
Couscous	65	15
Buchweizen	54	11
Rice Crispies Frühstücksflocken	88	77
Cornflakes	84	72
Reiswaffeln	82	66
Weizenflocken	69	57
Mais-(Tortilla-)Chips	73	46
Salzstangen (Weizen)	67	41
Haferflocken	42	32
Reis und Pasta (gekocht)		
Arborio-Reis	69	24
Weißer, geschälter Reis	64	23
Basmati-Reis	60	15
Langkorn-Reis	56	15
Makkaroni	47	13
Natur-Reis	55	12
Linguine	46	12
Spaghetti, 15 Min. gekocht	44	12
Parboiled Reis	47	11
Spaghetti, 5 Min. gekocht	38	10
Vollkorn-Spaghetti	37	9
Brot		
Roggen-Knäckebrot	65	53
Baguette	95	49
Weißbrot	70	34
Weizen-Vollkornbrot	71	32
Roggen-Vollkornbrot	58	32
Pumpernickel	50	21
Weizen-Tortillas	30	16
Kartoffelprodukte		
Kartoffelchips	54	23
Baked Potato	85	15
Instant-Kartoffelpüree, zub.	85	11
Kartoffel, 15 Min. gekocht	75	11
Pommes frites	75	15

Gemüse	GI	GL
Pastinakenwurzeln	97	19
Mais, frisch	54	12
Süßkartoffeln	61	11
Yams-Wurzeln	51	11
Rote Bete	64	6
Kürbis	74	4
Karotten	47	4
Hülsenfrüchte		
Sojadrink	44	8
Kidney-Bohnen	28	5
Linsen, weiß oder grün	29	3
Rote Linsen	26	3
Sojabohnen	18	1
Erbsen	48	4
Grüne Bohnen	38	8
Süßes		
Fruchtbonbons	70	68
Würfelzucker	68	68
Lactose	46	46
Honig	55	39
Snickers	55	32
Twix	44	28
Vollmilchschokolade	43	24
Nutella, M&M's	33	19
Fructose	19	19
Nugat	32	13
Milchprodukte		
Milchspeiseeis	61	14
Joghurt, natur	19	1
Magermilch	32	1
Vollmilch	27	1

Die glykämische Last GL errechnet sich so: glykämischer Index GI multipliziert mit dem Kohlenhydratanteil pro 100-g-Portion. Als Referenz dient Glukose mit einem GI von 100.

Stärke und Transfetten (Pommes, Donuts, Croissants etc.) eine noch stärkere Insulinantwort erzeugt, als die Blutzuckerwirkung eigentlich zur Folge haben dürfte. Also insgesamt alles sehr komplex, und mir wurde schnell klar, dass ich mich mit diesen Details nicht aufhalten wollte. Die Kombination von Kohlenhydraten mit Fett ist bei mir abgehakt. Gibt es nicht mehr. Aus die Maus. So einfach kann das manchmal sein.

Zucker, die keine sind. Die Zuckeralkohole.

Als Letztes haben wir bei den Kohlenhydraten noch die Zuckeralkohole, die den Kohlenhydraten ähneln, jedoch anders oder gar nicht verwertet werden und die wunderbar süß schmecken. Das Thema Zuckeralkohole werde ich erneut zu einem späteren Zeitpunkt aufgreifen, wenn es um das Thema Zuckeraustauschstoffe und Süßmittel gehen wird.

Bleiben Sie also dran, auch wenn sich die ersten Erschöpfungszustände bemerkbar machen. Bitte nicht erschöpft und verzweifelt zu Zucker greifen. Der Teufel Zucker beschäftigt uns gleich.

Sicher klingt das alles jetzt superkompliziert. Ist es ja auch. Nur brauchen wir uns zum Glück keinen zu großen Kopf zu machen, wenn wir uns an die wenigen Regeln aus meinem Happy-Carb-Prinzip halten. Damit liegen wir nämlich automatisch im Bereich von 50 bis 100 Gramm Kohlenhydraten.

Dabei bevorzugen wir Kohlenhydrate, die eine Vielzahl von Ballaststoffen zur Sättigung und für eine gute Verdauung mit im Boot haben. Okay, wahrscheinlich hätte der eine Satz jetzt auch ausgereicht, aber man kann doch nicht genug Wissen aufsaugen.

Hatte ich eigentlich schon irgendwo erwähnt, dass diese Ernährung auch noch schmeckt? Nur, falls das alles jetzt irgendwie nach Krankenhauskost klingt. Lassen Sie sich überraschen!

Der Teufel Zucker

DER TEUFEL ZUCKER

Haben Sie auch eine Schwäche für Süßigkeiten? Mögen Sie Fertiggerichte, Grillsaucen, Eiscreme, süß-saures Gemüse aus dem Glas? Wenn Sie häufig von diesen Lebensmitteln verzehren, dann essen Sie höchstwahrscheinlich mehr Zucker, als Ihnen lieb ist, und auch mehr, als gesund für Sie ist.

Zucker begegnet uns nicht immer nur in den wunderschönen Kristallen, die sich aus Traubenzucker und Fruchtzucker zusammensetzen, sondern versteckt sich häufig gerade in industriell hergestellten Lebensmitteln, die meist sehr bequem zu verzehren sind. Darin dann oft mit komischen Namen und auf den ersten Blick nicht erkennbar.

Also, wenn Sie denken, Sie essen keinen Zucker, nur weil Sie Ihren Kaffee ohne das kleine Löffelchen süß trinken, dann bedeutet das eben noch lange nicht, dass dem auch wirklich so ist. Versteckt ist der Zucker in unserer modernen Kost an allen Ecken und Enden. Drehen Sie ruhig mal die Verpackungen im Supermarkt um und lesen Sie das Kleingedruckte. Bestandteile, die auf "-ose" enden, oder irgendwelcher Sirup sind nur verkappte Zucker jenseits dessen, was Sie direkt sehen oder an der Bezeichnung erkennen können.

Nun, Sie haben ja im letzten Kapitel gelesen, dass Kohlenhydrate unterschiedliche Gesichter haben und auch unterschiedliche Wirkungen auf den Blutzucker aufweisen. Und als Diabetiker fürchten wir uns vor allen Kohlenhydraten, die eine sehr starke Blutzuckerreaktion erzeugen. Der Haushaltszucker gehört dabei zu den Lebensmitteln, die jede Menge schneller Kohlenhydrate auf engen Raum konzentrieren, bei gleichzeitig null anderen Nährstoffen. Zucker hat für Sie und mich also keinen Mehrwert, außer dass er lecker schmeckt und uns so ein wenig glücklich macht.

O.k., das ist dann doch schon eine ganze Menge und deshalb können wir uns ein Leben ohne Süße nur sehr schwer vorstellen.

Manchen Menschen fällt es nicht schwer, mit den zuckerhaltigen Lebensmitteln Maß zu halten. Aber es gibt auch viele, bei denen das anders ist. Zu der Gruppe, die Probleme haben, den Zuckerkonsum zu regulieren, habe ich jahrelang gehört. Wenn ich ehrlich bin, ist und bleibt der Zucker auch heute noch meine Achillesferse.

Dass der Haushaltszucker und ich schon immer eine besondere Beziehung zueinander hatten, ist mir bewusst, auch wenn ich das früher vielleicht als heiße Leidenschaft bezeichnet hätte. Aber ungezügelte Gier und heiße Leidenschaft sind vielleicht nicht so weit von einander entfernt, wie ich dachte. Ich war auf allen Kindergeburtstagen die ungekrönte Königin des Mohrenkopfwettessens – ja, früher durfte man das noch sagen – und auch bei Freundinnen daheim immer heiß darauf, wenn es irgendwelche Naschereien gab.

Meine – ich nenne es ganz hart – »Zuckersucht« entstand wohl schon sehr früh. Jetzt möchte ich gemeinsam mit Ihnen hinschauen, welche Anzeichen auf eine Sucht hinweisen. Diese Kriterien sind übrigens für alle Arten von Süchten typisch und beim Zutreffen von drei Punkten kann man von einer Suchterkrankung sprechen. Vielleicht geht es Ihnen ja wie mir und hinter Ihrer Zuckerlust verbirgt sich doch mehr, als Sie im Moment denken.

Welche Punkte darauf hinweisen, dass die Zuckerlust vielleicht auch eine Zuckersucht ist:

- Der starke Wunsch oder Zwang, eine Substanz zu konsumieren oder etwas immer wieder zu tun.
- Der Kontrollverlust – der Süchtige ist kaum in der Lage zu kontrollieren, wann er konsumiert bzw. wann er besser aufhören sollte. Selbst wenn er sich selbst damit schadet.
- Unfähigkeit zur Abstinenz – der Süchtige kann nicht aufhören.
- Gewöhnung – Süchtige brauchen immer größere Mengen ihrer Droge, um den gleichen Effekt zu erzielen.
- Entzugserscheinungen – Süchtige leiden bei Entzug der Substanz an körperlichen und seelischen Entzugserscheinungen.
- Rückzug aus dem Sozialleben – Süchtige ziehen sich von Freunden und Familie zurück.
- Heimlichkeit – Süchtige konsumieren ihre Droge in der Regel heimlich, zumindest jenseits des normalen Maßes.

Für mich war damit eigentlich klar, dass ich eine Zuckerholikerin bin, weil ich auf dem Höhepunkt meiner Zuckersucht fast allen Punkten beipflichten konnte. Heute bin ich zwar »trocken«, aber ich bleibe süchtig und hatte auch schon mit mehreren Rückfällen zu kämpfen. Da sage ich nur Weihnachten, und die Erkenntnis daraus, dass ich nicht einfach über einen längeren Zeitraum wieder Zucker in großen Mengen konsumieren kann, ohne wieder das Zuckertier in mir zu wecken. Wenn Sie damit keine Probleme haben, dann seien Sie froh, denn es ist ein Kampf weniger, den Sie zu kämpfen haben.

Nicht jeder Mensch entwickelt Süchte. Wie so oft denke ich auch da, dass man nicht alle Menschen über einen Kamm scheren kann. Ich war früher eine Raucherin, aber ohne jemals die typischen Suchtmerkmale ausgebildet zu haben. Ich habe mir dann auch irgendwann relativ spontan überlegt, künftig nicht mehr zu rauchen, und habe es einfach von jetzt auf gleich sein lassen. Ich habe daraufhin keinen Gedanken mehr an Zigaretten verschwendet und es gab keine Entzugserscheinungen.

Ob es wirklich eine Zuckersucht gibt, darüber streiten sich die Gelehrten. Ich kann Ihnen nur meine Erkenntnisse mitgeben und Sie ermutigen, sich selbst und den eigenen Zuckerkonsum zu hinterfragen. Auf Zucker komplett zu verzichten, ist auch hier nicht das Ziel, weil das lebensfremd wäre. Aber die sehr deutliche Reduzierung des Zuckers ist aus vielen Gründen notwendig.

Netterweise wurde zumindest bei Ratten so etwas wie eine Zuckersucht nachgewiesen, was mich also auf die gleiche Stufe mit den beliebten Nagern stellt. Die Tiere entwickeln, wenn man ihnen die süße Nahrung vorenthält, sogar massive Entzugserscheinungen und werden panisch. Das war bei mir damals, als ich meinen Zuckerentzug erlebt habe, nicht viel anders. Ich litt unter nervösen Störungen, Kopfschmerzen, starkem Unwohlsein und hatte mit extremen Heißhungeranfällen zu kämpfen.

Die Forscher sind in der Folge darauf gekommen, dass die Zuckersucht genetische Ursachen hat. Denn der Schlüssel zu meiner Zuckersucht liegt im Belohnungsbereich meines Gehirns. Wie schön, dass die paar Zellen unter den Haaren auch noch einen eigenen Belohnungsbereich haben. Aber Essen, und insbesondere Zucker, ist ein positiver Reiz und sorgt für die Ausschüttung von Dopamin im Gehirn, was uns (zumindest die Ratten und mich) wiederum sehr happy macht. Und es gibt da ein Gen (DRD2-Gen), das eine zentrale Rolle beim Konsum von Zucker einnimmt und das die Intensität des aus dem Zuckerverzehr resultierenden Glücksgefühls bestimmt, damit Heißhunger auf „süß" bewirkt und die Zuckersucht fördert. Dieses Gen habe ich sicher in doppelter und dreifacher Ausfertigung. Als der liebe Gott das verteilt hat, habe ich bestimmt dreimal „Hier" geschrien, was ich vielleicht besser beim Hirn oder anderen Körperteilen gemacht hätte.

Als wäre das nicht schon schlimm genug, führt der Verzehr von Zucker auch noch dazu, dass unser Blutzucker zackig ansteigt, in der Folge dann die Bauchspeicheldrüse jede Menge Insulin in den Blutkreislauf pumpt und daraufhin der Blutzuckerspiegel wieder in den Keller saust. Der niedrige Blutzuckerspiegel signalisiert dann dem Gehirn: „Pass auf, dein Lieblingsfutter geht aus, du brauchst Nachschub." Das Gehirn, als unser gefräßigstes und komplett egoistisches Organ, meldet Heißhunger und die Misere beginnt von vorne. Das, in Kombination mit der hohen Kalorienzahl und den wenigen Nährstoffen, macht es zwingend notwendig, die Zuckerbremse zu ziehen.

Aber es gibt Rettung aus der vielleicht momentan noch aussichtslos wirkenden Situation.

Denn hier kommen sechs Tipps, die Ihnen helfen können, aus der Zuckerspirale zu entfliehen:

- Blutzucker stabil halten – Lebensmittel essen, die eine moderate langsame Blutzuckerwirkung haben.
- Ordentlich Eiweiß essen – macht ohne Blutzuckerkapriolen lange satt und fördert die Bildung des Hirnbotenstoffes Dopamin.
- Zuckerverzehr einschränken – Süßigkeiten, zuckerhaltige Getränke und auch Fruchtsäfte konsequent meiden.
- Ausreichend und gut schlafen – Schlafmangel fördert das Bedürfnis nach Zucker.
- Stress vermeiden – Stresshormone schüren die Lust auf Zucker und fördern die Fettspeicherung.
- Viel Bewegung – dämmt den Heißhunger, stabilisiert und aktiviert den Gehirnstoffwechsel.

Und da sind wir bei den Punkten, die sich eben auch als Basis in meinem Happy-Carb-Prinzip finden und die für meinen Erfolg über die Krankheit Diabetes Typ 2 maßgeblich waren und sind.

Als »Suchtkranke« bleibt mir im ersten Schritt nichts anderes übrig, als mein Suchtmittel zu meiden und auf Haushaltszucker weitestgehend zu verzichten. Etwas Wehmut verspüre ich bei dem Gedanken schon, und ich bin froh, dass ich zumindest einige gute Alternativen gefunden habe, die ich Ihnen zu einem späteren Zeitpunkt vorstellen werde.

Den Genuss in kleinen Mengen und gelegentlich will ich Ihnen nicht vermiesen. Ein Leben ohne Schokolade ist für mich kein Leben und das wird auch so bleiben.

Aber: Früher aß ich Schokolade in Massen, heute in Maßen und mit mehr dunkler Klasse.

Bausteine des Lebens – Eiweiß

BAUSTEINE DES LEBENS – EIWEISS

Jetzt haben Sie sich durch das halbe Buch gekämpft und ich habe Sie auf unzähligen Seiten belehrt, dass es besser ist, bei den Kohlenhydraten auf die Bremse zu treten. Aber die Kohlenhydrate sind nicht die einzige Schraube, an der ich gedreht habe. Wenn nämlich etwa drei Viertel der sonst üblichen Kohlenhydrate wegfallen, ergibt sich ein Kaloriendefizit, das höher ist, als es für die Gewichtsabnahme notwendig und gut wäre. Sie erinnern sich vielleicht. Ich wollte nicht hungern und ich wollte beim Abnehmen meinen Stoffwechsel nicht in die Knie zwingen.

Irgendwann ist dann ja auch das Gewicht im Lot und es muss Low-Carb weitergehen. So wie früher geht ja nicht mehr und will ich nicht mehr. Also musste ich, wo ich das eine wegnehme, etwas anderes als Ausgleich hinzufügen. Neben den Kohlenhydraten, die ich viel weniger und nur noch ausgewählt verzehre, bleiben noch die Nahrungsfette und das wunderbare Eiweiß. Um genau das geht es mir im folgenden Abschnitt.

Eiweiß – der Klassenprimus unter den Makronährstoffen.

Eiweiß kennen Sie auch als Protein. Und das Wort Protein kommt vom griechischen »Protos«, was „Der Erste" bedeutet. Da habe ich mir lange Gedanken drüber gemacht, welcher Nährstoff wohl der wichtigste ist. Dabei ist die Rangfolge der Makronährstoffe schon namentlich festgelegt. Das Protein schlägt das Fett, das Fett schlägt die Kohlenhydrate. Schnick, schnack, schnuck. Aber schauen wir erst mal, ob das Spiel um den ersten Platz wirklich schon entschieden ist.

Als ich begonnen habe, mich mit dem Nährstoff Eiweiß zu beschäftigen, sind mir sofort die bunten, unterschiedlich langen und verschieden großen Lego-Bausteine in den Sinn gekommen. Denn es geht schließlich um die Bausteine des Lebens: Die 20 unterschiedlichen Aminosäuren. Diese Aminosäuren sind in unterschiedlicher Zusammensetzung und Menge in den verschiedenen eiweißhaltigen Lebensmitteln enthalten. Es ist doch auch logisch, dass das Eiweiß eines Putensteaks ein anderes Aminosäureprofil hat als das Eiweiß einer Erbse. Pute und Erbse sind rein genetisch und evolutionär schließlich nicht unmittelbar miteinander verwandt.

Aber auch ich selbst bestehe zu einem guten Teil aus Eiweiß. Etwa zwölf Kilogramm Eiweiß könnte man aus mir extrahieren. Dieses Eiweiß versteckt sich, wie sollte es anders sein, überwiegend in der Muskulatur, unserem größten Eiweißspeicher. Da gibt es sicher andere Körper, die wesentlich mehr an Muskelmasse zu bieten haben – hüstel, hüstel –, denn bei mir gibt es auch noch einiges an Fett und natürlich jede Menge Wasser. Egal – ich will auch kein laufendes Hüftsteak werden!

Von den 20 Aminosäuren gibt es neun, die unentbehrlich sind. Wenn ich sage unentbehrlich, klingt das fast schon romantisch. Aber nein, ohne diese neun Aminosäuren können wir nicht überleben. Unser Körper kann diese nämlich nicht selbst produzieren und braucht sie unbedingt von außen in ausreichender Menge zugeführt. Ein langfristiger Mangel kann fatale Folgen haben bis hin zum Tod.

Folgende Aminosäuren sind die unverzichtbaren Bauklötze für unseren Körper:

- Histidin
- Isoleucin
- Leucin
- Lysin
- Methionin
- Phenylalanin
- Threonin
- Tryptophan
- Valin

Klingt fürchterlich kompliziert. Aber ich will Sie auch nur sensibilisieren, dass Eiweiß wie ein Aminosäurencocktail ist, der entsprechend seiner Zusammensetzung unterschiedlich wertvoll ist. Und je nachdem, wie viele der unentbehrlichen Aminosäuren in welcher Zusammensetzung in einem Lebensmittel sind, fällt die Wertigkeit des Nahrungseiweißes unterschiedlich aus, neben der Verwertbarkeit und dem Verarbeitungsgrad, die auch noch berücksichtigt werden müssen. Was die Wertigkeit des Aminosäureprofils angeht, gibt es dann eben doch signifikante Unterschiede zwischen dem Steak und der Bohne. Dazu aber später mehr.

Neben den neun unentbehrlichen Aminosäuren gibt es auch noch die elf entbehrlichen, die von unserem Körper selbst hergestellt werden können. Teilweise müssen diese jedoch bei höherem Bedarf zusätzlich über die Nahrung zugeführt werden.

Und auch die Wertigkeit der Eiweiße wird natürlich gemessen. Was bin ich froh, dass in unserer Welt alles so schön skaliert und bewertet wird und ich so in Tabellen ablesen kann, was gut und was schlecht für mich ist.

Von der biologischen Wertigkeit des Eiweißes.

Ähnlich wie bei den Kohlenhydraten und beim glykämischen Index gibt es auch bei der Beurteilung der Wertigkeit des Eiweißes einen Maßstab. Was bei den Kohlenhydraten die Glukose ist, ist beim Eiweiß das Vollei, was der biologischen Wertigkeit 100 entspricht. Da werfe ich mich gerne für das Hühnerei ins Zeug, das nämlich wegen der vielen Nährstoffe, inklusive der Vitamine und Mineralien, ein wirklich ganz tolles Lebensmittel ist. Machen Sie sich bitte weniger Gedanken um das Cholesterin. Die Haltung, dass Eier böse sind und einen hohen Cholesterinspiegel verursachen, ist überholt.

Grundsätzlich stecken sowohl in tierischen Proteinen als auch in pflanzlichen Proteinen alle unverzichtbaren Aminosäuren, allerdings in unterschiedlichen Kombinationen. Falls Sie also Vegetarier sein sollten, dann können Sie jetzt aufatmen. Trotzdem ist das tierische Eiweiß das vollkommenere, weil es unserem eigenen Körpereiweiß vom Profil her ähnelt und deshalb besser verwertet werden kann.

Rindfleisch hat übrigens, gemessen an unserem Vollei-Standard, eine biologische Wertigkeit von 92 und die lieben Bohnen haben im Vergleich nur eine biologische Wertigkeit von 72. Gerade für Veganer und Vegetarier ist es daher wichtig, das pflanzliche Eiweiß durch geschickte Kombinationen qualitativ aufzuwerten. So wird zum Beispiel aus Milch in Kombination mit dem Eiweiß aus dem Weizen eine tolle 125 und selbst die vegane Variante von Bohnen und Mais in der Kombination erreicht eine 101.

Jetzt kommt aber doch noch ein ABER, denn die Kombinationen gehen meist mit vielen Kohlenhydraten einher, was im Rahmen der Low-Carb-Ernährungsweise wiederum schwierig umsetzbar ist. Wenn man so wie ich versucht, Sojaprodukten konsequent aus dem Weg zu gehen, ist eine vegane Low-Carb-Ernährung mit einer hochwertigen Eiweißversorgung kaum mehr vernünftig hinzubekommen. Das soll jetzt aber kein Freibrief sein für einen hemmungslosen Fleischverzehr, was man der Low-Carb-Ernährung ja häufig ankreidet, sondern viel mehr Werbung für eine intelligente Mischung von Eiweißen aus unterschiedlichen Quellen.

Wie aus Schnitzel Muckis werden.

Wenn wir Proteine zu uns nehmen, dann werden diese im Darm in ihre Aminosäuren aufgespalten und stehen so dem Körper in den entsprechenden Reservoirs zur Verfügung. Und bei fast jedem Prozess, der in unserem Körper passiert, sind die Aminosäuren irgendwie beteiligt. Aminosäuren als Bausteine des Lebens zu bezeichnen, ist also wirklich nicht übertrieben.

Über das Blut werden die Aminosäuren dahin transportiert, wo sie gebraucht werden. Dort werden sie zu körpereigenem Eiweiß wie z. B. der Haut, Muskulatur und den Organen unseres Körpers umgebaut. Ebenfalls brauchen unser ganzer Stützapparat und alle anderen Zellen, genau so wie das Immunsystem, ausreichend Eiweiß.

Ganz wichtig: Auch bei der Erzeugung von Insulin und Glucagon spielen die Aminosäuren eine tragende Rolle. Selbst unser neuronales System hängt unabdingbar und permanent am Aminosäuretropf. Ohne die Aminosäuren Tryptophan, Phenylalanin und Tyrosin tanzen unsere Neuro-Sputniks Serotonin, Dopamin und Co. aus der Reihe, was Schlafstörungen, Depressionen, Fressgelüste und Konzentrationsprobleme mit sich bringen kann. Unser zuckergieriges Gehirn schreit also gelegentlich nicht nach Glukose, sondern es braucht Aminosäuren zur Aufrechterhaltung eines gesunden Gehirnstoffwechsels. Und damit von dem wichtigen Tryptophan auch was in den grauen Zellen ankommt, muss es die Blut-Hirn-Schranke überwinden. Dazu braucht es Insulin. Genau das böse Insulin, was ständig über Gebühr schlechtgeschrieben wird. Ja, es ist ein Fettspeicherhormon, und ja, es ist lebensnotwendig und sorgt dafür, dass unsere Zellen mit Energie versorgt werden. Wenn das Insulin die anderen Aminosäuren in die Zellen schaufelt, steigt der Tryptophangehalt im Blut an. Diese höhere Konzentration hat den Vorteil, dass das Tryptophan mit Vorfahrt die Blut-Hirn-Schranke überwinden kann und im Gehirn zu Serotonin umgebaut wird. Gute Laune kann man essen, ganz einfach mit einer Portion Quark.

Eiweiß macht potent.

Ich wollte nur kurz Ihre Aufmerksamkeit steigern. Und Sex geht da doch immer. Selbst die Hormonproduktion der männlichen und weiblichen Geschlechtshormone hängt nämlich von der Versorgung mit Aminosäuren ab. Eiweißmangel ist schlecht für die Libido und die Fruchtbarkeit. Da sind wir doch wieder in einem Bereich, wo keiner Defizite haben möchte. Mit einem Spiegelei am Morgen tun Sie also Ihrem Liebesleben viel Gutes.

Erinnern Sie sich doch nochmal kurz zurück, für was unser Körper im Vergleich die ach so wichtigen Kohlenhydrate gebrauchen kann. Was war das nochmal? Ach ja, vorzugsweise für die Energieversorgung. Das war es dann aber auch schon weitestgehend. Das Match zwischen Eiweiß und Kohlenhydraten gewinnt damit eindeutig und klar das Eiweiß.

Eiweiß kann bei Bedarf im Körper auch zweckentfremdet werden. Denn unser Körper hat auch kannibalistische Tendenzen. Das ist der Fall, wenn er, was die Energiezufuhr angeht, in eine vermeintliche „Notsituation" gerät. Dann kann er ganz schlau unsere körpereigenen Eiweißreserven in der Muskulatur anzapfen und die Aminosäuren an dringend benötigter Stelle zur Verfügung stellen. Oder noch toller, er kann bei Bedarf sogar aus Muskeln Glukose produzieren. Das nennt man dann Gluconeogenese. So kann unser Körper die Organe und Zellen mit Glukose versorgen, die zwingend auf den Turbotreibstoff angewiesen sind, auch wenn uns vielleicht gerade keine Kohlenhydrate aus der Nahrung zur Verfügung stehen. Zu versorgen sind da unsere roten Blutkörperchen, die Nebennieren und natürlich unser zuckerliebendes Gehirn.

Wobei ... stopp! Unser Gehirn braucht nicht zwingend viel Glukose, weil sich die Kopfmaschine als größter Verbraucher glücklicherweise nach einer kurzen Umstellungsphase auch zu einem großen Teil mit dem aus unserem Fettstoffwechsel entstehenden Treibstoff Ketonkörper fahren lässt. Aber das hatten wir ja schon erörtert, als wir uns dem Thema Low-Carb vorsichtig genähert und auch kurz über die Low-Carb-Ernährung mit Ketose (Gehirn wird aus dem Fettstoffwechsel mit Ketonkörpern als Energiequelle versorgt) gesprochen haben.

Gut, wir wissen zwar jetzt schon ganz schön viel, aber immer noch nicht so richtig, wie viel wir von dem Lebenselixier Eiweiß eigentlich zu uns nehmen sollten.

Wie viel Eiweiß ist gesund? Die Frage aller Fragen.

Schauen wir uns die „offiziellen" Vorgaben an. Da wird empfohlen, egal, ob muskulöses Männlein oder zartes Weiblein, egal, ob Rambo oder Pinocchio, egal, ob im Liegestuhl oder als gestresster Paketfahrer, pro Kilogramm Körpergewicht pauschal immer 0,8 Gramm Eiweiß zu sich zu nehmen. Bekommen Sie da nicht auch das Gefühl, dass vielleicht irgendetwas nicht so ganz passt?

Und so ist es auch. Der Bedarf an Protein wird nämlich häufig unterschätzt und sollte meines Erachtens etwas höher liegen, als uns das die offizielle Seite zugesteht. Auf jeden Fall sollte der Eiweißbedarf individueller und unter Berücksichtigung der persönlichen Bedürfnisse des einzelnen Menschen ermittelt werden.

Unser Körper erneuert sich permanent selbst. Sie merken das nicht bewusst, aber da ist dauernd schwer was los bei Ihnen. Dreh- und Angelpunkt dieser Aktivitäten sind die Aminosäuren, die Ihren Körper laufend umbauen, abbauen und renovieren.

Ich unterstelle mal, dass wir diese grundlegenden Baumaßnahmen an unserem Körper mit der offiziellen Vorgabe sicherlich gebacken bekommen. Aber selbst das zweifeln einige Eiweißgelehrten an. Denn es ist so, dass der Bedarf an Aminosäuren oft erhöht ist, z. B. bei großer Aktivität, bei Stress, bei körperlichem Ausdauertraining, bei Krankheit und während einer Diät. Ganz enorm steigert sich der Bedarf, wenn man seine Muskeln konzentriert beansprucht und diese in der Folge gerne vergrößern würde (Bodybuilding etc.). Ergo, fast jeder hat wahrscheinlich einen höheren Eiweißbedarf und dazu müssen Sie kein Schwarzenegger sein.

Die meisten Empfehlungen außerhalb der offiziellen Vorgaben gehen übrigens etwas höher, bis sogar deutlich höher. Die Spitze des Eisberges sind sicher Bodybuilder, die zwei und erheblich mehr Gramm pro Kilogramm Körpergewicht essen und dies meist ganz gezielt nach dem Training tun. Zu deren Entlastung möchte ich hinzufügen, dass der Muskel nach einem effektiven Training eine dreifache Aufnahmefähigkeit für Aminosäuren hat und so die erhöhte Eiweißzufuhr auch direkt schnell verwertet werden kann. Die Belohnung ist ein kräftiges Muskelwachstum.

Der gute alte Popeye hat also sicher keinen Spinat in den Armen, sondern knubbelige Eiweißhügel in Form von Fleisch, Eiern und Quark. Was lernen wir daraus? Zu unserem Spinat backen wir uns doch in Zukunft noch ein Ei oder besser auch gleich zwei.

Alles, was ich gelesen habe, deutet darauf hin, dass für uns Normalos eine Eiweißzufuhr von 1 bis 1,5 Gramm pro Kilogramm (Normal-)Körpergewicht optimal ist.

Viel hilft viel? Nicht beim Eiweiß.

Jetzt höre ich Sie förmlich sagen: „Wenn Eiweiß so ein tolles Zeug ist, kann ich mir doch damit den Bauch vollhauen, und zwar so richtig. Warum begrenzen, wenn der Lego-Turm bis in den Himmel wachsen kann?" Logisch gedacht, aber am Ende auch nicht gut, denn blöderweise kann unser Körper nur eine beschränkte Menge an Aminosäuren auf einen Schlag verwerten und speichern. Und nicht jeder hat seine Muskulatur gerade so bearbeitet, dass sehr viel Eiweiß untergebracht werden kann.

Neben den Muskeln, die Eiweiß aufnehmen können, haben wir in unserem Körper noch unseren kleinen Rucksack voll mit Aminosäuren-Proviant für den laufenden Betrieb. Aber auch der ist von der Größe recht überschaubar und leider nur begrenzt aufnahmefähig. Unsere Aminosäurenakkus für den normalen Alltagsbetrieb sind daher recht schnell gefüllt und haben dann auch nur eine Laufzeit von etwa drei Stunden. Wenn die rum sind, muss wieder Eiweiß nachgetankt oder eben etwas Muskulatur zur Versorgung geopfert werden. Wir sind also keine Duracell-Hasen mit Langzeit-Aminosäure-Batterie, die laufen und laufen und laufen.

Von daher macht es Sinn, die Tagesration an Eiweiß auf drei Portionen von 20 bis 50 Gramm aufzuteilen und dabei vorzugsweise auf Eiweiße mit unterschiedlicher Verwertungsgeschwindigkeit zu setzen. Mit dieser Taktik können wir nämlich die drei Stunden Laufzeit unseres Aminosäurenakkus nochmal um bis zu zwei Stunden verlängern.

Also auf jeden Fall ganz bewusst bei jeder Mahlzeit Eiweiß zu sich nehmen und vorzugsweise immer mehrere unterschiedliche Eiweißbestandteile mischen (Fleisch, Fisch, Milchprodukte, Hülsenfrüchte, Nüsse, Hafer). Dazu kommt ja noch die tolle Eigenschaft, dass eine Mahlzeit mit Eiweiß sehr viel besser sättigt.

Gerade zum Frühstück halte ich eine Portion Eiweiß für absolut wichtig. Über Nacht sind die Eiweißspeicher leergelaufen und der Körper braucht Nachschub. Mein perfektes Frühstück besteht deshalb aus Gemüserührei mit Avocado und Lachs. Keine Panik. Es gibt auch süße eiweißreiche Frühstücksoptionen. Aber das Gefasel von den ach so unverzichtbaren Kohlenhydraten, die in der Früh getankt werden sollen, halte ich für absoluten Unsinn.

Es sei denn, Sie planen umfangreiche körperliche Aktivitäten.

Wie gerade beschrieben, haben wir nur begrenzte Aminosäurespeicher und wenn nicht akut ein besonders hoher Bedarf an Eiweiß besteht, kann unser Körper die überzähligen Bausteine nicht ihrer eigentlichen Bestimmung zuführen, sondern muss sie anders verwerten. Und das tut er dann auch, indem er überschüssiges Eiweiß in Glukose umbaut und so als Energiequelle nutzbar macht.

Und wenn Sie jetzt mit stockendem Atem an das »böse« Insulin denken, das durch die Glukose auf den Weg gebracht wird, dann sei Ihnen gesagt: Eiweiß hat zwar in normalem Umfang keine große Blutzuckerwirkung, hat aber eine ordentliche Insulinreaktion zur Folge. Ein Blick in den Food-Insulin-Index bringt da ganz interessante Erkenntnisse. Locker bleiben. Wir brauchen Insulin, denn es ist für uns lebenswichtig! Wir wollen nur nicht permanent so viel davon in uns rumschwimmen haben. Und an einem Zuviel ist nun wirklich nicht das gute Eiweiß schuld. Nein, wie allgemein bekannt, sind die extremen Insulinausschüttungen die Folge einer andauernden, viel zu umfangreichen Zufuhr von Kohlenhydraten. Sie jagen den Blutzucker in die Höhe und bringen Unmengen an Insulin auf den Weg.

Im überkalorischen Bereich bedeutet ein Überangebot an Eiweiß im Körper aber auch, dass theoretisch sogar in Glukose umgebautes Eiweiß letztendlich auf unseren Hüften landen kann. Wird die Glukose aus dem Eiweiß nämlich nicht gebraucht, so landet sie in Form von Fett in unseren Reserven für karge Zeiten. Da verkommt nichts. Es ist ja immer ungewiss, durch welche Eiszeit uns unser Speckbauch mal noch bringen muss.

Den Umbauprozess von Eiweiß in Glukose nennt man übrigens wieder Gluconeogenese. Nur dieses Mal nicht aus körpereigenem Muskeleiweiß, um dem Körper dringend benötigte Glukose zur Verfügung zu stellen, sondern um vom überschüssigen Nahrungseiweiß nichts verkommen zu lassen.

Der Eiweißstoffwechsel und die auf Aminosäuren basierenden Umbauprozesse im Körper sind permanent ablaufende Vorgänge, die je nach Tagesform und Belastungs- und Nahrungssituation einen unterschiedlichen Eiweißbedarf zur Folge haben können. That's life! Die perfekte Eiweißzufuhr zu erwischen, bei der der Körper optimal versorgt ist, aber gleichzeitig kein Gramm Eiweiß in Glukose umgewandelt wird, ist in etwa so schwierig, wie im Stehen durch ein Nadelöhr zu pinkeln.

Also, ich mache mir da keinen Stress, der ist nämlich ungesund. Mit den 1 bis 1,5 Gramm pro Kilogramm Körpergewicht (Normalgewicht) fahre ich ganz prima. Immer mit dem Hintergedanken, dass ich etwas überschüssiges Eiweiß und die daraus entstehende Glukose gut wegstecke. Überschüssiges Eiweiß wird übrigens etwa zur Hälfte in Kohlenhydrate (Glukose) umgewandelt. Da geht schon was verloren bei der Umwandlung. Aber gut. Eiweiß ist für den Körper eigentlich keine Energiequelle, sondern sein Reparaturkit. Wenn Sie eine Energiequelle jenseits der Kohlenhydrate und des Eiweißes suchen, dann finden Sie das Fett. Dazu aber später mehr.

Eiweiß produziert Müll.

Eine Sache dürfen wir aber trotzdem nicht aus dem Auge verlieren. Im Rahmen des Eiweißstoffwechsels entsteht Stickstoffabfall in Form von Ammoniak und Harnstoff, und die beiden Stoffe müssen über die Leber und Nieren entsorgt werden. Das ist für unseren Körper aufwendig. Gesunde Nieren passen sich zwar einer höheren Leistung an, aber bei vorgeschädigten Nieren ist auf jeden Fall von einer erhöhten Eiweißzufuhr abzuraten. Bitte bei den regelmäßigen Blutuntersuchungen vorsorglich den Arzt immer um die Leber- und Nierenwerte wie auch den Harnsäurewert bitten. Es ist zwar normalerweise nicht mit Problemen zu rechnen, aber die regelmäßige Kontrolle beruhigt ungemein. Bekommt man als Low-Carbler doch häufig gesagt, dass man sooo ungesund leben würde.

Aber es gibt eben auch von mir nicht die bedingungslose Freigabe von Eiweiß nach dem Motto: „Viel hilft viel", sondern den Aufruf zu einem intelligenten und bewussten Eiweißverzehr.

Daneben haben wir nämlich auch noch das Problem der Übersäuerung bei verstärkt eiweißreicher Ernährung. Bedingt durch eine hohe Zufuhr an schwefelreichen Aminosäuren, die beim Abbau Säure erzeugen, kann im Körper ein Zustand der Übersäuerung eintreten. Auch phosphatreiche Lebensmittel können im Körper einen Säureüberschuss erzeugen. Hilfreich beim Verzehr von vielen säurebildenden Lebensmitteln ist daher, auch reichlich basische Lebensmittel als Ausgleich zu sich zu nehmen. Genau aus diesem Grund gibt es bei mir so viel basisches Gemüse in Kombination mit dem säurebildenden Eiweiß, um eben genau diesen Säureeffekt zu entschärfen. Zusätzlich bevorzuge ich ein Mineralwasser mit einem hohen Hydrogencarbonatanteil, der ebenfalls dabei hilft, überschüssige Säure zu neutralisieren. Womit wir beim wichtigen Thema "ausreichend Trinken" wären, was bei einer erhöhten Eiweißzufuhr nämlich auch unbedingt zu berücksichtigen ist.

Eiweiß hilft beim Abnehmen.

Nachdem wir nun den etwas kritischeren Blick auf das Eiweiß geworfen haben, hier noch einige Informationen, die Proteine für uns rund um das Thema Abnehmen bemerkenswert machen.

- Dank ausreichend Eiweiß bleibt auch bei Gewichtsverlust der Muskelverlust überschaubar, weil der Körper trotz Kalorienreduktion seine Bauarbeiten aus dem Nahrungseiweiß sicherstellen kann.
- Eiweiß sättigt gut und je nach Verwertungsgeschwindigkeit auch sehr lange, was vor fiesen Heißhungerattacken schützt.
- Die Blutzuckerantwort auf Eiweiß ist bei passendem Verzehr neutral und bei der Umwandlung in Glukose immer noch moderat, im Vergleich zum direkten Kohlenhydratverzehr.
- Der thermische Effekt von Eiweiß ist hoch. Etwa 20 bis 30 Prozent der im Eiweiß enthaltenen Energie wird für die Aufnahme, Verdauung und Nutzung des Eiweißes im Körper ver-

braucht. Bei der Umwandlung in Glukose geht nochmal etwas verloren.

- Trotz Gewichtsverlustes friert man mit ausreichend Eiweiß weniger.

Also keine Angst vor einer eiweißbetonten Ernährungsweise, die Basis vieler erfolgreicher Ernährungskonzepte ist. Einen kleinen Überblick möchte ich noch über die nennenswerten Eiweißquellen geben. Es muss also wirklich nicht immer Fleisch sein.

- Fleisch und Fisch
- Eier
- Milchprodukte
- Hülsenfrüchte
- Samen und Nüsse
- Sojabohnen (der Vollständigkeit halber genannt)
- Getreide (Haferkleie hat immerhin 15 Gramm Eiweiß auf 100 Gramm)
- Eiweißpulver

Ja, auch Eiweißpulver ist eine gute Quelle für die notwendige Proteinportion. Ich bin keine Shake-Mahlzeiten-Ersetzerin, nutze aber das Eiweißpulver gerne zum Backen, als Basis für mein Müsli oder eben auch als Waffe gegen Heißhunger am Abend. Dann sehr gerne in der Geschmacksrichtung Schokolade mit einigen Kokosraspeln drin.

Kleiner Exkurs zum Thema Eiweißpulver:

Eiweißpulver gibt es wie Sand am Meer, und es ist leider kaum ein Überblick zu bekommen, was auf dem Markt alles verfügbar ist. Es gibt die unterschiedlichsten Produkte in den verschiedensten Läden in unzähligen Geschmacksrichtungen. Es handelt sich übrigens wirklich um die Art von Eiweißpulver, die auch als Shake von den eisenstemmenden Muskelmännern verzehrt wird. Nur weil ich das sehr oft gefragt werde bzw. meine Leser irgendwie etwas ganz anderes im Laden erwarten.

Mit einem Eiweißpulver lässt sich der Proteingehalt einer Mahlzeit erhöhen, ohne dass gleichzeitig viele Kohlenhydrate oder Fettkalorien dazukommen. Wie oft treffe ich auf Personen, die Eiweißpulver ablehnen und im Gegenzug alle Backwaren mit Mehlen aus Nüssen und Samen herstellen. Da wird dann gerne vergessen, dass auch diese Nährstoffbomben Stoffe enthalten, die, in großem Umfang gegessen, bedenklich sind. Die Mischung verschiedener Bestandteile ist ein Versuch von mir, ein vernünftiges Gleichgewicht hinzubekommen. Die Dosis macht das Gift. Gerade in der neutralen Variante ist Eiweißpulver für mich ein relativ ehrliches Produkt, wogegen es eigentlich nichts zu sagen gibt. Aber auf die Qualität achten.

Das Casein (ein Milcheiweiß – BW 88) hat gegenüber dem Molkenprotein (Whey – BW 104) übrigens den Vorteil, dass es beim Backen fluffiger wird, mehr Feuchtigkeit aufnimmt und auch insgesamt hitzestabiler ist.

Trotz der sehr hohen biologischen Wertigkeit (sensationeller Tryptophanwert!) des Molkeneiweißes setze ich nicht auf ein isoliertes Pulver. Reines Whey hat von allen Eiweißen wegen der schnellen Verwertbarkeit auch die höchste Insulinreaktion zur Folge. Schließlich müssen auf einen Schlag viele Aminosäuren in die Zellen geschoben werden. Aber nicht der schnelle Aminosäuren-Peak ist mein Ziel, sondern eine dauernde Sättigung, eine längerfristige Aminosäureversorgung und ein gutes Backergebnis. Da kommt das Casein ins Spiel, das genau diese Eigenschaften mitbringt. Und da ich wie immer alles will, habe ich mich für ein hochwertiges Mehrkomponenten-Eiweiß entschieden, das meinen individuellen Anforderungen genügt.

Generell ist es aber so, dass Sie vor einem hochwertigen Eiweißpulver keine Angst und keine Vorbehalte haben müssen.

Zeit, uns mit dem letzten Makronährstoff zu beschäftigen und uns dem ungeliebten Fett anzunähern.

Wer hat Angst vorm bösen Fett?

WER HAT ANGST VORM BÖSEN FETT?

Was ist Ihr erster Gedanke, wenn Sie an Fett im Essen denken?

Geht es Ihnen wie sehr vielen Menschen, die seit Jahren versuchen, dem Fett so gut es geht aus dem Weg zu gehen, und denen der Ekel beim Thema Fett in die Augen geschrieben steht? Schließlich beten uns doch fast alle Ernährungsweisen seit Jahren das Mantra vor: Fett macht fett!

Auch ich habe jahrelang meinen Fettverzehr genauestens beäugt und bin durch alle fettarmen Diäten gehechelt. Massenhaft habe ich fettreduzierte Produkte verzehrt. »Ich will so bleiben, wie ich bin'...« klingt heute noch in meinen Ohren. Sind wir doch mal ehrlich: Wer ist denn bitte mit »Du darfst« in den letzten 20 Jahren so geblieben, wie er war? Ich auf jeden Fall nicht. Ich würde fast sagen, dass ich Werbung für solche fettreduzierten Lebensmittel für einen fetten Betrug an gutgläubigen und verzweifelten Verbrauchern halte, die in bestem Glauben viel Geld bezahlen, ohne die eigentliche Gegenleistung zu erhalten, die vollmundig versprochen wurde.

Nachdem ich bei meiner Low-Carb-Ernährung die Kohlenhydrate erheblich reduziert hatte und das Nahrungseiweiß nur vernünftig erhöhen wollte, blieb mir nur noch der letzte Makronährstoff, das ungeliebte Fett als Energiequelle. Immer wohlwissend, dass Fett mit 9,3 Kalorien pro Gramm der energiedichteste Nährstoff ist. Das ist doch auch irgendwie logisch, denn schließlich ist unser körpereigener Fettspeicher so auch in der Lage, sehr viele Kalorien auf engstem Raum als Reserve für schlechte Zeiten anzuhäufen. Den Kalorienüberschuss in Form von Eiweiß an unserem Körper einzulagern, hätte monströse Auswirkungen. Also sind wir froh, dass unser Körper überschüssige Energie platzsparend und effizient als Fett speichert. Auch wenn sich die Freude über die Speckringe früher oder später in Grenzen hält.

Und trotzdem, über diese Hürde, dass Low-Carb eben nicht gleichzeitig Low-Fat ist und auch in der Kombination nicht funktioniert, bin ich wirklich nur sehr schwer hinweggekommen. Ein natürliches Verhältnis zum Fett zu entwickeln , war schwerer, als auf Nudeln oder Brot zu verzichten.

Fett, der zu Unrecht gescholtene Nährstoff.

Nahrungsfett ist nicht nur Energielieferant, sondern kann dazu noch viel mehr. Genau wie Eiweiß ist Fett nämlich ein lebenswichtiger Stoff, der sehr viele unterschiedliche Aufgaben in unserem Körper übernimmt. Mir war das nie bewusst, weil ich immer nur dachte: Fett ist böse und muss gemieden werden. Lassen Sie uns ein Auge darauf werfen, was Fett für uns tut und weshalb wir unsere Fettphobie unbedingt ablegen sollten:

Fett ist und bleibt ein erstklassiger Energielieferant und eignet sich hervorragend zur Energieversorgung und -speicherung. Seit jeher haben die Fettreserven den Menschen in Hungerphasen das Leben gerettet. Daneben hat Fett in unserem Körper auch eine Schutzfunktion. Das Fett lagert sich um die Organe und schützt diese gegen Stöße oder andere Einflüsse von außen. Das ist sehr gut und genau so von der Natur gewünscht. Nur wenn das Fett zu viel wird, beeinträchtigt es irgendwann auch die Organfunktionen. Wenn Sie mal einen geöffneten Bauchraum eines massiv übergewichtigen Menschen gesehen haben, dann wissen Sie, was ich meine. In einer Fernsehsendung konnte ich einmal eine Operation im Bauchraum eines adipösen Menschen sehen und muss gestehen, dass ich von dem gelben im Bauchraum befindlichen Fett richtig angeekelt war. Mit so einem Innenleben hatte ich nicht gerechnet und fand den Gedanken unangenehm, dass es da in mir drin so aussieht. Also in normalem Umfang eine von der Natur gewünschte Schutzfunktion, die gehörig aus dem Ruder laufen kann.

Daneben sind Fette und vor allem ihr „Begleitstoff“ Cholesterin wichtige Bausteine für Hormone und spielen über diese Funktion eine wichtige Rolle in allen hormongesteuerten Abläufen unseres Körpers. Und es gibt wenig, bei dem nicht irgendwelche Hormone mitmischen. Sie haben vielleicht schon einmal erfahren, was es bedeutet, wenn die Geschlechtshormone verrückt spielen oder der Tag-Nacht-Rhythmus durcheinander gerät. Für ein ausgewogenes Gleichgewicht der Hormone braucht es Fettsäuren und vor allem Cholesterin.

Und auch unser Gehirn braucht gutes Fett, um reibungslos zu funktionieren. Die Ausläufer der Nervenzellen in unserem Gehirn sind von einer schützenden, sehr fetthaltigen Biomembran (Myelin) umgeben, und diese ist für die Signalweiterleitung zuständig. Es hat sicher seine Gründe, weshalb die Muttermilch reich an DHA (Omega-3) und ARA (Omega-6) ist, woraus unser Hirnschmalz gebastelt wird und die so wichtig für die kindliche

Hirnentwicklung sind. Und wenn wir an die mittelkettigen Fettsäuren (Kokosöl) denken, so sagt man diesen sogar positive Wirkungen bei demenziellen Erkrankungen und eine schützende Wirkung auf das Gehirn nach.

Übrigens ist es auch so, dass wir Cholesterin brauchen, um Fett verdauen zu können. Denn die Gallensäure wird in der Leber aus Cholesterin gebildet, und die hilft dann im Dünndarm, das Nahrungsfett zu zerlegen. Da schließt sich wieder einmal der Kreis in unserem tollen Körper.

Die Information, dass es in unserer Ernährung fettlösliche Vitamine gibt und diese nur gemeinsam mit Fett gut vom Körper absorbiert werden können, ist Ihnen sicher nicht neu. Es handelt sich hierbei um die Vitamine A, D, E und K und wir tun gut daran, diese immer mit einem fetthaltigen Lebensmittel gemeinsam zu verzehren. Es gibt also keinen Weg am Fett vorbei.

Neben all diesen wichtigen Aufgaben für den Körper hat Fett auch Einfluss auf die Sättigung. Es gibt Sättigungssignale, die erst bei der Aufnahme von Fett ausgelöst werden. Dazu führt die längere Verdauungszeit zu einer längeren Sättigung und in der Folge zu weniger Hunger. Der Verzehr von Fett (ohne viele Kohlenhydrate) hat keine Blutzuckerwirkung und bewegt auch kaum unseren Insulinhaushalt, wodurch Heißhungerattacken vermieden werden. Und das Allerbeste zum Schluss: Fett ist ein sensationeller Geschmacksträger und macht jede Mahlzeit einfach nur besser und leckerer.

Das kleine Fette-Einmaleins.

Dass Fett nicht gleich Fett ist, denken Sie sich sicher auch schon. Warum sollte es jetzt hier auch einfacher sein als bei den Kohlenhydraten und beim Eiweiß? Wo kämen wir denn da hin, wenn es jetzt unkompliziert werden würde? Ein kurzer Überblick muss also sein.

Die gesättigten Fettsäuren.

Diese können kurz-, mittel- oder langkettig sein. Fette mit gesättigten Fettsäuren sind meistens fest und relativ unempfindlich gegenüber Hitze und Verderb.

Gesättigte Fette finden wir vor allen Dingen in Milchfett, Fleischfett und Wurstwaren, in Butter und der Kokosnuss. Alles Fette, vor denen man Sie seit Jahren warnt. Aber es ist Entwarnung angesagt. Früher als Herzinfarktverursacher gescholten, sind die gesättigten Fette heute in den entsprechenden Fachkreisen rehabilitiert. Leider besteht da keine Einigkeit unter den Experten und so manche Institution hat auch ihr Problem, sich von dem, was seit 30 Jahren von den

Kanzeln gerufen wurde, zu distanzieren. Mein Verhältnis zu Sahne, Butter und fettem Frischkäse hat sich, seit ich Low-Carb esse, merklich entspannt. Auch wenn das Stück Fleisch einen Fettrand hat oder Fleischstücke jenseits des mageren Filets zum Einsatz kommen, sehe ich das locker und nicht mehr mit Angst.

Gesättigte Fettsäuren sind weit besser als ihr Ruf. Also Butter bei die Fische, denn das Milchfett besteht aus einer Vielzahl von Fettsäuren, die leicht verdaulich sind und den Körper nicht belasten. Doof werden die gesättigten Fette erst, wenn sie mit einem Berg von Kohlenhydraten auf dem Teller liegen. Achten Sie bei den Fettsäuren aus Fleisch auf die Qualität. Bevorzugen Sie Fleisch aus regionaler Haltung, gerne bio oder noch besser von Tieren, die im Freien gehalten wurden. Ich weiß, das ist nicht immer machbar und realistisch. Besuchen Sie Wochenmärkte mit regionalen landwirtschaftlichen Anbietern. Sprechen Sie mit den Produzenten über die Tierhaltung, bezahlen Sie besser etwas mehr und genießen Sie lieber seltener ein Stück gutes Fleisch.

Bei Milchprodukten wähle ich vorzugsweise Bio-Produkte, denn auch da sind die Fettsäuren günstiger zusammengesetzt und mit einem höheren Anteil an Omega-3 versehen. Bei Butter greife ich zur Weidebutter von glücklichen irischen Kühen, die auf saftigen grünen Wiesen stehen. Da hat die Werbung bei mir ihre volle Wirkung entfaltet.

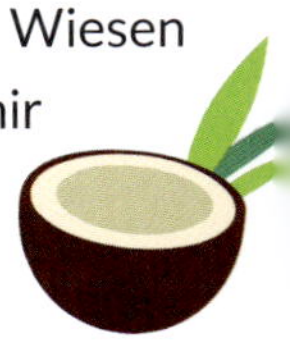

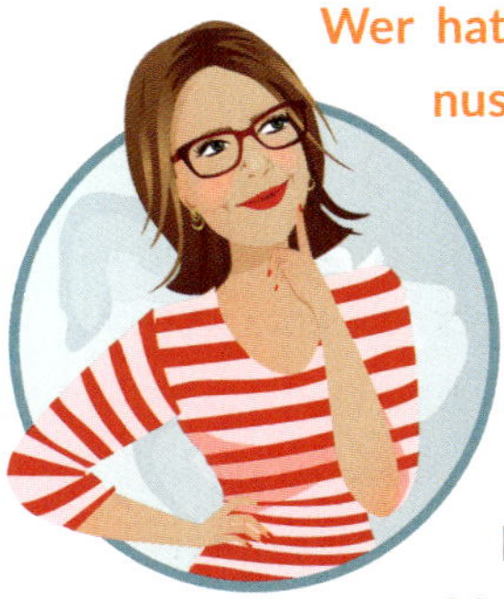

Wer hat die Kokosnuss geklaut?

Ich will doch kurz genauer hinsehen, was das Fett der Kokosnuss angeht. Das besteht zu etwa 90 Prozent aus gesättigten Fettsäuren, was eigentlich erst einmal sehr ungünstig klingt. Klassisch geschulten Ernährungswissenschaftlern verursacht so ein Wert wahrscheinlich Albträume. Aber bei genauerer Analyse ist festzustellen, dass es sich bei den gesättigten Fettsäuren des Kokosöls etwa zu 60 Prozent um wertvolle mittelkettige gesättigte Fettsäuren (z. B. Laurinsäure) handelt, die viele positive Eigenschaften haben. Kokosöl ist vom Körper leicht verwertbar und belastet kaum den Verdauungstrakt, da weder Gallenflüssigkeit noch komplizierte Verdauungsvorgänge benötigt werden. Dadurch ist die Kokosnuss ein schneller Energiespender, ohne müde zu machen. Selbst nach einem »fetten« Kokosnussmahl fühle ich mich immer unbelastet und uneingeschränkt leistungsfähig. Das Kokosöl ist mit seinen spezifischen Eigenschaften bei der Verstoffwechselung (Stichwort „Förderung der Ketonbildung") eine günstige Nahrungsquelle für das Gehirn und trägt so vermutlich zum Schutz vor Alzheimer bei. Daneben sagt man dem Kokosöl noch eine Vielzahl weiterer positiver Wirkungen auf die Gesundheit nach – zum Beispiel als natürliches Antibiotikum oder zur Verbesserung der Insulinrezeptor-Sensibilität bei Diabetes. Kokosöl hält den Blutzucker stabil und sättigt schnell und lange. Dazu erhöht Kokosöl den Grundumsatz ein wenig und regt so den Stoffwechsel an. Wundern Sie sich also später nicht, wenn Sie bei den Rezepten ankommen. Sie leben nicht plötzlich auf einer Karibikinsel, aber so ein wenig hole ich mit der Kokosnuss die Karibik in die heimatliche Küche.

Die ungesättigten Fettsäuren.

Ungesättigte Fettsäuren machen ein Fett weicher und flüssiger, jedoch auch empfindlicher gegenüber Licht, Hitze und Verderb. Unterteilt werden sie nochmal in einfach ungesättigte und in mehrfach ungesättigte Fettsäuren. Und die mehrfach ungesättigten Fettsäuren unterteilen sich wiederum in Omega-6- und Omega-3-Fettsäuren.

Einfach ungesättigte Fettsäuren zum Schutz vor Herz-Kreislauf-Erkrankungen.

Seit Jahren geistert durch alle Gazetten die Information, dass die mediterrane Küche das Leben verlängert und besonders gesund ist. Es ist wirklich so, dass die Bewohner der Mittelmeerländer ein erheblich niedrigeres Risiko haben, an einem Herzinfarkt zu sterben. Das liegt unter anderem am großzügigen Einsatz von Olivenöl nativ extra, mit seinem hohen Anteil an einfach ungesättigten Fettsäuren. Daneben enthält Olivenöl reichlich antioxidative Pflanzenstoffe und dazu noch etwas Vitamin E. In Kombination mit seinem cholesterinsenkenden Effekt der perfekte Jungbrunnen für unser Herz-Kreislauf-System. Übrigens: Entgegen häufiger Informationen verwende ich Olivenöl auch zum Braten, aber gebe das Öl in den schon heißen Topf und brate dann direkt los.

Einfach ungesättigte Fettsäuren finden Sie übrigens in größerem Umfang auch in Avocados und Nüssen (besonders in Macadamien). Alles wertvolle fette Lebensmittel, die in der Low-Carb-Küche regelmäßig Verwendung finden. Bauen Sie diese guten Fette täglich in Ihren Speiseplan ein. Dabei hat es mir besonders die Avocado angetan, die ich erst seit ich Low-Carb lebe, so richtig schätzen gelernt habe. „One Avocado a day, keeps the doctor away." Sie kennen sicher den Spruch, wenn auch etwas anders.

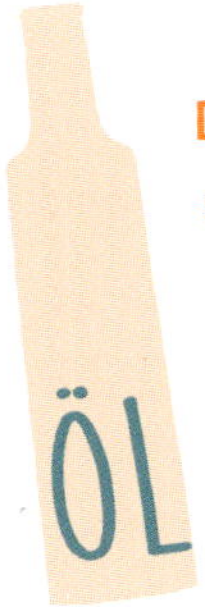

Die mehrfach ungesättigten Fettsäuren.

Bei den wichtigsten mehrfach ungesättigten Fettsäuren handelt es sich um Fettsäuren, die für uns Menschen essenziell sind, die wir uns also mit der Nahrung zuführen müssen, weil der Körper sie nicht selbst produzieren kann.

Omega-3- und Omega-6-Fettsäuren. Zwei Widersacher, die im richtigen Verhältnis zueinander stehen müssen.

Bei den mehrfach ungesättigten Fettsäuren fange ich mit den Omega-6-Fettsäuren an. Wir haben die aus pflanzlicher Herkunft stammende Linolsäure und es gibt Omega-6-Fettsäuren aus tierischen Quellen, wie die Arachidonsäure. Beide Omega-6-Fettsäuren finden sich in unserer modernen Nahrung in großem Umfang. Sie finden Linolsäure in großer Menge in Pflanzenölen, wie Sonnenblumenöl, Sojaöl, Maiskeimöl und daraus hergestellten Margarinen und Frittierölen. Arachidonsäure begegnet Ihnen in fetten Fleisch- und Wurstwaren, insbesondere vom Schwein und besonders, wenn die Tiere mit Mais oder Soja gefüttert wurden. Günstiger sieht das aus, wenn Sie Fleisch von grasgefütterten Tieren oder Wildtieren essen. Diese enthalten weniger gesättigte Fette und weniger Omega-6-Fettsäuren und dafür mehr Omega-3.

Wir brauchen Omega-6-Fettsäuren. Das steht nicht zur Diskussion. Worüber wir uns aber Gedanken machen müssen, ist, in welchem Umfang wir diese verzehren. Aktuell ist es so, dass Sie und ich bei normaler mitteleuropäischer Kost etwa ein Verhältnis von Omega-6 zu Omega-3 von 10 : 1 bis hin zu 20 : 1 zu uns nehmen. Das klingt abstrakt, aber wenn ich Ihnen verrate, dass unser Stoffwechsel, seit es uns gibt, darauf eingestellt ist, mit einem Verhältnis von 5 : 1 bis hin zu 1 : 1 gefüttert zu werden, können Sie sich vorstellen, dass dieses Missverhältnis Auswirkungen auf unseren Körper hat.

Also hilft nur ein Blick darauf, was die Omega-Fettsäuren für unseren Körper an Aufgaben übernehmen. Dass diese Aufgaben nicht ganz unwichtig sein können, leitet sich schon daraus ab, dass die mehrfach ungesättigten Fettsäuren essenziell sind, also nicht ersetzt werden können. So ist es auch, denn aus den Omega-Fettsäuren werden Gewebshormone (z. B. Eicosanoide) produziert. Und die haben es in sich, denn sie geben Informationen und Befehle zwischen den Zellen weiter. Je nachdem, ob von Omega-3 oder Omega-6 gesteuert, auch sehr gegensätzliche Informationen. Gewebshormone aus Omega-6 fordern Entzündungsbotenstoffe an und die aus Omega-3 führen zur Ausschüttung von entzündungshemmenden Stoffen. Die einen machen das Blut dick und zähflüssig und die anderen sorgen für eine verminderte Klebrigkeit und machen das Blut dünn. Einmal wird das Immunsystem aktiviert und dann wieder deaktiviert. Je nachdem, was gebraucht wird, steuern die Gewebshormone all diese Prozesse. Wenn, ja, wenn sie in der richtigen Menge bzw. im richtigen Verhältnis zueinander vorhanden sind. Der Umstand, dass in unserer Ernährung viel mehr Omega-6 als Omega-3 vorhanden ist, führt zu Verwerfungen, die gesundheitliche Konsequenzen für uns haben. Nicht von heute auf morgen, aber über Jahre gesehen entstehen so chronische Krankheiten. Darunter sind dann Herz-Kreislauf-Erkrankungen oder auch Autoimmunerkrankungen durch die dauernden Entzündungserscheinungen und das daueraktivierte Immunsystem. Allergien, Rheuma, Darmerkrankungen, Alzheimer und Osteoporose. Alles Erkrankungen, die aus einem jahrelangen Überschuss von Omega-6-Fettsäuren resultieren können.

Höchste Zeit für einen Ölwechsel.

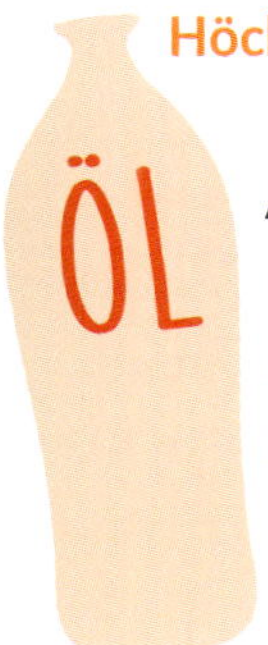

Also wenden wir uns den Omega-3-Fettsäuren zu und schauen, wie wir das aus dem Lot geratene Verhältnis über die Nahrung optimieren können.

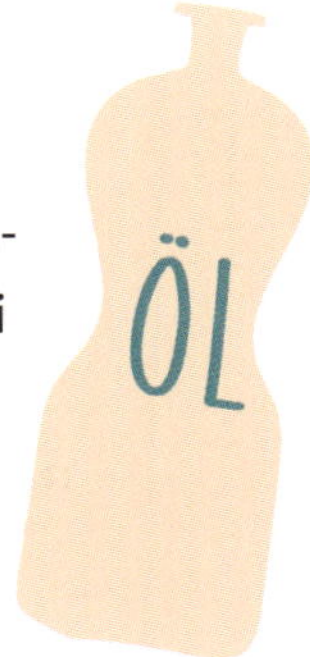

Genau wie bei den Omega-6-Fettsäuren gibt es auch bei den Omega-3-Fettsäuren pflanzliche und tierische Quellen. Von Pflanzen produziertes Omega-3 ist die Alpha-Linolensäure. Spitzenreiter beim Gehalt an Omega-3 ist das Leinöl. Das Verhältnis von Omega-6 zu Omega-3 ist tolle 1 : 4. Ich sehe förmlich Ihr Gesicht vor mir, denn Leinöl ist kulinarisch nicht gerade ein Fest und es hat einen starken Eigengeschmack. Dazu ist es eine Prinzessin und will gut behütet (im Kühlschrank) und schnell vernascht werden. Weitere nennenswerte Mengen an Alpha-Linolensäure finden sich in Rapsöl, Hanfsamen, Chiasamen und Walnüssen. Aber immer im Hinterkopf behalten, dass die Alpha-Linolensäure nie alleine in einem Lebensmittel ist, sondern immer mit anderen Fetten daherkommt. Walnüsse haben zum Beispiel ein optimales Verhältnis von 4 : 1. Wo wir gerade dabei sind, will ich noch das Verhältnis von Sonnenblumenöl benennen, das mit 120 : 1 einen katastrophalen Omega-6-Overload bedeutet.

In meinem Haushalt findet sich schon lange kein Sonnenblumenöl mehr und auch Sonnenblumenkerne setze ich nur sehr sparsam ein. Wenn die Werbung Ihnen demnächst wieder eine pflanzliche Margarine auf das Frühstücksbrot schmieren will, dann denken Sie daran, dass dieses Produkt höchstwahrscheinlich ebenfalls reich an Linolsäure ist und greifen Sie lieber gleich zur Butter. Schmeckt auch besser.

Ein Teelöffel Leinöl deckt schon den Bedarf an Alpha-Linolensäure. Das klingt erst mal super. Denn dann könnte man mit einem Teelöffel am Morgen die Versorgung decken und hätte gleich noch Puffer für etwas mehr Omega-6 am Tag.

Von DHA und EPA. Warum das wichtig ist.

Richtig gedacht mit dem Puffer, aber dann gibt es doch noch ein Problem. Neben der aus pflanzlicher Produktion stammenden Alpha-Linolensäure gibt es auch noch Omega-3-Fettsäuren, die wir fast ausschließlich mit tierischen Lebensmitteln aufnehmen. Da haben wir die DHA, die ein essenzieller Baustoff für unser Gehirn ist. Von der DHA hängt unsere geistige Leistungsfähigkeit, die Intelligenz und Lernfähigkeit ab. Es braucht ständig Nachschub davon, ein Leben lang. Ein Mangel begünstigt Depressionen und andere neurologische Erkrankungen. Kein Wunder, denn 30 Prozent unseres Gehirns bestehen aus DHA, und wenn davon nicht genug zur Verfügung steht, geht das an die Substanz und beschleunigt den Alterungsprozesses des Gehirns.

Wenn Sie nun versuchen möchten, Ihren Bedarf an DHA aus Leinöl zu decken, dann kommen Sie schnell an die Grenzen dessen, was möglich ist. Gerade mal 0,5 Prozent der pflanzlichen Alpha-Linolensäure wird nämlich vom Körper in das wichtige Gehirnfett DHA umgewandelt. Auf rein pflanzlicher Basis können Sie Ihrem Gehirn also auf Dauer nicht geben, was es braucht.

Als weitere tierische Omega-3-Fettsäure brauchen wir neben der DHA, auch noch EPA. Gleich vorweg: Die Umwandlungsrate sieht für EPA beim Leinöl etwas besser aus. Aus 10 Gramm Leinöl kann der Körper immerhin ein halbes Gramm EPA machen. Mit einem Esslöffel Leinöl am Tag können Sie also zumindest Ihre Gewebshormone zufriedenstellen, nicht jedoch Ihr Gehirn.

DHA macht schlau und happy dazu!

EPA sorgt dafür, dass klebrige Blutplättchen nicht zu einem Herzinfarkt oder Schlaganfall führen. Dank EPA kleben die Blutplättchen nicht zusammen, das Blut bleibt dünnflüssig und gerinnt nicht so schnell. Die Omega-3-Fette werden auch in die roten Blutkörperchen eingebaut, die dadurch elastischer und biegsamer werden. An engen Stellen können die Biester sich so vorbeiquetschen und dazu wirkt EPA wie eine Antihaftbeschichtung und die Blutplättchen können nicht so einfach zusammenkleben. Das beugt Herz-Kreislauf-Erkrankungen vor.

Nochmal zu Erinnerung: All das funktioniert nur, wenn wir ausreichend Omega-3-Fettsäuren im Körper haben und die im richtigen Verhältnis zu den allgegenwärtigen Omega-6-Fettsäuren stehen. Die Entscheidung ist zu treffen, ob wir voll mit Entzündungsbotenstoffen und einem klebrigen Blut leben wollen oder ob wir unseren Teller so bestücken, dass Entzündungsbotenstoffe keine Chance haben und das Blut geschmeidig durch unsere Arterien fließt, als wären wir junge Hüpfer.

Die nicht verschreibungspflichtige Medizin mit dem Namen Fisch.

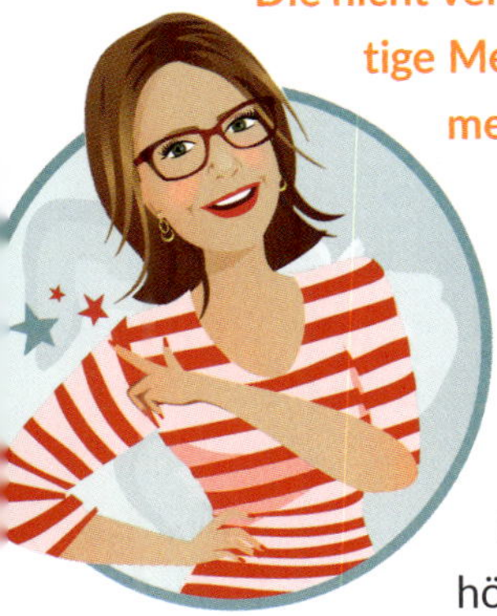

Es führt kein Weg daran vorbei. Die Omega-3-Fettsäuren DHA und EPA sind von höchster Wichtigkeit und wirklich angemessen decken können wir unseren Bedarf nur durch den regelmäßigen Verzehr von fettem Fisch. Zumindest, wenn wir uns die Omega-3-Fettsäuren nicht in Kapselform zuführen möchten.

Me(e)hr Fisch auf dem Teller ist das Motto, und das setze ich nun auch seit geraumer Zeit um. Ich bin jetzt so schlau, dass ich es selbst fast nicht aushalten kann. Nein, Quatsch, aber ich bemerke eine bessere Konzentrationsfähigkeit und eine schnellere Auffassungsgabe, als das früher der Fall war. Natürlich kann das auch Einbildung sein, denn gemessen habe ich das nicht.

Aber es gibt schlechtere Einbildungen, als sich gesund und geistig leistungsfähig zu fühlen.

Greifen Sie genau wie ich häufiger zu Hering, Lachs, Makrele und Co. Alles hervorragende Lieferanten von DHA und EPA. Ich starte zum Beispiel gerne schon fischig in den Tag. Mein Lieblingsfrühstück, womit ich happy und drei Viertel des Tages satt bin, ist ein Stück Stremel-Lachs mit einer in Stücke geschnittenen Avocado und dazu eine Handvoll frische Himbeeren.

Achten Sie beim Kauf auf Frische und die Herkunft. Wild gefangener Fisch hat oft mehr Omega-3 als Fisch aus der Zucht. Das liegt genau wie beim Fleisch an der Omega-6-haltigen Getreidefütterung in vielen Zuchtbetrieben. Bio-Fisch hat in der Regel eine günstigere Fettzusammensetzung als konventionell gezüchteter Fisch.

Die Zeit ist reif für mehr Fett.

Eine Kost, die reich ist an kurzkettigen Kohlenhydraten in Verbindung mit viel Omega-6 kann man getrost als eine echte Killerernährung bezeichnen. Und genau diese schlimme Kombination treffen Sie in allen Ländern an, in denen es sehr viele Herz-Kreislauf-Erkrankungen, Diabetes und Übergewicht gibt. Es wird langsam Zeit umzudenken, finden Sie nicht auch? Im richtigen Verhältnis Omega-3 im Körper zu haben, ist immer schon Bestandteil unserer Evolution gewesen. Wir müssen heute darauf achten, uns diesem Urzustand wieder bewusst anzunähern. Jedoch nicht nur durch die erhöhte Zufuhr von Omega-3-Fettsäuren, sondern zusätzlich durch die Einschränkung der Omega-6-Fettsäuren.

Sind Sie jetzt verwirrt und wissen vor lauter Fettsäuren nicht mehr, was los ist? Kein Problem. Gleich wird es nämlich ganz einfach. Es ist so, dass keine dieser Fettsäuren isoliert auftaucht, sondern alle Fette immer eine Mischung verschiedener Fettsäuren beinhalten. Es lohnt also nicht, im Detail jede Fettsäure auf die Waagschale zu werfen, sondern behalten Sie einige wenige Grundregeln im Hinterkopf und schon sind Sie drei Schritte weiter, als Sie das bisher waren.

Wie halte ich es nun heute ganz praktisch mit dem Fett? Für mich selbst habe ich einige einfache Regeln, was den Fettverzehr angeht:

- Fleisch und Wurstwaren bevorzuge ich in mageren und mittelfetten Varianten, um meine Gesamtkalorienzufuhr nicht zu sprengen. Geschmack geht aber vor, und ich liebe z. B. die Haut vom Geflügel. Milchprodukte und Käse verzehre ich so fett, wie es der gute Geschmack erfordert, und da ist mehr Fett eben oft auch mehr Geschmack, bei gleichzeitig weniger Kohlenhydraten. Insgesamt sind die gesättigten Fette für mich jedoch eine gute Stellschraube, um die Kalorienzufuhr in beide Richtungen zu regulieren, wenn es denn notwendig sein sollte.
- Bei Butter greife ich generell zu Erzeugnissen, die aus Weidehaltung stammen.
- Fisch esse ich regelmäßig (mindestens zwei- bis dreimal pro Woche) und gerne in den fetten Varianten, um meine Omega-3-Bilanz deutlich zu verbessern.
- Kokosnuss, Avocado, Nüsse und Samen stehen regelmäßig auf meinem Speiseplan.
- Mein Ölreservoir in der Küche enthält native Bio-Öle aus unterschiedlichen Quellen (Olivenöl, Kokosöl, Avocadoöl und Leinöl).

- Ich verzichte auf Öle mit hohem Omega-6-Anteil (Sonnenblumenöl, Maiskeimöl, Sojaöl) und auf künstlich gehärtete Fette (Transfette) und Margarinen, so konsequent es geht.
- Fertiggerichte, denen in der Regel günstige, qualitativ minderwertige Fette und Öle zugesetzt werden, stehen nicht mehr auf meinem Speiseplan. Bei Halbfertigprodukten achte ich, wo es mir möglich ist, auf den Einsatz von hochwertigen nativen Ölen und lasse Billigprodukte im Regal liegen.

Industriefette braucht kein Mensch.

Einige Worte will ich noch zu den Fetten sagen, von denen ich mich abgewendet habe. Früher sicher ein fester Bestandteil meiner Ernährung, meide ich Transfette wie der Teufel das Weihwasser. Womit haben wir es zu tun? Transfette sind chemisch veränderte entartete Fette, die bei der industriellen Teilhärtung von Fetten anfallen. Als Verbraucher können Sie nicht sehen, wo und wie viele Transfette in einem Lebensmittel enthalten sind, denn Transfette müssen nicht als solche deklariert werden. Aber schon wenig davon erhöht das Diabetesrisiko und die Gefahr, an tödlichen Herz-Kreislauf-Erkrankungen zu sterben. Transfette erhöhen die Blutfettwerte ungünstig und stören die guten Fette bei ihrer Arbeit.

Warum die Industrie mit so einem Schmodder arbeitet, kann ich Ihnen verraten. Die Fette sind billig und machen die Lebensmittel lange haltbar. Immer dann, wenn Sie in der Zutatenliste »teilweise gehärtete Fette« lesen, sollten Ihre Alarmglocken läuten. Fertige Backwaren, panierte Nuggets, Pommes frites und Chips, Schokoladenriegel, Tiefkühlpizza, Kekse und fertige Bratensaucen. Die Liste ließe sich endlos fortsetzen. Sehen Sie, wir können sicher nicht jeden Tag die perfekte Fettzusammensetzung erreichen, aber wir können an jedem Tag diesem fetten Gift in unserer Nahrung aus dem Weg gehen. Damit sind wir unserer Gesundheit auf jeden Fall schon mal ein großes Stück näher gekommen. Dazu ist es einfach nur notwendig, die Herstellung der Mahlzeiten wieder selbst in die Hand zu nehmen.

Mein Fettverzehr bewegt sich meist zwischen 70 und 100 Gramm täglich, je nachdem, was auf dem Speiseplan steht. Und inzwischen genieße ich es immer mehr, auch wieder Sahnesauce essen zu können, ohne Angst um meine Hüften oder um meinen Blutzucker haben zu müssen. Und so ein wenig finde ich das auch heute noch verrückt und verwegen, was ich da mache. Aber der Erfolg spricht für sich.

Von Nahrungspausen, Hunger, Sättigung und Durst

VON NAHRUNGSPAUSEN, HUNGER, SÄTTIGUNG UND DURST

Vielleicht ist Ihnen schon einmal aufgefallen, dass es zur Anzahl der Mahlzeiten immer sehr unterschiedliche Informationen gibt. Mal sind es fünf bis sechs kleine Mahlzeiten, aber auch sehr häufig zwei bis drei sättigende Mahlzeiten, die in der Literatur der bunten Ernährungsschriften zu finden sind. Am Ende ist die Anzahl der Mahlzeiten sicher nicht kriegsentscheidend für einen Gewichtsverlust, denn dafür ist die Kalorien- und Kohlenhydratzufuhr verantwortlich, aber es bietet durchaus Vorteile, wenn man nicht ständig am Kauen ist.

Bitte hierbei aber immer beachten, dass Sie so viele Mahlzeiten zu sich nehmen, wie Ihre Zuckerkrankheit einfordert. Also bitte nicht mit falschem Ehrgeiz eine Unterzuckerung riskieren! Ihre Krankheit ist der Chef. Zumindest im Moment noch.

Aber warum empfehle ich täglich nur zwei bis drei Mahlzeiten bzw. warum esse ich nur zwei- bis dreimal pro Tag? Lassen Sie uns einen Blick auf einen „normalen" Tag eines Mitteleuropäers werfen. Was gibt es denn Leckeres zu essen und zu trinken?

- 7 Uhr: ein gezuckerter Café Latte
- 8 Uhr: ein süßes Quarkteilchen vom Bäcker
- 9 Uhr: ein gezuckerter Cappuccino
- 10 Uhr in Deutschland: ein Schokoladensnack mit weiterem Cappuccino
- 11 Uhr: eine Cola
- 12 Uhr: zwei Käse-Laugen-Stangen
- 13 Uhr: ein Energiedrink
- 15 Uhr: ein gezuckerter Kaffee und einige Gummibärchen
- 17 Uhr: ein Glas Cola und ein Cheeseburger zur Überbrückung
- 19 Uhr: TK-Pizza mit Schinken und Käse und ein Energiedrink
- 20 Uhr: reichlich Schokolade
- 21 Uhr: eine Limonade und einige Kartoffelchips

Vielleicht bemerken Sie, dass fast ohne Pause für den Verdauungstrakt Kohlenhydrate in großen Mengen den Körper fluten. In einem nichtdiabetischen Zustand wird die Bauchspeicheldrüse so schon permanent gefordert, Insulin zu produzieren, um die Glukose aus dem Blut in die Zellen zu schaffen. Was ein solches Essverhalten für einen Diabetiker bedeuten würde, können Sie sich ja vorstellen. Aber ich möchte in meinem Beispiel mit einer »gesunden« Übertreibung arbeiten.

Während das Insulin seinen regulären Job erledigt und hilft, den Blutzucker wieder auf ein Normalmaß zu senken, wird kein Fett aus vorhandenen Speckpolstern freigesetzt, sondern es werden Kohlenhydrate zur Energieversorgung eingesetzt. Wenn dann noch mehr Energie da ist, als gebraucht wird, dann wird neues Fett gespeichert. Erst wenn das Insulin sich nach etwa zwei Stunden zurückzieht, geht es wieder in die andere Richtung, also mit der Fettverbrennung so richtig los. Denn dann muss die nun benötigte Energie aus den verschiedenen Speichern unseres Körpers geholt und zur Verbrennung bereitgestellt werden. Wenn, ja, wenn nicht schon wieder neue Energie in Form von Zucker den Körper flutet. Und Glukose (also Kohlenhydrate) wird immer bevorzugt verbrannt, sobald welche vorhanden ist. Also kein First-In-First-Out der Energie, sondern das alte Fett bleibt auf den Hüften, solange dem Körper Kohlenhydrate zur Verbrennung zur Verfügung stehen. Und wenn so eine Ernährung dabei auch noch überkalorisch ist, macht das Tag für Tag etwas dicker.

Deshalb: Wenn Sie kein Unterzuckerungsrisiko haben, nutzen Sie die Zeiten zwischen den Mahlzeiten und versuchen Sie, in dieser Spanne Energie aus Ihren Fettreserven freizusetzen. Das ist in Verbindung mit einem Kaloriendefizit und Low-Carb sehr effizient möglich.

Und wenn Sie jetzt sagen: „Na da sterbe ich ja vor Hunger in den drei Stunden!", dann kann ich Sie beruhigen. So schnell verhungert niemand und manchmal ist es auch nicht der echte Hunger, der anklopft, sondern nur die Lust, etwas zu essen, die Langeweile oder auch die Gewohnheit. Überprüfen Sie die Gelegenheiten, zu denen Sie essen. Besonders, wenn es um Leckereien zwischendurch geht. Ich hätte früher ständig essen können. Hunger hatte ich dabei nie wirklich. Essen half mir bei Frust, vertrieb mir die Zeit und tröstete mich, wenn ich unglücklich war.

Hunger und die Sättigung. Manchmal auf unterschiedlichen Wegen unterwegs.

Der echte Hunger und die Sättigung sind ein komplizierter Mechanismus aus sehr vielen Faktoren. Da spielen Hormone wie das Leptin eine Rolle. Hormone tanzen auch gerne aus der Reihe, gerade wenn man stoffwechselaktives Fett am Körper hat. Außerdem gibt der Blutzuckerspiegel Signale, die gerne mal als unangenehmer Heißhunger wahrgenommen werden. Sie erinnern sich sicher noch an das hungrige Gehirn, das panisch reagiert, wenn die Zuckerzufuhr zu versiegen scheint. Dann haben wir noch unseren Magen, der irgendwann merkt, dass er nun voll ist und nichts mehr geht. Aber bis das im Gehirn ankommt, ist es oft schon zu spät und wir haben zu viel gegessen.

Hören Sie in sich hinein, ob das bohrende Gefühl, das Sie verspüren, wirklich Hunger ist und ob der Körper realistisch gesehen schon wieder Hunger haben kann. Da gibt es den einen oder anderen Kampf zu kämpfen, davon kann ich Ihnen auch berichten. Gerade zu Beginn der Umstellung auf Low-Carb signalisiert der Körper doch recht deutlich, dass er eigentlich keine Lust hat, sich Richtung Fettverbrennung schieben zu lassen. Er ruft laut nach Kohlenhydraten, und es braucht einige Zeit, bis der Ruf leiser wird und der Körper, statt Hunger zu schreien, einfach lautlos auf seine Fettreserven zugreift. Aber genau diesen Mechanismus zu trainieren, ist Ziel einer kohlenhydratreduzierten Ernährung. Nur hätte ich die ersten paar Tage echt jemandem den Kopf abbeißen können.

Die tollen Tipps der Frauenzeitschriften.

Ich will Sie, gerade was den Heißhunger angeht, nicht mit Plattitüden aus Frauenzeitschriften langweilen und Ihnen von rettenden Gemüsesticks erzählen. Wenn ich jemals Heißhunger auf Gemüsesticks gehabt hätte, wäre ich wahrscheinlich nicht so dick gewesen. Aber es gibt durchaus Möglichkeiten, auf den Hunger Einfluss zu nehmen. Denn so manchen Anflug von Hungergefühl kann man sehr gut wegtrinken oder auch wegsporteln. Geben Sie dem ersten Reflex bitte nicht mehr einfach so nach, sondern überdenken Sie das vorhandene Gefühl. Auch Selbstgespräche sind meiner Erfahrung nach hilfreich, so von Kopf zu Körper. Damit können Sie wieder eine Verbindung herstellen, wo es vielleicht eine Kommunikationsstörung gibt.

Wenn Sie echten Hunger haben: Auch das kommt schließlich vor, dann essen Sie bitte langsam und konzentrieren Sie sich aufs Essen. Das sagt Ihnen auch jeder andere wirkliche Fachmann und deshalb mache ich das auch. Aber wenn ich realistisch und ehrlich bin, esse ich auch heute noch gerne beim Fernsehen auf dem Sofa. Asche auf mein Haupt. Ich weiß es natürlich besser, aber auch ich koche nur mit Wasser und habe noch verschiedene Mängel. Das haben Sie jetzt natürlich nicht gelesen und würden das selbst auch nie so machen. Nehmen Sie mich in diesem Fall als ein schlechtes Beispiel.

Machen Sie sich zur Schnecke.

Austricksen kann man sich auch noch so ein wenig, indem man wie eine Schnecke isst. Also kleine Happen in Zeitlupe und dazu am besten noch mit kleinem Besteck. Ja, eine Suppe mit Teelöffel zu essen macht viel länger Freude und auch mit einer Kaffeegabel lässt sich erheblich langsamer essen. Das aber nur als ganz pragmatische Vorschläge, wie ich selbst immer wieder mal meine Wenigkeit an der Nase herumführen musste. Wenn Sie erfreulicherweise kein Gewicht verlieren müssen, dann können Sie natürlich weiterhin mit normalem Besteck essen und müssen nicht auf die Hobbit-Variante umsteigen.

Essen Sie immer bis zur moderaten Sättigung, aber nicht darüber hinaus. Zu viel ist schnell gegessen und das rechte Maß zu finden ist auch ein Prozess des Lernens und der neuen Gewohnheit. Es gibt auch keinen Preis zu gewinnen, wer das Essen als Erstes unten hat, sondern man schadet sich nur selbst durch den kürzeren Genuss. Verdauung beginnt im Mund und Zähne sind zum Kauen da. Kauen und schmecken Sie lange und ausgiebig und helfen Sie so Ihrem Verdauungstrakt und Ihrem Sättigungsempfinden.

Das klappt sicher nicht sofort. Auch ich erinnere mich heute immer wieder daran, besser wie ein Mäuschen zu knabbern als zu schlingen wie ein Raubtier.

Meine Spezialwaffe gegen den nachmittäglichen Hunger ist ein großer Humpen schwarzer Tee mit einem kleinen Schuss Milch. Auch eine Tasse Kaffee wirkt häufig gegen den kleinen Hunger oder eine schnelle Entspannungsübung. Bieten Sie dem Appetit und insbesondere dem Heißhungertier Paroli, auch wenn Sie das nicht mehr gewöhnt sind. Sie gewinnen vielleicht nicht jedes Mal, aber sicher öfter als der Gegner.

Trinken statt essen.

Trinken ist auch immer eine gute Lösung. Ob gegen Hunger oder gegen Durst. Es ist extrem wichtig, dass Sie ausreichend trinken. Als Diabetiker müssen Sie auf Ihre Nieren achten und die mögen es, wenn ordentlich Flüssigkeit durchläuft. Ihr Körper besteht zu etwa zwei Dritteln aus Wasser und wenn Sie kein Kamel sind, müssen Sie den tagtäglich entstehenden Wasserverlust durch Schwitzen, Ausscheidungen und die Atmung regelmäßig ersetzen.

Mindestens zwei Liter an kalorienfreien Getränken sollten es sein. Besser noch etwas mehr. Denn die Flüssigkeit dient nicht nur dem Ersatz von Wasser im Körper, sondern transportiert auch Abfallstoffe und Schadstoffe aus dem Körper heraus. Und wenn Sie so wie ich einige Kilos abnehmen wollen, dann sollten Sie die Flüssigkeitszufuhr sogar noch etwas höher drehen. Beim Abnehmen werden nämlich eine ganze Menge Gifte, die im Fett eingelagert waren, freigesetzt und die wollen ausgeschwemmt werden.

Wenn Sie gerne Wasser trinken, dann applaudiere ich. Trinken Sie ganz unbeschwert davon. Wenn Sie kein Wasser mögen, so wie ich, dann freunden Sie sich mit leckerem Tee an. Die Sortenvielfalt ist unvergleichlich. Auch gegen zuckerfreie Getränke mit Süßmitteln spricht in überschaubaren Mengen aus meiner Sicht nichts. Sollten Sie auf künstliche Süßmittel jedoch mit Hunger reagieren oder generell auf künstliche Süßmittel verzichten wollen, dann kann ich Ihnen noch Wasser mit einem Schuss Zitronensaft oder etwas Ingwer schmackhaft machen. Gehen Sie den für Sie gangbaren Weg, nur trinken Sie.

Sollten Sie ein Null-Durst-Mensch sein, dann sollten Sie sich einen Wecker stellen und sich in regelmäßigen Abständen ans Trinken erinnern lassen. Sicher gibt es da auch eine App, falls Ihnen das lieber ist. Wasser ist Leben und ohne Wasser ist für den Menschen schon nach drei bis vier Tagen der Ofen aus. Ich habe mir angewöhnt, auf den Tag verteilt acht bis zehn Gläser Leitungswasser mit je 200 Millilitern zu trinken. Mein Glas steht immer parat, und ich führe ganz praktisch eine Strichliste, um den Überblick nicht zu verlieren. Ja, so kleine Eselsbrücken und Hilfen muss ich einbauen. Schließlich bin ich nicht mehr die Jüngste.

So ein Glas Wasser vor dem Essen macht dazu den Bauch schneller voll und reduziert das Risiko, sich schnell zu überessen. Prost!

Theoretisch kann man auch zu viel trinken. Der menschliche Darm kann nämlich nur eine begrenzte Menge an Wasser pro Stunde aufnehmen. Trinken wir mehr, weil wir meinen, auf Vorrat trinken zu müssen, dann scheidet der Körper das Zuviel an Flüssigkeit einfach wieder aus. Also besser über den Tag verteilt trinken und dabei auch nicht übertreiben. Man kann sich mit Wasser sogar vergiften. Wobei die Menge an Wasser, die in dem Fall schnell getrunken werden muss, so gewaltig ist, dass ich diese Information nur als rhetorische Warnung mit in mein Buch aufnehme.

Übrigens ist Wasser nicht nur in Getränken enthalten, sondern auch in Lebensmitteln. Gerade Obst, Gemüse und auch Fleisch haben einen relativ hohen Wassergehalt und helfen bei der Versorgung des Körpers mit Flüssigkeit. Da Low-Carb sehr reich ist an wasserhaltigen Lebensmitteln, trägt dieser Umstand zur Entgiftung und zur Sättigung bei. Perfekt, oder?

Essen aus dem Chemielabor

ESSEN AUS DEM CHEMIELABOR

Vielleicht erinnern Sie sich noch: In meinem Happy-Carb-Prinzip empfehle ich, Fertigprodukte, Fertiggerichte und künstliche Geschmacksverstärker zu meiden.

Meiden bedeutet für mich: aus dem Weg gehen, so oft und so gut es geht. Aber keinesfalls die Nerven verlieren, wenn etwas nicht 100-prozentig ist. Sie leben immer noch genau wie ich in einer modernen Welt und da gibt es immer Berührungspunkte mit Dingen, die nicht unbedenklich oder total clean sind. Perfektion stresst. Glücklicherweise muss ich nicht perfekt sein und habe diesen Anspruch an mich selbst auch abgelegt. Alltagstauglich und einfach umsetzbar ist das Motto. Kein Druck, tagtäglich den tollsten Lebensmitteln hinterherzujagen oder den Speiseplan optimiert auf jedes perfekte Gramm Fett abzustimmen.

Ich gebe zu, dass ich im Rahmen der Low-Carb-Ernährung einige merkwürdige Zutaten verwende. Gerade beim Backen und Süßen bedarf es ungewöhnlicher Bestandteile, die Ihnen nicht vertraut vorkommen werden. Dem ist so, weil ich den Kohlenhydraten aus dem Weg gehe ,und dazu braucht es Nussmehle und Zuckeraustauschstoffe. Bitte denken Sie immer daran, dass die Backwaren aus den exotischen Low-Carb-Zutaten die Spitze des Eisberges darstellen. Die eigentliche Low-Carb-Ernährung besteht jedoch aus Lebensmitteln, die Sie in jedem Supermarkt oder Bio-Laden um die Ecke bekommen können.

Das macht Low-Carb für jeden so einfach umsetzbar.

Vielleicht stöbern Sie genau wie ich gerne in den bunten Angebotsblättchen, die jede Woche als dickes Bündel im Briefkasten landen. Ja, ich gestehe, ich sauge diese Heftchen regelrecht weg und bin neugierig, was der Handel wieder für Leckereien zu günstigen Preisen anbietet. Nicht selten ergibt sich daraus der Speiseplan der kommenden Woche. Früher habe ich da gerne aus dem Vollen geschöpft. Ob leckere Fruchtjoghurts oder eine fixe Tütensuppe aus der gelben Packung. Ob praktische Dosenravioli oder TK-Pizzabaguettes. Es handelt sich bei meiner Auswahl um Fertiggerichteklassiker, die ich mir bei den entsprechenden Angeboten gleich in großer Stückzahl gekauft habe und die mir alle immer sehr gut geschmeckt haben.

Heute weiß ich, dass diese Lebensmittel mir nicht so gut geschmeckt haben, weil mein Gaumen mir suggeriert hat: Bettina, das sind gesunde und nährstoffreiche Lebensmittel. Iss deshalb bitte ganz viel davon. Nein, ich habe den Lebensmittelschrott in großen Mengen gegessen, weil meinem Gaumen mit verschiedenen Tricks von der Lebensmittelindustrie vorgegaukelt wurde, etwas Gutes und dazu noch Leckeres zu essen. Und das, obwohl häufig nicht wirklich das drin war, was mein Gaumen zu schmecken meinte.

Denn das, was so lecker schmeckte, waren nicht die Aromen von vollfruchtigen Erdbeeren im Joghurt oder von Röstaromen gebratener Zwiebeln in der Tütensuppe. Nein, der leckere Geschmack von Fertiggerichten ist überwiegend das Ergebnis verschiedener Aromastoffe, Geschmacksverstärker, Zuckerarten und anderer Zusatzstoffe. Unser Gaumen wird eigentlich, ganz platt gesagt, richtig schön verarscht. Viel Geschmack ohne echten Inhalt und Nährwert. Blöderweise merkt unser Körper dann aber schon, dass zwar eine Menge Kalorien den Körper fluten, aber die erwarteten Vitamine und Nährstoffe dabei nicht mit angeliefert werden. Und dieser Mangel lässt dann wieder neuen Hunger entstehen.

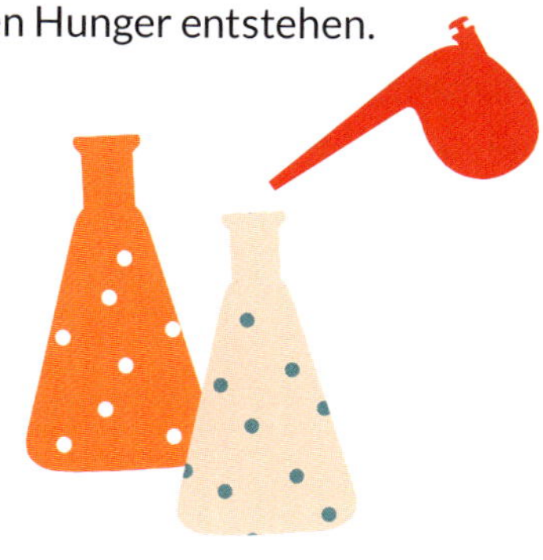

Der Körper wundert sich sicher bei so manchem Schmaus, was da eigentlich durch ihn durchgeschickt wird.

Es schmeckt erst einmal Hui und ist für den Körper dann doch Pfui. Und von klein auf sind wir auf den Geschmack geeicht und wundern uns manchmal, wenn wir zum Beispiel echte Himbeeren essen, wie wenig Aroma sie im Vergleich zum künstlichen Himbeeraroma haben. Der Gaumen muss also wieder etwas umlernen und neu eingenordet werden. Aber das geht und hinterher werden Ihnen die übertriebenen Aromen und zuckersüßen Lebensmittel überhaupt nicht mehr schmecken. Wenn ich heute mit nachgeahmtem Aroma arbeite, dann nur, wenn ich selbst die Aromatisierung festlegen kann. Und genauso halte ich es mit den chemischen Süßstoffen. Weniger ist nach einer gewissen Umgewöhnung mehr. Im Nachhinein betrachtet hatte diese Vorgaukelei auf jeden Fall zur Folge, dass ich stets mehr gegessen habe, als ich wollte ,und auf jeden Fall mehr, als ich sollte und gut für mich war.

Wenn das Essen zu yummy ist.

Gerade Geschmacksverstärker wie Glutamat und Hefeextrakt machen alles so unglaublich lecker, dass es einfach unsagbar schwierig ist aufzuhören. Vielleicht kennen Sie ja auch den Chipstüten-

Effekt? Einmal die Tüte offen und schon ist sie komplett leer gegessen. Das liegt sicher nicht daran, dass es sooo tolle und schmackhafte Kartoffeln sind, sondern an den Geschmacksverstärkern und der knusprigen Konsistenz der Chips.

Reduzieren Sie all diese unnötigen Lebensmittel, die mit künstlichen Zusätzen daherkommen. Je weniger Sie davon essen, desto besser. Das ganze Zeug verkauft Sie nur für dumm und schadet unter Umständen auch noch. Wenn Aroma statt Natur zum Zuge kommt, bedeutet das vor allen Dingen, dass billig Geschmack erzeugt wurde und ein industrieller Lebensmittelhersteller sich über mehr Gewinn freut. Dem ist übrigens Ihre Gesundheit relativ egal. Das wird er uns so nicht sagen, sondern sich hinter einem bunten fruchtigen Etikett verstecken, was nach gesundem Landleben aussieht. Erwarten Sie bloß nicht zwingend in der Flasche, was Sie außen aufgedruckt sehen.

Drehen Sie die Produkte, die Sie im Supermarkt interessieren, ruhig um und lesen Sie das Kleingedruckte auf der Packung. Nehmen Sie, wenn notwendig, Ihre Brille mit oder eine Minilupe. Ich glaube manchmal, dass alle Bestandteile extra klein aufgedruckt wurden, damit die Kunden den Schmu, selbst wenn sie wollten, nicht lesen können. Wenn Sie Probleme haben, die aufgedruckten Zutaten auszusprechen oder die Zutatenliste mehr als fünf Positionen enthält, sollten Sie sich wirklich kritisch überlegen, ob das ein für Sie geeignetes Lebensmittel ist.

Es geht nicht um kompletten Verzicht, aber es geht um die deutliche Reduzierung von Zusatzstoffen, Aromastoffen, Konservierungsstoffen und um ein Mehr an frischen echten Lebensmitteln. So landen reichlich Nährstoffe und Vitamine in der Einkaufstasche und dann in unserem Körper. Wie bei allem macht die Dosis das Gift.

Brokkoli können Sie häufig und hoch dosieren, und Karamellaroma dosieren Sie bitte selten und niedrig.

Komplett aus dem Weg gehen können wir Geschmacksverstärkern sowieso nicht. Denn auch natürliche Lebensmittel enthalten zum Beispiel Glutamat. Was glauben Sie, warum Tomaten und Parmesan so lecker sind? Sie enthalten natürliches Glutamat und sorgen so für den Yummy-Geschmack. So einige E-Nummern gibt es auch in natürlicher Form. Deshalb bitte keinesfalls sich selbst und die Umwelt tyrannisieren, sondern einfach auf mehr Qualität beim Lebensmitteleinkauf achten und dann so oft wie möglich selbst am Herd stehen. Da haben Sie nämlich den Daumen drauf, was im Topf drin ist.

Light-Produkte braucht kein Mensch.

Nachdem ich im Rahmen meiner Ernährung das Fett nicht verteufele, greife ich heute fast nie zu Light-Produkten. Der Entzug von Fett bei vielen dieser Produkte hat in der Regel die Folge, dass sie nicht mehr so gut schmecken. Um diesen Geschmacksverlust auszugleichen, wird dann im Gegenzug wieder zu mehr Zucker und mehr Geschmacksverstärkern und billigen Aromen gegriffen. Ein schlechter Tausch, wie Ihnen inzwischen sicher auch klar ist. Vollfett, und das mit gutem Gewissen, ist die Low-Carb-Devise.

An Soja scheiden sich die Geister.

Einige Worte möchte ich kurz zu Soja verlieren. Lange angepriesen als perfekte Fleischalternative und gesundes Lebensmittel ist Soja, zumindest in der nicht fermentierten Variante, inzwischen etwas in Verruf geraten. Sie merken schon. Ich bin keine große Freundin eines reichlichen Sojaverzehrs und das hat verschiedene Gründe. Zum einen enthält Soja Isoflavone, wobei es sich um sekundäre Pflanzenstoffe handelt, die als Botenstoffe eine hormonähnliche Wirkung im Körper erzeugen. Die viel gerühmten Phytoöstrogene aus Soja können in größeren Mengen den Hormonhaushalt durcheinanderbringen. Insbesondere bei Kindern kann ein dauerhaft hoher Sojaverzehr die körperliche Entwicklung und die Geschlechtsreife beeinflussen. Von den Vorteilen der Isoflavone können nämlich nicht alle Menschen gleichermaßen profitieren, da einer Vielzahl die biochemischen Voraussetzungen dazu fehlen. Da sind uns Mitteleuropäern die Asiaten einfach voraus. Aber gut, dafür vertragen die eben Milchprodukte wesentlich schlechter als wir.

Kritisch sehe ich ebenfalls, dass die Sojapflanze darüber hinaus Goitrogene enthält. Diese hemmen die Jodaufnahme und können dadurch Probleme mit der Schilddrüse bis hin zur Kropfbildung verursachen. Also aufpassen und nicht von früh bis spät Sojaprodukte verzehren. Gerade viele fertige Low-Carb-Müslis und -Riegel strotzen nur so vor Soja. Auch das Eiweißbrot aus industrieller Fertigung enthält meist Soja und Weizenkleber in großem Stil. Das ist kein Wunder, denn beide sind günstige Quellen, um ein Brot zu produzieren. Besser die Finger weg von solchen Convenience-Produkten, auch wenn Low-Carb draufsteht.

Wie in vielen Getreiden, Nüssen und Hülsenfrüchten findet sich in Soja auch noch in nennenswerter Menge Phytinsäure. Diese Phytinsäure hemmt die Aufnahme verschiedener Mineralien, wie Magnesium, Kupfer, Eisen und Zink. In geringen Mengen bietet die Phytinsäure auch positive Eigenschaften. Trotzdem sollten Sie es damit nicht übertreiben. Meine tägliche Dosis Phytinsäure mag ich lieber wohlschmeckend und vor allen Dingen nährstoffreich in Form von Nüssen oder Samen zu mir nehmen.

Wenn Sie sich schon einmal gefragt haben, weshalb auf fast allen Packungen Warnhinweise in Sachen Soja aufgedruckt sind, dann liegt das daran, dass Soja hochallergen ist. Zudem machen die Lektine aus der Sojabohne allerlei gesundheitliche Probleme. Es hat also schon seinen Grund, wenn die amerikanische Food and Drug Administration (FDA) die Sojapflanze als giftig einstuft.

Am Ende will ich noch darauf hinweisen, dass mindestens 60 Prozent der weltweiten Sojaproduktion genmanipuliert sind. Da will ich mit der Abholzung des Regenwaldes gar nicht anfangen. Zwar ist Gensoja bei uns nicht auf dem Markt, es landet aber in den Bäuchen der Tiere zur Fleischproduktion. Da mache ich gerne Werbung für das Fleisch von Weidetieren. Wenn Sie die Gelegenheit haben, Fleisch von Weidetieren zu kaufen, dann tun Sie das doch bitte. Sie werden den Unterschied in der Pfanne sehen und Sie werden es schmecken.

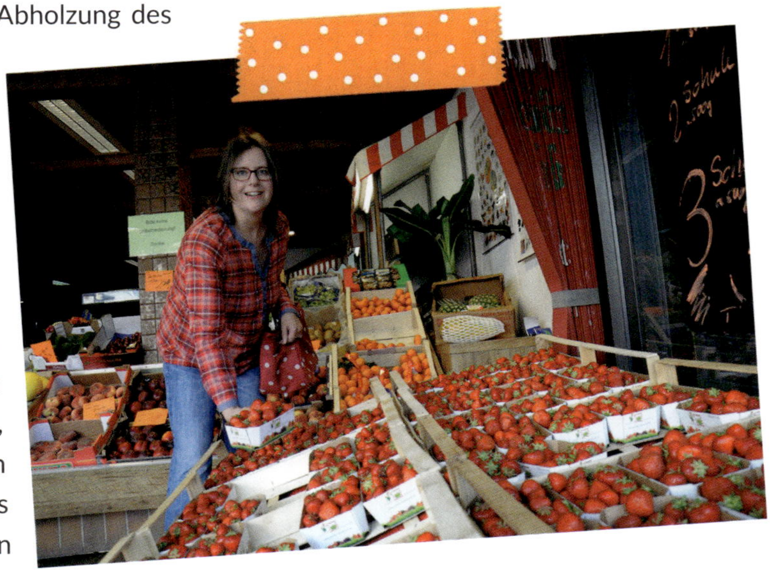

Jetzt habe ich es dem Soja aber gegeben. Aber am Ende ist es natürlich Ihre Entscheidung, ob Soja auf Ihrem Teller eine Rolle spielt oder nicht.

Das wichtigste Argument gegen Soja ist für mich, dass Sojaprodukte häufig nicht wohlschmeckend sind. Um Soja lecker essen zu können, muss mit einer Vielzahl von Aromen und anderen Stoffen gearbeitet werden. Und das alles, um am Ende ein nachgebildetes Tofuhähnchen zu haben, was mit Hähnchenaroma versetzt und mit brauner Lebensmittelfarbe bepinselt wurde. Klingt das für Sie nicht auch nach Lebensmittel-Frankenstein? Warum soll ich mir mit einem Lebensmittel, das fragwürdig ist, noch weitere schräge Zusatzstoffe zuführen? Wenn ich schon Dinge esse, die halbgiftig sind, dann sollen die aber bitte wenigstens gut schmecken. Zumindest da mache ich keine Kompromisse. Ich respektiere, wenn Menschen es aus ethischen Gründen ablehnen, Fleisch zu essen und in Sojaprodukten eine gute Alternative sehen. Für mich ist Soja aber jenseits der Sojasauce kein Lebensmittel, auf das ich regelmäßig bewusst zugreife.

Ergänzen möchte ich, dass Soja auch positive Eigenschaften zugesprochen werden. Es fördert die Herzgesundheit, senkt die Blutfettwerte und unterstützt die Verdauung. Aber das sind alles keine Verbesserungen, die ich nicht auch mit meiner täglichen Runde Nordic Walking hinbekommen würde. Es ist Ihre Entscheidung. Wenn Sie Soja essen möchten, dann tun Sie das, jedoch bitte bewusst und nicht dreimal am Tag unbemerkt in irgendwelchen Fertigprodukten.

Die süße Welt jenseits des Zuckers

DIE SÜSSE WELT JENSEITS DES ZUCKERS

Von der Chemie zum Essen geht es zu einem heiklen Thema. Es geht um das süße Leben und die Welt jenseits des Haushaltszuckers. Natürlich hat mich das nach meiner Diabetes-Diagnose umgetrieben. Schließlich mag ich süß sehr gerne und wollte einen für mich gangbaren Weg finden, der auch meiner Erkrankung Rechnung trägt.

Der süße Geschmack begleitet uns schon, seit wir im Fruchtwasser herumgeschwommen sind. Wir kommen mit einer Vorliebe für Süßes auf die Welt, und das ist auch gut so, denn es bereitet uns geschmacklich auf unsere erste Nahrung vor: Muttermilch enthält ca. sechs Prozent Zucker und kommt daher leicht süß daher.

Perfektioniert wird der Süßgeschmack aber in der Kindheit, wenn süße Getränke und Naschereien die Süßschwelle immer weiter nach oben treiben. Auf Süße dauerhaft zu verzichten, wäre für mich persönlich ein nicht lösbares Problem geworden. Gleichzeitig ist mir auch klar gewesen, dass ich mit einer Diabetes-Typ-2-Erkrankung den Zuckerkonsum stark einschränken muss. Zumindest, wenn ich nicht den direkten Durchmarsch zur Insulinspritze antreten wollte.

Also befasste ich mich mit den Alternativen zum Haushaltszucker. Und die gibt es reichlich! Mal mehr oder weniger geeignet für Diabetiker sind die Möglichkeiten zu süßen fast schon unübersichtlich geworden. Werfen wir erst einmal einen Blick auf die Süßmittel, um die ich, so gut es geht, einen Bogen mache bzw. die ich, wenn, dann nur in kleinen Mengen konsumiere. Das ist auch besser so, denn alle kommen mit einer Menge Kohlenhydrate daher:

- Haushaltszucker
- Traubenzucker
- Fruchtzucker
- Milchzucker
- Rohrzucker
- Honig
- Kandiszucker
- Ahornsirup
- Agavendicksaft
- Kokosblütenzucker
- Melasse
- Fruchtdicksaft
- Zuckerrübensirup
- und und und

Jetzt wissen wir schon mal, was wir nicht wollen. Außer natürlich, dass die Süße nicht komplett aus unserem Leben verschwinden soll. Zumindest nicht aus meinem Leben.

Wenden wir uns also den Süßstoffen zu, die den Diabetikern häufig in Schulungen empfohlen werden. Wenn Sie jetzt denken, dass ich chemische Süßstoffe komplett ablehne, dann liegen Sie falsch.

Ich glaube, um keinen Lebensmittelzusatzstoff werden so viele Horrornachrichten verbreitet wie um den Süßstoff. Wenn ich manchmal lese, was Aspartam alles anrichtet, wundere ich mich eigentlich nur, dass die Menschheit nicht bereits ausgestorben ist. Schließlich konsumieren mehr als eine Milliarde Menschen Süßstoffe. Bleiben wir also auf dem Teppich. Zucker zu essen ist für mich als Diabetikerin nicht gut. Eimerweise Cola mit Aspartam zu trinken ist ganz sicher auch nicht gut. Aber alles pauschal zu verteufeln und das Mantra des Clean Eatings auszurufen, war und ist nicht mein Happy-Carb-Weg.

Süßstoffe sind Lebensmittelzusatzstoffe, die ich in kleinen Mengen toleriere.

Es gibt eine ganze Reihe von Süßstoffen, die in Betracht kommen:

- Acesulfam-K
- Aspartam
- Cyclamat
- Saccharin
- Sucralose (Splenda)
- Thaumatin (pflanzlicher Ursprung)
- und und und

All diese Stoffe haben eine unterschiedliche Süßkraft und kommen häufig auch gemischt zum Einsatz, um den Geschmack zu optimieren. Aspartam zum Beispiel hat eine 200-fache Süßkraft im Vergleich zum Zucker und Thaumatin hat dagegen eine bis zu 3000-fache. Aber fast alle diese Süßwunder sind künstlich und alle mussten im Rahmen eines Zulassungsverfahrens genehmigt werden. Dabei wird auch die tägliche Aufnahmemenge der einzelnen Stoffe festgelegt. Diese besagt, in welchen Mengen beim Verzehr nicht mit negativen Effekten zu rechnen ist. Diese Werte zu überschreiten, ist übrigens schon aus geschmacklichen Gründen nicht zu schaffen. Und trotzdem bin ich als Verbraucherin natürlich skeptisch und habe kein sehr hohes Vertrauen zu den künstlichen Süßstoffen. Sie helfen, Kalorien einzusparen, und machen den einen oder anderen Genuss möglich, aber doch immer irgendwie mit einem schlechten Gefühl im Nacken.

Die Entscheidung, künstliche Süßstoffe zu verwenden oder nicht, kann ich Ihnen nicht abnehmen. Will ich auch nicht. Die Studienlage ist nicht eindeutig und die Experten streiten sich seit Jahren. Studien, die die Unbedenklichkeit bescheinigen, lösen Studien ab, die künstliche Süßstoffe kritisch sehen. Mein Mittelweg ist, dass ich künstliche Süßstoffe nicht per se ablehne, aber die Verwendung gering halte und gleichzeitig versuche, unterschiedliche Süßstoffe zu mischen.

Über die Natürlichkeit von Stevia.

Einige Worte will ich natürlich auch zu Stevia verlieren. Stevia ist eine Pflanze, deren Extrakt als Süßstoff verwendet wird. In Südamerika hat Stevia eine lange Tradition, auch als Heilpflanze. Die enthaltenen Stevioside sind neben anderen darin enthaltenen Stoffen verantwortlich für den süßen Geschmack. Daneben haben Stevioside noch andere positive Eigenschaften, die gerade uns Diabetiker interessieren sollten. Die wundersamen Stevia-Bestandteile regulieren nämlich den Blutzuckerspiegel und erhöhen ganz nebenbei die Glukosetoleranz. Auch auf den Blutdruck und auf die Verdauung haben Stevioside einen positiven Einfluss.

Stevia wird von vielen Menschen als akzeptabel angenommen, weil es aus einer Pflanze gewonnen wird und damit als ein natürliches Süßmittel empfunden wird. Heute ist es aber so, dass die Stevia-Pflanze selbst kaum Verwendung findet und ansonsten überwiegend industriell hergestellte Stevia-Produkte auf dem Markt für Verbraucher verfügbar sind. Sie können sich vorstellen, dass von der grünen Pflanze bis zum weißen Pulver irgendetwas passieren muss, das eventuell nicht ganz natürlich ist. Wegen der chemischen Behandlung stufe ich Stevia als eher künstliches Produkt ein, verwende es aber dennoch gerne als Beimischung zu den anderen Süßstoffen. Für mich ist Stevia ein Süßstoff wie jeder andere auch und einfach ein mögliches Süßmittel mehr, auf das ich zugreifen kann.

Und auch Stevia hat nicht den Status, gesundheitlich völlig unbedenklich zu sein. Erst seit Dezember 2011 als Lebensmittelzusatz zugelassen, hat man sich in Europa mit der Freigabe über Jahre schwergetan. Die Gründe dafür sind vielfältig, wobei das Zulassungsverfahren vielleicht ja auch von der Zuckerlobby behindert wurde.

Erwähnen möchte ich noch den Umstand, dass Stevia-Produkte gelegentlich über einen leicht bitteren Beigeschmack verfügen. Die Akzeptanz ist also immer auch persönliche Geschmackssache und kann von Produkt zu Produkt unterschiedlich sein. Daher eignet sich Stevia meiner Meinung nach besonders gut zum Mischen mit anderen Süßmitteln. Ich selbst verwende gerne eine Stevia-Streusüße, die sich aus Stevia und Erythrit zusammensetzt.

Die Zuckeraustauschstoffe erweitern die Möglichkeiten.

Wenn Sie jetzt denken, dass wir mit der süßen Welt jenseits des Zuckers eigentlich durch sein müssten, dann muss ich Ihnen widersprechen. Es gibt da nämlich noch die Zuckeraustauschstoffe, und die sind meine eigentliche Entdeckung, seit ich Diabetikerin bin und seitdem ich mich Low-Carb ernähre.

Dass es da noch etwas gibt, jenseits von Zucker und Süßstoffen, hat mir niemand erzählt. Weder in meiner Diabetiker-Schulung noch von anderen Diabetikern hatte ich von den sogenannten Zuckeralkoholen gehört. Wenn Sie jetzt an einen Schwips denken, dann vergessen Sie das bitte sofort wieder. Das ist hier ein ernsthaftes und seriöses Buch, und das müssen Sie bitte schon nüchtern aushalten.

Spaß beiseite. Zuckeraustauschstoffe sind etwas anderes als künstliche Süßstoffe, und sie sind nochmal etwas anderes als unser gemeiner Haushaltszucker. Gemeinsam haben die ganzen Zuckeraustauschstoffe, dass sie weitestgehend insulinunabhängig verstoffwechselt werden, auch wenn sie chemisch zu den Kohlenhydraten gehören. Als ersten Zuckeraustauschstoff möchte ich den Fruchtzucker nennen, um den wir aber wegen der Blutzuckerreaktion und wegen der Verarbeitung in der Leber in konzentrierter Form besser einen Bogen machen.

Daneben gibt es bei den Zuckeraustauschstoffen auch noch die sogenannten Zuckeralkohole. Und diese Zuckeralkohole heißen so, weil in der Sprache der Chemie an den Zucker eine Alkoholgruppe angehängt wurde. Und dieses Anhängsel führt dazu, dass Zuckeralkohole anders verwertet werden – manche sogar gar nicht.

Folgende Zuckeralkohole werden in Deutschland verwendet:

- Sorbit
- Mannit
- Isomalt
- Maltit/Maltitol-Sirup
- Lactit
- Xylit
- Erythrit/Erythritol

Alle Zuckeralkohole haben eine geringere oder maximal die gleiche Süßkraft (Xylit) wie Zucker. Problematisch ist teilweise die Verträglichkeit. Ab einer bestimmten Menge haben Zuckeralkohole eine abführende Wirkung und sorgen für Magen-Darm-Beschwerden. Von daher bitte

Vorsicht beim großzügigen Verzehr von Zuckeralkoholen.

Trotzdem wurde ich zu einem absoluten Fan der Zuckeraustauschstoffe. Okay, nicht ganz. Ich wurde Fan von einem Zuckeraustauschstoff, und das ist das Erythrit. Gerne stelle ich Ihnen dieses Süßmittel näher vor. Als ich nach dem für mich perfekten Süßmittel gesucht habe, wollte ich wie immer alles. Mein süßer Favorit sollte sein …

- natürlichen Ursprungs
- gesundheitlich unbedenklich
- nahezu ohne Kalorien
- diabetikergeeignet
- zahnfreundlich
- zum Kochen und Backen geeignet
- vom Volumen her zuckerähnlich
- nebenwirkungsfrei.

Dem kommt das Erythrit ziemlich nahe.

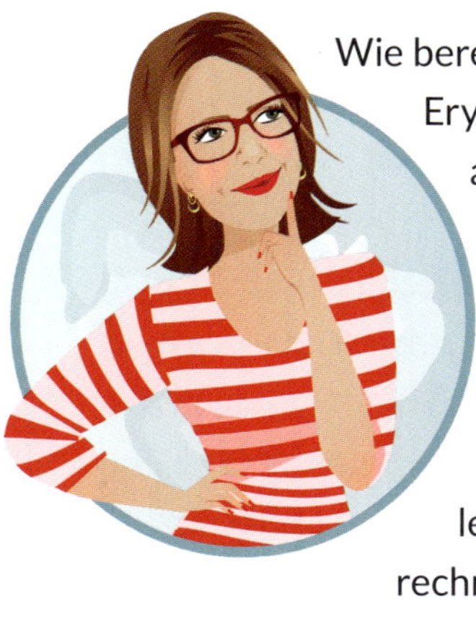

Wie bereits geschrieben ist Erythrit ein Zuckeralkohol, der zwar streng genommen auch zu den Kohlenhydraten zählt, aber nicht wie normale Kohlenhydrate angerechnet werden muss.

Die Verwertung von Erythrit in unserem Körper funktioniert mehr nach dem »Rein und wieder raus«-Prinzip! Unser Dünndarm nimmt das Erythrit zu 95 Prozent auf, kann es aber nicht weiter verarbeiten. Und so wandert das Erythrit über den Urin einfach wieder raus aus dem Körper. Nur etwa fünf Prozent landen im Dickdarm, weshalb auch die Verträglichkeit im Magen-Darm-Trakt erheblich besser ist als bei den anderen Zuckeralkoholen. Und wo fast nichts verwertet wird, bleiben auch so gut wie keine Kalorien und keine Broteinheiten für uns Diabetiker übrig. Und unser Blutzucker verharrt in einer schönen Nullkurve.

Erythrit ist natürlichen Ursprungs und kommt auch wirklich in der Natur vor. Zwar nur in Minimengen in unterschiedlichen Obstsorten, aber immerhin. Mein Lieblingssüßmittel wird aber jetzt nicht direkt aus Obst gewonnen, sondern entsteht durch ein mikrobielles Produktionsverfahren, bei dem im Rahmen eines Fermentationsprozesses aus Stärke Erythrit entsteht. Das klingt jetzt total unnatürlich, ist es aber nicht. Natürliche Stärke + Hefe erzeugt in einem Fermentationsprozess Erythrit. Bier entsteht doch auch im Rahmen eines Fermentationsprozesses, und da würde doch bei uns hier niemand behaupten, dass das kein natürliches Produkt ist. Das würde ja auch mit dem deutschen Reinheitsgebot kollidieren.

Im Ausland ist Erythrit übrigens schon seit fast 25 Jahren in Gebrauch, deshalb gibt es auch zur Unbedenklichkeit einige Erfahrungen. Bisher wurden erfreulicherweise keine negativen Auswirkungen festgestellt. Der langfristige Verzehr hatte keine Veränderungen der Blutwerte zur Folge, und auch die bei anderen Zuckeralkoholen häufig auftretenden Magen-Darm-Beschwerden blieben beim Erythrit weitestgehend aus.

Ganz im Gegenteil, es wird sogar vermutet, dass Erythrit antioxidativ wirkt und damit die Gesundheit positiv unterstützt. Insbesondere die Diabeteserkrankten, die krankheitsbedingt unter höherem oxidativem Stress stehen, könnten so doppelt von der Verwendung von Erythrit profitieren.

Dazu ist Erythrit noch zahnschonend, schmeckt von allen Zuckeralkoholen am zuckerähnlichsten und bietet auch ein Volumen und eine Struktur, die dem Zucker gleichkommt. Lediglich die geringere Süßkraft (70 Prozent im Vergleich zu Zucker) und der leider sehr hohe Preis sind mit weinenden Augen anzumerken. Aber der Herstellungsprozess des Erythrits ist wohl verhältnismäßig teuer und das spiegelt sich dann auch in einem üppigen Preis wider. Es ist also kein Wunder, dass meine Kuchen nur noch 18 Zentimeter Durchmesser haben. Neben der Figur schont das nämlich auch den Geldbeutel. Aber schön ist, dass man mit Erythrit toll backen kann und die Süße pimpe ich, wie Sie auch in meinen Rezepten sehen können, mit einer Erythrit-Stevia-Mischung auf.

Meine Nummer 2: das Xylit.

Wenn Sie schon von dem Zuckeralkohol Xylit gehört haben, der auch unter dem Begriff „Birkenzucker" im Handel erhältlich ist, dann ist das direkt meine zweite Wahl nach dem Erythrit.

Im Gegensatz zum Erythrit bringt Xylit einige Kalorien mit sich (2,4 Kalorien pro Gramm), die ich mir jedoch gerne spare. Xylit erhöht den Blutzucker geringfügig, es wird aber, wie alle Zuckeraustauschstoffe, insulinunabhängig verwertet. Für Typ-2-Diabetiker ist Xylit auf jeden Fall auch sehr gut geeignet, jedoch in größeren Mengen (mehr als 15 Gramm auf einen Schlag) sollte auch hier der Blutzuckerwert im Auge behalten werden. Das braucht es beim Erythrit im Gegensatz dazu nicht.

Dazu hat Xylit den Nachteil, dass es bereits in geringerer Dosierung Probleme im Magen-Darm-Trakt verursachen kann. Der Darm gewöhnt sich zwar an den Verzehr von Xylit, aber gerade zu Beginn sollte man doch Vorsicht walten lassen.

Wer von diesen Problemen verschont bleibt, der kann von den Vorteilen von Xylit profitieren, denn das ist etwas preisgünstiger zu haben als Erythrit und kann mengenmäßig auch 1 zu 1 im Verhältnis zu Zucker eingesetzt werden. Bonus bei Xylit ist zusätzlich noch, dass es kariesverhindernd wirkt und damit richtig gut für die Zähne ist. Dazu hat Xylit auch noch einige weitere gesundheitlich günstige Auswirkungen, die für den Verzehr sprechen. Ausdrücklich will ich warnen, dass Xylit für Hunde nicht verträglich ist und der Verzehr unter Umständen tödlich für den Hund ausgehen kann. Sollten Sie also einen Hund im Haushalt haben, würde ich vorsichtshalber auf Xylit verzichten und zu einer Alternative greifen.

Unendliche Auswahl – und was nun damit tun?

Was ist jetzt das Ergebnis meiner Süßmittelorgie, die Sie über sich ergehen lassen mussten? Ich mache Ihnen keine Vorschriften. Sie sind erwachsen und treffen ganz einfach Ihre Entscheidung, ob und in welchem Umfang Sie Zucker, Süßstoffe und Zuckeraustauschstoffe in Ihr Leben lassen.

Für mich habe ich entschieden, dass ich den Konsum von Zuckerarten, die mit einer erheblichen Blutzuckerwirkung und/oder Insulinreaktion daherkommen, stark einschränke. Alles andere würde auch nicht zu meinem Happy-Carb-Prinzip passen. Dazu verwende ich sowohl chemische Süßstoffe als auch Zuckeraustauschstoffe. Dabei versuche ich, unterschiedliche Süßmittel miteinander zu kombinieren, damit es nicht zu einem einseitigen übermäßigen Verzehr kommt. Sollten Sie auf den Genuss von Süßmitteln spürbar mit Heißhunger reagieren, dann lassen Sie besser die Finger davon. Probieren Sie es aus und machen Sie genau wie ich Ihre Erfahrungen. Ziel ist es insgesamt, die Süße im Leben zu reduzieren und mit weniger Süßmittel auszukommen. Und das ist auch nicht so schwer, wenn der Gaumen sich erst mal daran gewöhnt hat.

Aber ganz ohne muss eben auch nicht sein.

Allem kann ich widerstehen, nur der Versuchung nicht

ALLEM KANN ICH WIDERSTEHEN, NUR DER VERSUCHUNG NICHT

Ich möchte diesen Abschnitt mit meinem Lieblingsschreiberling Oscar Wilde beginnen, der einst schrieb:

»Versuchungen sollte man nachgeben. Wer weiß, ob sie wiederkommen.«

Dem stimme ich uneingeschränkt zu. Um meinem Bedürfnis nach Genuss und Lebensfreude auch weiterhin Rechnung tragen zu können, habe ich mir von Anfang an zwei Sünden pro Woche zugestanden.

Warum zwei Sünden? Zum einen ist Vorfreude immer die schönste Freude und zum anderen wäre ich mit einer Ausnahme pro Woche nicht ausgekommen. Ich bin bekennende Schokoholikerin und habe auch während der Abnehmphase meiner Schokoladenlust gefrönt. Meistens mit feiner dunkler Schokolade. Der höhere Anteil an Kakao hat positive gesundheitliche Wirkungen und die Menge des Zuckers ist geringer. Ich bin dann auch so eine: wenn schon Sünde, dann aber bitte richtig. Sie werden mich also nie nur ein Rippchen Schokolade essen sehen, sondern ich futtere dann schon auch mal 50 Gramm am Stück weg. Im Vergleich zu früher ist das aber eine echt kleine Menge. Denn da waren mal schnell 300 Gramm auf einen Rutsch im Bauch. Heute schmause und schleckere ich an 50 Gramm eine ganze Weile rum, immer mit der notwendigen Aufmerksamkeit.

Nebenbei vernascht lohnen Sünden nicht.

Übrigens: Auch Low-Carb-Kuchen fällt bei mir in die Sündenregelung hinein. Klar, der Blutzucker reagiert auf die Schmausereien nicht verschnupft, aber die Kuchen kommen mit unverschämt vielen Kalorien um die Ecke. Es ist eben ein Kuchen. Punkt! Zu häufig zusätzlich gegessen, krallen sich auch die Low-Carb-Törtchen an den Hüften fest. Immer alles mit Augenmaß und in der richtigen Dosierung.

Wie viel Beschäftigung mit der Nahrung ist eigentlich noch unbedenklich?

Natürlich habe ich mich im Rahmen meiner Ernährungsumstellung auch irgendwann gefragt, ob es eigentlich noch normal ist, sich so viel mit dem Thema „Gesundheit und Ernährung" auseinanderzusetzen. Folgende Fragen haben mich eine ganze Weile umtrieben:

- Wie viel Beschäftigung mit dem Thema „Ernährung und Gesundheit" ist eigentlich „normal"?
- Wann wird Ernährung vielleicht zur fixen Idee?
- Esse ich noch, um zu leben, oder lebe ich inzwischen, um Low-Carb zu essen?
- Genieße ich noch richtig oder hat Essen einen rein gesundheitsorientierten Charakter für mich bekommen?
- Ist Low-Carb vielleicht doch Low-Spaß und ich habe das nur noch nicht bemerkt?

Schließlich ist es so, dass auch ein Übermaß an Beschäftigung mit Gesundheit und Ernährung einen krankhaften und zwanghaften Charakter bekommen kann. Dann spricht man von Orthorexie. Meine Recherche hat ergeben, dass sich hinter der Orthorexie eine Art Essstörung verbirgt, bei der es nicht um die Menge des Essens, also zu viel oder zu wenig, sondern ausschließlich um die Qualität des Essens geht. Erkrankte Menschen sind von ihrer gesunden Ernährungsweise besessen und legen einen extrem missionarischen Eifer an den Tag. Haben Sie bisher das unangenehme Gefühl bekommen, dass ich Sie missionieren will? Wenn ja, muss ich mir dann doch sofort Gedanken darüber machen, ob ich nicht vielleicht doch an Orthorexie leide. Aber nein, verschiedene Kriterien sprechen für meine geistige Gesundheit. Ich bin nicht besessen und missioniere nicht. Und niemand mit Orthorexie würde hin und wieder eine Cola mit Süßstoff trinken. Ufff. Alles gut. Der Kelch der Orthorexie ist an mir vorbeigegangen. Aber ich glaube schon, dass die Beschäftigung mit gesunder Ernährung ungesund aus dem Ruder laufen kann.

So ein bisschen verrückt geht doch immer und macht das Leben erst lebenswert. Ich mag meinen »verrückten« Happy-Carb-Lifestyle und das soll auch so bleiben. Wenn Essen religiöse, belehrende Züge bekommt, reagiere ich allergisch. Von mir aus kann vegan essen, wer will, oder auch auf dem Paleo-Trip geistig Mammuts jagen. Gerne auch Ketose als Zustand der heiligen Erleuchtung erklären. Alles wunderbar, jeder wie er mag und das für sich persönlich als richtig erachtet. Aber bitte nicht vergessen, am Ende sind wir alle mausetot. Niemand schlägt dem Tod ein Schnippchen. Egal, ob man das komplette Leben danach ausgerichtet hat, sich vermeintlich optimal zu ernähren oder nicht. Und wer da am Ende dann den längeren Atem hat, wissen wir doch heute zum Glück noch nicht. Aber: Wir werden uns in der letzten Stunde unseres Lebens wahrscheinlich nicht mit Freude an das Stück Kuchen erinnern, das wir nicht gegessen haben. Genuss ist Lebensqualität und sollte deshalb bei jeder Ernährungsform im Vordergrund stehen. Nicht jedes

Lebensmittel muss zwingend einer Norm entsprechen oder muss immer irgendwelche Gesundheitserwartungen erfüllen. Auch wenn wir Diabetiker sind, soll unser kulinarisches Leben nicht vorbei sein.

Ohne Gesundheit ist alles nichts. Da sind wir uns sicher einig. Aber Gesundheit ist auch kein Wert, dem man die Lebensqualität und Lebensfreude vollständig unterordnen darf. Es geht um einen Kompromiss, bei dem so gut es geht gerecht zu werden. Und Happy Carb ist der Versuch, genau das für Diabetiker in die Praxis umzusetzen.

Damit verlassen wir jetzt den Bereich der Ernährung. Sie haben es geschafft! Ich freue mich, dass Sie durchgehalten haben, auch wenn alles etwas kompliziert war. Aber das Herz von Happy Carb ist und bleibt die Low-Carb-Ernährung, und da ist es eben gut, wenn einige grundlegende Kenntnisse vorhanden sind.

Im hinteren Teil des Buches (ab Seite 189) finden Sie eine ganze Reihe von Rezepten zu Ihrer Anregung und zur Bestätigung, dass ich Ihnen hier in Sachen Genuss keinen Bären aufgebunden habe.

Diabetiker, beweg dich!

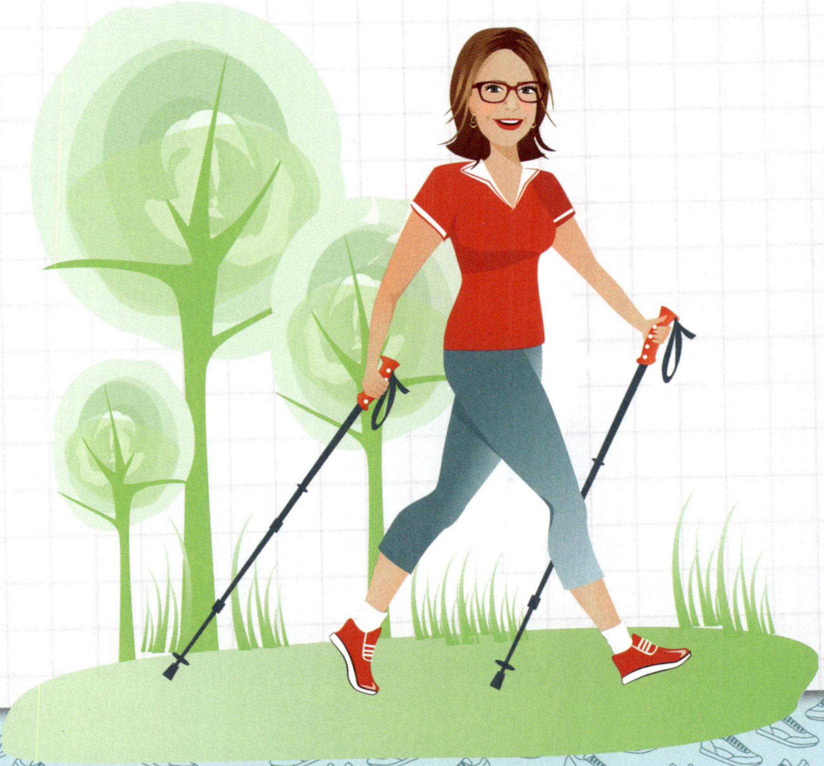

DIABETIKER/IN, BEWEG DICH!

Eine Sportskanone war ich nie und ich bin es auch heute noch nicht. Das schon mal gleich vorweg, ehe Sie jetzt eine Hochleistungstriathletin erwarten, die sich nur noch im Flick-Flack durch das Haus bewegt und sich bei Wind und Wetter in die Fluten stürzt. Sorry, so eine Erfolgsstory kann ich Ihnen nicht bieten. Leider bin ich immer noch etwas bequem und faul und gehe beim Thema Bewegung sehr ökonomisch vor. So wenig wie möglich und so viel wie nötig. Wobei das jetzt schon ein wenig geflunkert ist. Denn inzwischen ist das Unmögliche geschehen, und Bewegung macht mir »wieder« Spaß.

Als Kind habe ich mich durchaus gerne bewegt. Sie erinnern sich vielleicht: Ich war ein dünnes Kind. Bin immer viel gelaufen und Rad gefahren und war auch relativ gelenkig. Ich war eines der Kinder, die Spaß daran hatten, beide Beine auf einmal hinter den Kopf zu legen und dann lustige Sprüche zu rufen. Gut, diese Fähigkeit hat sich dann im Laufe der Jahre irgendwie verloren. Mit zunehmenden Kilos wurden meine sportlichen Aktivitäten immer weniger. Bei jedem Versuch, Gewicht zu verlieren, flackerte der Sportmodus jeweils kurzzeitig wieder auf. Sei es anstrengendes Aerobic oder auch der unregelmäßige Besuch eines Fitnessstudios. Das habe ich alles erprobt und für mich auf Dauer als nicht praktikabel erkannt.

Jede körperliche Betätigung ist gut.

Aber jetzt hat eine neue Zeitrechnung begonnen. Das Zeitalter nach meiner Diabetes-Diagnose hat es nämlich erforderlich gemacht, dass ich mich dem Thema Bewegung erneut zuwende und eine für mich sportelbare Lösung erarbeitete. Und ehe Sie jetzt Angst bekommen, dass ich gleich schreiben werde, welche tollen Fitnessprogramme ich heute absolviere und welche Gewichte ich stemme, können Sie sich erst mal wieder locker machen. Denn: Jede Bewegung ist gut.

Ob das die Treppe ist, die Sie statt des bequemen Lifts nehmen, oder ob das der flotte Spaziergang durch die frische Luft ist. Ob das der gemeinsame Sport in einem Sportverein oder eben das Muskeltraining in einem Fitnessstudio ist, der Einkauf mit dem Rad oder auch das sportliche Jogging. Jede Bewegung ist gut.

Unser Körper ist dafür gebaut, aktiv zu sein. Wir können sicher über Vieles diskutieren, wenn wir darüber sprechen, dass wir wieder mehr so leben sollten wie unsere Vorfahren. Aber eines ist sicher: Unsere Vorfahren hatten viel mehr Bewegung als wir heute. So ohne Auto, Bus und Bahn blieben nur die eigenen Beine zur Fortbewegung. Damit verbunden war auch die Nahrungsbeschaffung. Der Jäger und Sammler konnte vom Sofa aus keinen Pizzalieferdienst anrufen, sondern musste sich selbst auf den Weg machen. Und genau dafür haben wir sie eben auch, unsere muskulösen Beine, die unseren Körper durch die Welt tragen sollen und die doch heute oftmals vom vielen Sitzen so verkümmert sind. Deshalb: Jede Bewegung heute ist mehr, als ich in meinen dicken Zeiten gemacht habe.

Weniger mit Leistungsdruck an das Thema Sport rangehen, sondern mit dem Spaß an der Sache war meine Devise. Ich gebe zu, die Freude war bei mir nicht von Anfang an mit im Boot. Aber sich mit 130 Kilogramm um Luft ringend zu bewegen, macht auch keinen Spaß. Und da rede ich jetzt nicht von einer sportlichen Überforderungssituation, sondern einfach von fünf Minuten normalem Gehen, was mir damals nicht mehr möglich war.

Diabetes und Bewegung. Untrennbar miteinander verwoben.

Warum das so ist? Das erkläre ich Ihnen gerne, bevor wir uns konkret meinem Sportprogramm widmen. Welche Vorteile bringt eine regelmäßige körperliche Betätigung überhaupt und im Speziellen für Diabetiker?

Erst einmal verbessert körperliche Aktivität nachhaltig die Insulinwirkung. Da wir Typ-2-Diabetiker damit in der Regel ein Problem haben, ist der Mechanismus, dass Bewegung die Körperzellen wieder aufnahmefähiger für den Zucker aus dem Blut macht, eine wirksame Waffe gegen den Diabetes Typ 2.

Daraus resultieren natürlich dauerhaft niedrigere Blutzuckerwerte. Der Zucker aus dem Blut steht den Muskelzellen jetzt wieder zur Energieversorgung zur Verfügung. Und durch die bessere Insulinempfindlichkeit können auch wieder mehr Fettsäuren „verbrannt" werden. Ein Unterzuckerungsrisiko besteht in der Regel nur, wenn Tabletten mit entsprechender Wirkung oder Insulin zum Einsatz kommen.

Dazu hat Sport den Vorteil, dass der Blutdruck gesenkt wird und die Blutfettwerte sich verbessern. Bewegung erhöht das HDL und senkt das schlechte LDL. Gerade im Hinblick auf die gefäßorientierten Folgeerkrankungen ein positiver Effekt, dem große Aufmerksamkeit beigemessen werden sollte. Daneben gehen bei der Bewegung auch einige Kalorien flöten, was sich positiv auf die Gewichtsabnahme auswirkt. Meiner Meinung nach wird der

Beitrag des Sports auf den Abnehmerfolg häufig überbewertet, aber unterstützend ist Bewegung auch da eine tragende Säule.

Natürlich verbessert sich auch die Leistung des Herzens und der Lunge. Das Herz ist ein Muskel und will trainiert werden. Ein ruhigerer Puls und eine höhere körperliche Belastbarkeit sind die Belohnung. Und die Muskulatur, die sich an Ihrem Körper ansammelt, verbrennt dauerhaft viel Energie. Mehr Muskeln bedeuten also auch mehr Energieverbrauch. Selbst auf dem Sofa verbrennt ein zuvor aktiver Muskel mehr Energie als träger Speck. Dass Muskeln in einem vernünftigen Umfang auch schöner aussehen als eine Speckwampe, erschließt sich auch fast jedem. Wobei wir jetzt nicht auf optischen Oberflächlichkeiten herumreiten wollen. Aus dem Alter sind wir dann doch schon raus.

Kommen Sie so langsam auf den Geschmack oder brauchen Sie noch mehr Argumente? Eine höhere Beweglichkeit und Fitness gehen auch mit einem gestärkten Selbstvertrauen und einem Mehr an Lebensqualität und Lebensfreude einher. Da schließt sich dann auch wieder der Kreis zum eigentlichen Ziel meines Buches: Ihnen und mir mehr Lebensqualität zu verschaffen, trotz der Diagnose Diabetes Typ 2, und das bei größtmöglichem Spaß und Genuss. Sie haben Interesse? Gut, dann lassen Sie uns zur Tat schreiten und den Körper in Wallung bringen!

Die Happy-Carb-Sportschau.

Mein sportliches Programm habe ich in mehrere Bereiche unterteilt:

- Alltagsbewegung
- Ausdauer
- Kraft
- Koordination

Kling schön fürchterlich, ich weiß. Aber lassen Sie uns mit dem Einfachsten anfangen, der Alltagsbewegung. Kennen Sie den Spruch: „Jeder Gang macht schlank!"? Sagt man doch so gerne. Und ja, dem ist so. Sie müssen keinen Marathon am Stück laufen. Aber Sie sollten das in Häppchen tun.

Vielleicht stehen Sie genau jetzt einmal auf und laufen einmal im Kreis durch die ganze Wohnung. Toll wäre es, wenn Sie auch eine Treppe mit einbinden könnten. Ich liebe Treppen inzwischen, und dabei habe ich die früher gehasst.

Also, wir sehen uns gleich wieder. Und los geht es …

So, ich hoffe, Sie sind genau wie ich wieder zurück und schnaufen. Wenn Sie wirklich angestrengt atmen, ist das ein Zeichen, dass Sie auf jeden Fall ein klein wenig von der Bewegungslosigkeit auf dem Sofa liegen lassen und in ein aktiveres Leben durchstarten sollten. Im Bereich Alltagsbewegung habe ich einfach viel mehr Dinge zu Fuß erledigt als früher. Habe in Gebäuden, zumindest bis zum vierten Stock, keine Aufzüge mehr benutzt. Zu meiner Entlastung füge ich aber hinzu, dass ich im ländlichen Raum wohne und Häuser mit mehreren Stockwerken sehr selten sind.

Ob es die Gartenarbeit ist oder Sie aktiv den Staubsauger schwingen – jede Bewegung zählt und jede Bewegung hilft, Ihre Diabetes-Erkrankung zurückzudrängen. Hängen Sie doch mal wieder die Wäsche im Freien auf oder fahren Sie mit dem Rad zu Freunden. Was Ihnen guttut, schadet übrigens auch dem Rest der Familie nicht. Nur sollte Ihr Weg in Zukunft nicht hauptsächlich der Weg zum Kühlschrank sein, sondern daran vorbei.

Ich selbst nutze übrigens kleine Wartezeiten in der Küche für kurze Gymnastikübungen oder Balanciereinheiten. Da stehe ich vor der Espressomaschine und hebe brav abwechselnd die Knie. Oder während die Mikrowelle läuft und ich warte, balanciere ich auf einem Fuß. Wenn Sie weiter fortgeschritten sind, dann gerne auch auf der Fußspitze.

Wie wäre es mal wieder mit einer Runde tanzen? Packen Sie Ihren Partner an der Hand und los geht´s. Wenn Sie genau wie ich einen Tanzmuffel an der Seite haben, dann behelfen Sie sich selbst. Ich mache mir auch daheim manchmal Musik an und tanze einfach. Das tut mir gut, macht mich fröhlich und Bewegung habe ich auch noch. Klar, sehen sollte einen dabei niemand. Aber genau für solche Fälle hat man doch ein schönes Zuhause. Tanzen Sie den Zucker weg. Klingt das nicht toll?

Nicht die Menge auf einen Schlag, sondern die Nachhaltigkeit zählt. Alltagsbewegung ist eine gute Gelegenheit, das Pensum zu erhöhen, ohne viel Zeit zu verlieren.

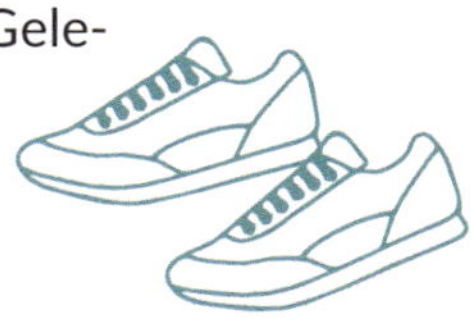

Es muss nicht der Marathon sein.

Das Ausdauertraining hat für uns als Diabetiker die positivsten Auswirkungen. Allerdings ist Ausdauersport zeitintensiv. Und Zeit ist ein knappes Gut, da sind Sie sicher mit mir einer Meinung. Wobei, Zeit haben wir immer für das, wofür wir uns entscheiden. Und in Zukunft müssen Sie Ihre Entscheidungen anders treffen bzw. andere Prioritäten setzen.

Wie viel Ausdauersport mache ich? Ich habe mir eine relativ einfache Regel gemacht: mindestens jeden zweiten Tag und dann mindestens 30 Minuten Ausdauer. Das ist sicher knapp bemessen, aber ich wollte mich von Anfang an nicht mit utopischen Forderungen einschüchtern und überfordern. Es sollte machbar sein und dieses Pensum ist langfristig machbar. In der Praxis mache ich meistens mehr, aber selbst wenn es mal eng ist, schaffe ich dennoch immer mein Minimalpensum von 30 Minuten jeden zweiten Tag.

Es gibt eine ganze Reihe von Ausdauersportarten, die infrage kommen. Machen Sie, was Ihnen Freude bereitet, aber machen Sie. Ob Walken, Radfahren, Schwimmen, Inline-Skaten, Rudern, Langlauf, Jogging – die Möglichkeiten sind grenzenlos. Ich selbst habe mich gegen den Besuch eines Fitnessstudios entschieden und erledige meine Sportaktivitäten entweder in der Natur oder eben zu Hause. Ich habe mich auf die folgenden Ausdauersportarten eingelassen:

- Nordic Walking
- Schwimmen (Freibad und Hallenbad)
- Crosstrainer (Schlechtwetteroption)

Nordic Walking: Bewegung ohne große Einstiegshürde mit vielen positiven Effekten.

Ja, ich bin eine dieser stöckelnden Frauen geworden. Nicht mit hohen Absätzen, sondern mit zwei Stöcken in der Hand laufe ich hier regelmäßig an einem Bachlauf entlang und habe eine Fünf-Kilometer-Runde, die ich fast schon mit geschlossenen Augen walken kann. Und wenn man mich nicht sieht, so kann man mich doch hören, wenn ich mit einem dynamischen Klack-Klack hier meines Weges gehe. Mit Musik im Ohr und bei fast jedem Wetter. Alles nur eine Frage der Bekleidung. Nordic Walking kommt ursprünglich aus Skandinavien und hat auch im deutschsprachigen Raum immer mehr Fans gefunden. Gerade bei Diabetes eine wirklich ideale Sportart, Sie sollten wirklich darüber nachdenken, ob das nicht auch für Sie eine gute Sache ist.

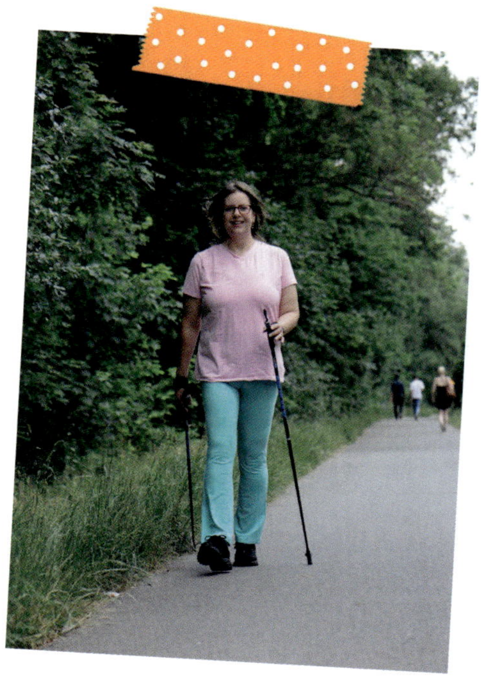

Was sind die Vorteile?

Nordic Walking ist leicht zu erlernen und für jede Altersklasse geeignet. Dazu kommt, dass man die Belastung beim Nordic Walking ganz einfach dem eigenen Leistungsvermögen anpassen kann, je nach Fitness und Ausdauer. Nordic Walking geht gut alleine und macht in der Gruppe bei einem Plausch besonders viel Spaß. Die Grundausstattung ist nicht sehr teuer, denn mit ordentlichen Schuhen, den Stöcken und etwas Bekleidung zum Laufen ist man schon gut ausgestattet. Ein Kurs zum Einstieg, um die richtige Technik zu erlernen, ist sinnvoll. Angebote gibt es reichlich. Fast jeder Sportverein hat etwas im Angebot. Und dann kann es auch schon losgehen. Wann immer Sie wollen und wo immer Sie wollen. Laufen kann man überall. Meine Stöcke begleiten mich in den Urlaub, waren auf Geschäftsreisen dabei und sind schon durch so manche Parks und Wälder dieser Welt gestöckelt.

Was macht eigentlich das Nordic Walking so interessant und so gesund? Beim Nordic Walking werden jede Menge Muskeln in Wallung gebracht. Der Stockeinsatz aktiviert auch die Muskulatur im Oberkörper und nicht wie beim normalen Walken nur die Beinmuskulatur. Dadurch verbraucht man 20 Prozent mehr Kalorien und gleichzeitig ist die Gelenkbelastung niedriger, denn das Körpergewicht wird ja auch teilweise auf die Stöcke verlagert. Und wer so wie ich seine Gelenke über Jahre mit viel zu viel Gewicht traktiert hat, dessen Gelenke danken für eine schonende Betätigung. Knie, Füße, Wirbelsäule! Das ganze Knochengerüst wird entlastet und nicht überbeansprucht. Beim dynamischen Gehen werden Herz und Kreislauf gestärkt, die Muskeln gefordert und Knochen und Gelenke werden besser ernährt. Und wenn das Blut gut durch den Körper zirkuliert, profitiert auch unser Gehirn, das gut durchblutet neue Synapsen bilden kann.

Nordic Walking ist fast ein Jungbrunnen. Gut, das vielleicht nicht. Aber mindestens so gut wie 500 Milligramm Metformin am Tag, was aber nur eine wilde Schätzung von mir ist. Ich muss schließlich unbedingt Werbung machen für meinen Lieblingssport, der manchmal so unschön belächelt wird. Ja, auch mir entgeht das nicht. Aber wissen Sie was? Es ist mir egal. Nordic Walking tut mir gut, und das ist alles, was zählt.

Auch die stressabbauende Wirkung des Ausdauersportes will ich noch betonen, und da empfinde ich das Nordic Walking besonders entspannend. Sich bei Sonnenschein in frischer Luft zu bewegen, baut Stress ab und wirkt antidepressiv. Natürlich ist immer nur laufen irgendwann langweilig. Also mussten weitere Betätigungsmöglichkeiten her.

Schwerelos wie ein Fisch im Wasser.

Wir haben jetzt Juni 2016 und heute war ein wunderbarer heißer Tag. Zu warm, um zu laufen, aber genau richtig um zu schwimmen.

Als weitere Ausdauersportart habe ich mir das Schwimmen ausgewählt. Wasser war schon seit Kindheitstagen ein Element, in dem ich mich gerne aufgehalten habe. Und selbst in meinen gewichtigsten und unförmigsten Zeiten bin ich immer gerne Schwimmen gegangen. Wann hat man als 130-Kilo-Koloss schon mal die Gelegenheit, sich elfenleicht zu fühlen? Ich habe es immer sehr genossen, im Wasser zu schweben und einfach durch das kühle Nass zu gleiten.

Heute gehe ich das Thema Schwimmen natürlich etwas sportlicher an, denn ich schwimme wirklich langweilige Bahnen. Ich zähle diese aber nicht, sondern schwimme einfach stramm 45 bis 60 Minuten. Im Sommer so oft es geht im Freibad, und das restliche Jahr über versuche ich, einmal wöchentlich den Badeanzug im Hallenbad überzustreifen. Leider ist die Infrastruktur der Hallenbäder in Deutschland rückläufig, was ich sehr schade finde. Schlecht für das Gewichtsmanagement der Bevölkerung und gleichzeitig ist die Folge, dass heute tatsächlich viele Kinder nicht mehr Schwimmen lernen. Das ist für mich unvorstellbar. Jeden Sommer meiner Kindheit habe ich im Schwimmbad verbracht und erinnere mich an tolle Sommer und heftige Sonnenbrände. Wenn ich heute im Schwimmbad an der gleichen Stelle liege wie damals vor 40 Jahren, dann ist das wie eine kleine Zeitreise für mich. Und ich liebe diese Träumereien, zurück in eine positive Gedankenwelt.

Warum ich schwimmen so mag, will ich Ihnen gerne erzählen. Schwimmen ist wahrscheinlich eine der gesündesten Sportarten. Gelenkschonend trainiert man beim Schwimmen eine Vielzahl von Muskeln und das fast ohne ernsthafte Verletzungsgefahr. Es sei denn, sie stürzen am Beckenrand und schlagen mit dem Kopf auf. Was natürlich nicht passieren soll.

Vorteil beim Schwimmen ist, dass das Wasser einen trägt und das eigene Gewicht keine Rolle spielt. Die Belastung für Gelenke und Sehnen ist also gleich null. Gleichzeitig wird beim Schwimmen eine Vielzahl von Muskeln beansprucht. Um sich im Wasser zu bewegen, müssen Sie den Wasserwiderstand überwinden und der ist etwa 14-mal größer als außerhalb des Wassers. Und dazu braucht es Muskeln, die angestrengt werden müssen und die dadurch gestärkt werden. Je nachdem, welchen Schwimmstil Sie bevorzugen, trainieren Sie unterschiedliche

Muskelgruppen intensiver. Gut ist daher, unterschiedliche Schwimmstile anzuwenden. Mich treffen Sie im Schwimmbad entweder beim Brustschwimmen oder auch in der Rückenlage an. Kraulen habe ich leider nie erlernt und Schmetterling sieht bei mir eher so aus, als hätte ich im Wasser einen Stromschlag erhalten. Ich erspare Ihnen weitere Details.

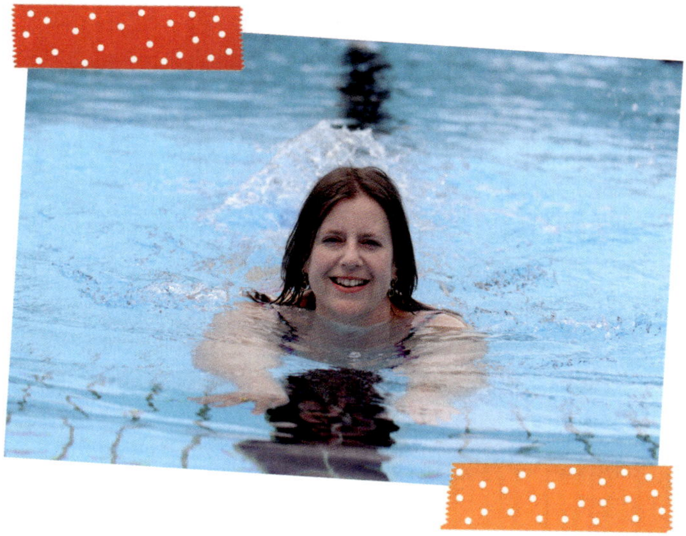

Geht es Ihnen eigentlich wie mir, und Sie könnten nach dem Schwimmen einen großen Berg von Essen verputzen? Schwimmen macht Hunger. Das liegt daran, dass Schwimmen viele Kalorien benötigt, und zwar bis zu 700 Kalorien in der Stunde. Natürlich muss dann auch entsprechend intensiv geschwommen werden. Aber auch weniger dynamisch im Becken unterwegs braucht es im Kampf mit dem Wasserwiderstand eine Menge Energie. Und wo viele Kalorien verbraucht werden, die nicht aus der Nahrung zur Verfügung stehen, geht es an die Reserven.

Als Ausdauertraining taugt Schwimmen so gut, weil Herz und Kreislauf gestärkt werden und auch die Lungenfunktion verbessert wird. Ansonsten gelten natürlich die bereits beschriebenen positiven Effekte auf den Cholesteringehalt im Blut genauso wie die verbesserte Insulinwirkung als positive Nebeneffekte des Schwimmens.

Wenn Schwimmen für Sie direkt nichts ist oder Sie nicht schwimmen können, dann ist das kein Grund, sich vor dem Wasser zu drücken. Aqua-Gymnastik und Aqua-Jogging sind im Trend. Schauen Sie nach Angeboten in den Bädern in Ihrer Nähe. Packen Sie doch auch mal wieder die Badehose aus und dann nichts wie ab ins Wasser.

So, jetzt habe ich Ihnen schon mal einen nicht unerheblichen Teil meines Sportprogramms gebeichtet. Natürlich ist es so, dass draußen Walken immer geht, denn es gibt bekanntermaßen kein schlechtes Wetter, sondern nur falsche Kleidung.

Aber auf der anderen Seite bin ich aus Zucker und dann doch nicht so wetterfest, wie das hin und wieder der Fall sein müsste.

Schlechtes Wetter ist keine Ausrede für geschwänzte Bewegung. Diabetes hat man auch bei Regen!

Es musste also auch noch eine Ausdauervariante her, die wetterunabhängig auszuüben ist und für die ich nicht das Haus verlassen muss. Es musste ein Hometrainer angeschafft werden. Den habe ich nun auch hier im Arbeitszimmer stehen und behandle ihn inzwischen wie einen guten Freund, mit dem ich regelmäßig Zeit verbringe. Ausdauergeräte für daheim gibt es jede Menge. Denken Sie an die Ergometer, Rudergeräte, Laufbänder, Stepper und eben auch die Crosstrainer. Und genau so ein Gerät habe ich seit einiger Zeit hier stehen. So ein komisches Ding, das aussieht wie ein Stehfahrrad mit langen Griffen. Vielleicht kennen Sie die Geräte ja sogar schon.

Warum ich mich für einen Crosstrainer entschieden habe, ist relativ einfach zu erklären. Ich versuche auch hier, meine Zeit möglichst effizient einzusetzen. Und das bedeutet für mich, dass ich gleichzeitig möglichst viele Muskelgruppen trainieren will. Daneben will ich auch bei meinem Hometrainer meine vom Gewicht strapazierten Gelenke schonen. Dann sollte das Gerät platzsparend sein, unterschiedliche Schweregrade bieten und für mein damals hohes Ausgangsgewicht geeignet sein.

Nachdem ich all diese Kriterien bewertet hatte, blieb mein Auge auf einem Crosstrainer hängen und das Gerät wurde angeschafft. Bei dem Crosstrainer, denn ich hier im Haus stehen habe, handelt es sich um einen Ellipsentrainer. Bei dem befindet sich das Schwungrad vorne und nicht hinten. Vorteil dieses Gerätes ist, dass die Füße immer auf den Pedalen bleiben und eine Ellipsenform nachzeichnen. Ich hopse also nicht auf und ab, sondern schwinge fast schwerelos, fast wie beim Walken. Da es aber im Gegensatz dazu keinen Aufprall gibt, fehlt die Aufschlagbelastung und das freut Gelenke und Wirbelsäule.

Da auch die Arme mit eingesetzt werden, verbindet ein Crosstrainer optimal das Training von Oberkörper und Beinen und bietet ein prima Herz-Kreislauf-Training. Durch die Auswahl verschiedener Programme (z. B. Intervalle oder Steigungen) kann neben der Ausdauerleistung auch sehr gut die Fitness trainiert werden. Das kommt bei reinen Ausdauersportarten häufig zu kurz, ist aber ebenfalls wichtig für unser Herz-Kreislauf-System. Ausdauer in mäßiger Belastung ist wichtig und gut, aber regelmäßig sollte die

Belastung auch höher liegen. Nicht verausgaben, aber schon mal ins positive Schwitzen kommen und dem Kreislauf eine höhere Leistung abverlangen.

Gerade am Anfang meines Trainings mit dem Crosstrainer bin ich nach nur wenigen Minuten auf leichtester Stufe fast vom Gerät gefallen, so kaputt war ich. Alles nur eine Frage des Trainings. Inzwischen schaffe ich 30 bis 45 Minuten auf mittlerer Stufe, ohne den Puls zum Ausflippen zu bringen. Mein einsamer Rekord auf dem Trainingsgerät liegt bei 100 Minuten. Gut, damals wollte ich eigentlich nur wissen, was passiert, wenn die Zeitanzeige dreistellig wird. Es funktioniert, Sie können sich diese Strapaze also ersparen.

Wie beim Nordic Walking und beim Schwimmen werden durch den umfangreichen Einsatz von Muskeln auch beim Crosstrainer verhältnismäßig viele Kalorien verbrannt. Also ein perfektes Gerät für jeden Diabetiker und jeden Menschen, der Gewicht verlieren will.

Aber auch ein so toller Crosstrainer hat Nachteile. Erst einmal kann man auf ihm wegen des Armeinsatzes nicht lesen. Ich habe im Arbeitszimmer die Gelegenheit, DVD zu schauen, oder ich stecke mir Musik in die Ohren. Aber ja, es kann schon auch mal langweilig werden. Es gibt aufregendere Betätigungen als auf einem Crosstrainer immer auf einer Stelle durch das Arbeitszimmer zu reiten.

Dann kostet so ein Gerät Geld, und je nach Qualität kann es sogar nicht ganz günstig sein. Ich brauchte ein stabiles, für mein Ausgangsgewicht geeignetes Gerät und habe daher ganze 1.000 Euro investiert. Das ist ein echter Brocken und definitiv mehr, als das Budget vorgegeben hatte. Aber als ich meinen Taurus im Laden probegelaufen bin, war es um mich geschehen und das Ding musste es sein. Es sind natürlich auch schon preiswertere Geräte erhältlich. Ich habe jedoch das Investment nie bereut. Bitte nicht vergessen: Das alles sind nur Vorschläge und die Darstellung meiner Maßnahmen. Was davon für Sie infrage kommt, entscheiden ganz alleine Sie.

Nun noch die Muskeln in Form bringen.

So, es ist nun aber nur mit Alltagsbewegung und Ausdauertraining nicht getan. Denn auch unsere Muskulatur will gezielt gekräftigt werden. Und sie verlangt regelmäßiges Training. Vielleicht hatten Sie schon mal einen Gips und haben sich nach einigen Wochen dann gewundert, wo der Arm oder das Bein hin ist. So viel Umfang ging flöten. Die Muskulatur schrumpft schnell und es ist erforderlich, dagegen zu halten. Wenn wir nichts tun, reduziert sich die Muskulatur sukzessive ab etwa dem 30. Lebensjahr. Nun, da Sie es mit Diabetes Typ 2 zu tun haben, sind Sie wahrscheinlich älter, also müssen Sie genau wie ich etwas tun, um den Verfall zu verlangsamen. Das klingt zwar böse, aber trifft es doch irgendwie.

Um die Muskulatur zu trainieren, gibt es viele Möglichkeiten. Sie denken sicher sofort an eine Muckibude, was natürlich eine Möglichkeit ist. Dann gibt es auch von Sportvereinen jede Menge Angebote und eine Vielzahl von trendigen Trainingsmöglichkeiten von Bodyweight bis Kettlebells. Natürlich geht auch die klassische altgediente Körperertüchtigung in Form von Kniebeugen, Liegestütz und Klimmzügen. Gut, diese Beispiele setzen eine gewisse Sportlichkeit voraus und sind nicht in jedem Alter und in jeder Gewichtsklasse gut umzusetzen.

Auch beim Thema Kraft bin ich wieder einfach gestrickt und greife beim Muskeltraining regelmäßig zum praktischen Thera-Band. Falls Sie dieses Wundersportgerät noch nicht kennen, dann wird es allerhöchste Zeit. Denn das Thera-Band ist ein Sportgerät, mit dem Sie alle wichtigen Muskelpartien effektiv trainieren können.

Völlig unspektakulär handelt es sich bei einem Thera-Band um ein elastisches Trainingsband aus Naturlatex. Es ist nicht teuer, lässt sich überall einsetzen und ist leicht und handlich. Außer einer Latexallergie gibt es also keinen vernünftigen Grund, das Training damit zu verschmähen. Das Prinzip des Thera-Bands ist ganz einfach. Denn wie im Wasser ist auch beim Training mit dem Thera-Band ein Widerstand zu überwinden. Je nach Farbe des Bandes ist der Widerstand unterschiedlich groß und damit die eingesetzte Kraft unterschiedlich – ganz abhängig davon, was das Trainingsziel und wie die aktuelle Ausgangslage ist.

Von daher ist das Thera-Band für jeden geeignet. Egal, welchen Leistungsstand oder welches Alter Sie haben. Es können einzelne Muskeln trainiert werden oder gleich ganze Muskelgruppen. Sie haben die Möglichkeit, über moderate häufige Wiederholungen die Kraftausdauer zu verbessern oder mit fast Maximalkraft und wenigen Wiederholungen Muskelmasse aufzubauen. Sollten Sie Probleme mit Bluthochdruck haben oder Schäden an den Augen, sollten Sie jedoch auf die Variante mit Maximalkraft besser verzichten.

Aber auch da gilt wieder. Besser keine Wissenschaft daraus machen, sondern einfach machen. Und zwar regelmäßig. Ich investiere dreimal pro Woche 20 Minuten. Das klingt nicht dramatisch, oder? Dabei trainiere ich zweimal pro Woche die Kraftausdauer und einmal pro Woche versuche ich, mit höherem Kraftaufwand etwas Muskelmasse aufzubauen. Wenn Sie keine Möglichkeit haben, von einer geschulten Person die Übungen vermittelt zu bekommen, dann machen Sie es doch wie ich und kaufen Sie sich eine DVD, mit der Sie den Umgang zu Hause ganz bequem im Wohnzimmer erlernen können. In den ersten Wochen habe ich mein Elf-Minuten-Programm immer nach direkter Vorgabe aus dem Fernseher gemacht, inzwischen kann ich die Übungen auswendig und absolviere sie wie im Schlaf.

Ach, wenn Sie sich jetzt über das Delta von neun Minuten wundern, dann bedenken Sie, dass ich mich vor dem Training kurz aufwärme und hinterher auch noch kurz dehne. Das minimiert die Verletzungsgefahr und hält beweglich.

Insgesamt hat sich durch das regelmäßige Training meine gesamte Körperhaltung verbessert. Bin ich früher wie ein nasser Lappen durch die Gegend gelaufen, habe ich heute Spannkraft im Körper und der gesamte Bewegungsapparat wurde gestärkt. Gerade mit steigendem Alter ist das ein nicht zu verachtender Vorteil, steigt doch die Angst vor Stürzen und Knochenbrüchen mit jedem Lebensjahr.

Das Krafttraining mit dem Thera-Band verbrennt zwar direkt nicht so viel Fett wie die energiezehrende Ausdauerleistung, aber Muskulatur verbraucht dauerhaft mehr Energie. Mit mehr aktivem Muskelgewebe können Sie Ihren Grundumsatz erhöhen und den Stoffwechsel anfeuern. Und zwar Tag und Nacht und selbst, wenn Sie dann wieder auf dem Sofa liegen.

Dazu führt eine gestärkte Muskulatur zu einer insgesamt besseren körperlichen Optik und macht auch geistig belastbarer. Das Selbstwertgefühl steigt und damit auch das gesamte Wohlbefinden. Und all das nur durch etwas Bewegung und dem Ziehen an bunten Gummibändern. Ist das nicht wunderbar?

Wirklich praktisch finde ich, dass ich die Übungen inzwischen wirklich auswendig kann und deshalb in der Regel immer die Nachrichten schaue, während ich trainiere. Die Nachrichten schaue ich sowieso, nur liege ich dabei jetzt nicht auf dem Sofa, sondern aktiviere und trainiere meine Muskeln. Und seit ich das mache, bleiben auch viel mehr Informationen aus den Nachrichten in meinem Kopf hängen. Klingt komisch? Ist es aber nicht. Bewegung und Gehirnleistung hängen eng zusammen. Dazu aber später mehr.

Nie mehr schwankender Wackelpeter.

Als letzten Teil meines Trainingsprogramms übe ich meine Koordination.

Darunter versteht man das Zusammenwirken unseres Nervensystems mit unserer Skelettmuskulatur. Jeder Bewegungsablauf verlangt uns koordinative Fähigkeiten ab. Aber auch diese erworbenen Fähigkeiten entwickeln sich jenseits der 30 Lenze leider zurück. Die Folge sind häufig Stürze, Trittunsicherheit, Gleichgewichtsproble-me etc. Gerade als ich sehr übergewichtig war und über Jahre nicht trainiert hatte, bin ich häufig in alltäglichen Situationen auf den Hosenboden gefallen. Mein Mann musste mich so einige Male von der Erde wieder emporziehen, nachdem ich über meine eigenen Füße gestolpert war. Mehrfach im Jahr habe ich die Erde ungewollt geküsst, mal mit mehr, mal mit weniger schlimmen Folgen. Die Knöchelschienen für die erlittenen Bänderverletzungen stapeln sich hier irgendwo in einer dunklen Ecke.

Interessanterweise hat es mich in den letzten 18 Monaten kein einziges Mal hingehauen. Das schreibe ich neben meiner neuen Sportlichkeit auch den kleinen Koordinationsübungen zu, die ich zwischenzeitlich ganz selbstverständlich in meinen Alltag integriert habe.

Eigentlich ist es mir fast peinlich, Ihnen so einfache Dinge zu erzählen, wie ich es bisher getan habe. Alles ist so einfach und für jeden umsetzbar, dazu auch noch logisch, dass es mir fast dumm erscheint. Und ich will Sie damit nicht belehren, sondern nach wie vor nur von meinen Erfahrungen mit diesen kleinen Veränderungen berichten.

Meine Koordinationsübungen starte ich schon morgens im Bad. Ich nutze das morgendliche Zähneputzen, um mein Gleichgewicht zu schulen. Das mache ich ganz einfach, indem ich beim Zähneputzen auf einem Bein stehe. Das andere Bein ziehe ich einfach leicht an, mit der Fußsohle parallel zum Boden. Ich zähle dabei bis 15 und wechsle dann das Bein. Beide Beine trainiere ich zweimal im Wechsel. Anschließend gibt es eine weitere Variante, bei der ich meinen Oberkörper auf einem Bein stehend (und zähneputzend) von links nach rechts drehe. Auch da zähle ich wieder bis 15 und mache das zweimal im Wechsel. Diese Übungen sind ganz unproblematisch in den Alltag zu integrieren. Häufig stehe ich, wenn ich auf den Espresso aus dem heimischen Vollautomaten warte, nur auf einem Bein und übe mein Gleichgewicht. Sich dann auf einem Bein nach der Espressopackung im oberen Küchenregal zu strecken, erhöht den Schwierigkeitsgrad und macht Spaß.

Gerne gehe ich auch auf einem Strich. Das bedeutet, ich suche mir auf dem Bürgersteig eine Fuge und balanciere da Fuß vor Fuß. Inzwischen mache ich das oft auch auf den Randsteinen des Bürgersteiges, was ich Ihnen aber aus Sicherheitsgründen nicht empfehlen möchte. Aber ich suche eben manchmal das Abenteuer.

Als letzte Übung versuche ich mich im Jonglieren. Keine Angst, ich will nicht zum Zirkus. Bei mir fliegen auch nur zwei Bälle (es sind Kastanien) hin und her. Die habe ich von einer Runde Nordic Walking mitgebracht. So schließt sich dann wieder der Kreis zwischen Ausdauer und Koordination.

Von der Zeit und dem Schweinehund.

Vielleicht denken Sie sich jetzt: Mein Gott, die Frau muss ja eine Menge Zeit haben. Aber dann bitte ich Sie, nochmal genau hinzuschauen. Ich nehme mir die Zeit, die sein muss, um mein Ziel zu erreichen. Und gemessen an der Zeit, die wir uns als Diabetiker Typ 2 vielleicht mal für unsere Folgeerkrankungen nehmen müssen, ist es nur klug, jetzt Zeit in die Gesundheit zu investieren als später in die ungemütliche Krankheit.

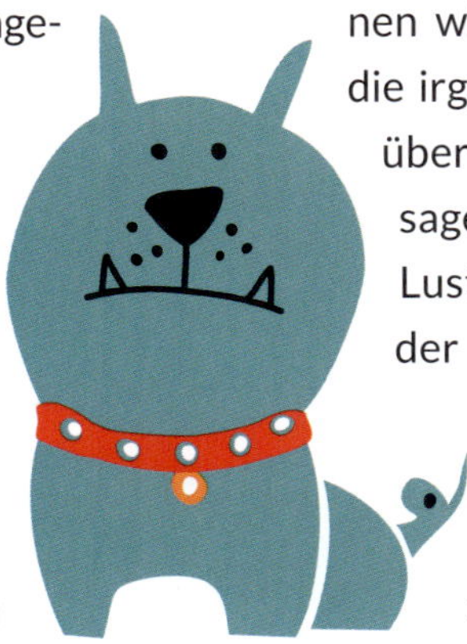

Alle meine Vorschläge lassen sich gut in den Alltag integrieren. Funktionieren für jedes Alter und für jeden Fitnesslevel. Sind preisgünstig zu realisieren. Mehr geht natürlich immer, aber ich wollte von Anfang an den Bewegungsanteil niedrigschwellig halten, um so meinen mächtigen Schweinehund in den Griff zu bekommen. Ja, ich kenne den Schweinehund nur zu gut, und er macht mir auch immer wieder das Leben schwer. Es ist manchmal, als würde ein Teil in mir sagen: „Los Bettina, mach Sport und mach dein Programm." Und ein anderer Teil flüstert mir ins Ohr: „Ach nein, Bettina, lass es lieber und bleib auf dem Sofa. Es ist auch noch eine Tafel Schokolade im Schrank."

Den Kampf kenne ich und den kämpfe ich auch heute noch immer wieder. Aber ich gewinne häufiger die Oberhand als der Drecksack von Schweinehund. Das ist ein gutes Gefühl und gibt die Kraft, die es braucht, sich beständig und mit immer mehr Freude zu bewegen.

Denn wissen Sie, der Mensch ist ein Gewohnheitstier, und das spielt uns in diesem Fall in die Karten. Selbst an Dinge, die wir erst nicht so toll finden, gewöhnen wir uns mit der Zeit und finden die irgendwann sogar gut. Manchmal überliste ich mich auch selbst und sage mir: Ach, heute hast du keine Lust und machst nur die Hälfte der Zeit. Interessanterweise entscheide ich mich fast immer gegen Ende der halben Zeitspanne dazu, doch weiterzumachen und mein normales

Pensum zu absolvieren. Und hinterher freue ich mich wie toll und bin froh, dass ich den fiesen Schweinehund wieder mal ausgetrickst habe.

Was mir zusätzlich gegen den eigenen Schlendrian weiterhilft, ist, dass ich feste Verabredungen zum Sport mit mir selbst mache. Ich bin ein sehr verbindlicher und zuverlässiger Mensch und bin es gewohnt, Termine, die ich vereinbart habe, einzuhalten. Schön, denn diese Qualität nutze ich jetzt für mich und mache Termine mit mir selbst. Und diese Taktik funktioniert hervorragend. Morgen habe ich um 17:00 Uhr eine Verabredung zum Nordic Walking mit mir. Und wie sieht es bei Ihnen aus?

Wenn Sie sich nun animiert fühlen, auch an der Bewegungsuhr zu drehen und in Zukunft wichtige Verabredungen mit sich selbst zu machen, dann freut mich das. Machen Sie doch auch Ihren Körper wieder empfindlicher für das wertvolle Insulin. Bewegung ist ein wichtiger Schlüssel dazu.

Bitte beachten Sie jedoch Folgendes: Wir sind nicht ganz gesund. Und vielleicht haben Sie, genau wie ich damals, dem Körper schon länger nicht mehr so viel Bewegung zugemutet. Sprechen Sie mit Ihrem Arzt über Ihr Vorhaben. Er wird Ihnen sicher keine Steine in den Nordic-Walking-Weg legen, aber vielleicht sind aufgrund Ihrer persönlichen gesundheitlichen Situation besondere Dinge zu beachten. Das kann Ihnen jedoch nur der Arzt sagen, der Sie schon länger und persönlich kennt.

Schritt für Schritt für mehr Gesundheit.

Fangen Sie langsam an und überfordern Sie sich nicht. Mir haben am Anfang nach nur 250 Metern so die Füße wehgetan, dass ich abbrechen musste. Aber ich bin drangeblieben und habe mich auch durch die „schwere“ Anfangszeit geboxt. Der Erfolg liegt wie bei der Ernährung in der Dauerhaftigkeit. Also nicht das Pulver auf einen Schlag verschießen und dann resigniert abbrechen. Lieber langsam starten und sich mit dem eigenen Leistungsvermögen entwickeln und nach und nach immer weiter fordern. So bleibt auch die Freude langfristig nicht auf der Strecke. Mein Sportprogramm mache ich jetzt seit zwei Jahren, bin also über das Stadium einer Eintagsfliege weit hinaus und bin auch schon durch die eine oder andere Sportkrise gewabert. Gekämpft und dann doch gewonnen.

Insulinpflichtige Diabetiker, bitte aufpassen!

Wenn Sie Medikamente mit blutzuckersenkender Wirkung nehmen oder bereits Insulin spritzen, dann besteht beim Sport die Gefahr einer Unterzuckerung. Sprechen Sie deshalb unbedingt mit Ihrem Diabetologen über die Konsequenzen, die aus Ihren spezifischen Medikamenten in Verbindung mit den geplanten sportlichen Aktivitäten entstehen können. Beim Sport ist zum Beispiel der Insulinbedarf geringer und gleichzeitig verbrennen Sie die Glukose, die in Ihren körpereigenen Speichern vorhanden ist. Das muss bei der Steuerung Ihres Blutzuckers berücksichtigt werden.

Wenn Sie lange keinen Sport mehr getrieben haben, sind die Glukosereserven in den Muskeln nur gering. Ihr Körper weiß ja noch nicht, dass Sie sich auf einmal wieder bewegen möchten und er eigentlich mehr Vorrat bräuchte. Deshalb messen Sie vor dem Sport unbedingt den Blutzucker und stürzen Sie nicht einfach so los. Ihr Blutzucker muss für die körperliche Betätigung eine gewisse Reserve aufweisen. Dazu sollten Sie immer für den Fall der Unterzuckerung gerüstet sein und Traubenzucker griffbereit haben. Bitte immer daran denken: Motivation ist toll. Übermotivation ist gefährlich.

Bewegung lässt die Gehirnzellen rotieren.

Ich hatte Ihnen bereits berichtet, dass ich festgestellt habe, dass ich, seit ich Sport mache, eine verbesserte geistige Leistungsfähigkeit feststellen konnte. Selbst die Nachrichten, die ich während meines Muskeltrainings schaue, bleiben besser haften.

Und das hat auch seinen Grund. Denn es passiert während der Bewegung nicht nur etwas mit den Muskeln und dem Stoffwechsel, sondern es passiert auch etwas im Kopf. Untersuchungen zeigen, dass Menschen, die Sport machen, belastbarer sind, seltener Konzentrationsstörungen haben und dass deren Gedächtnis besser funktioniert. Das klingt doch prima, finden Sie nicht? Wir wollen doch alle bis ins Alter nicht nur körperlich fit sein, sondern auch geistig auf der Höhe bleiben. Und da hilft neben der geistigen Regsamkeit auch der Faktor Bewegung.

Selbst in höherem Alter können sich durch Ausdauersport neue Nervenzellen bilden. Juchhuuu! Besonders gut funktioniert das, wenn unser Gehirn neben der Aktivierung durch die Bewegung auch immer wieder neue Reize bekommt. Grund genug, beim Nordic Walking mal eine neue Route zu wählen. Die neuen Eindrücke fordern das Gehirn, und dabei bildet es neue Nervenzellen. Eine bewegte Lebensweise beugt Demenzerkrankungen vor und gerade die gehören doch zu den am meisten gefürchteten Folgeerkrankungen des Diabetes.

Ist es nicht grandios? Durch Ausdauerbewegung nimmt die Aktivität im Gehirn zu. Und zwar ganz besonders in dem Bereich, der für das Erinnerungsvermögen zuständig ist. Die Verbindungen im Gehirn laufen flüssiger und die verbesserte Sauerstoffzufuhr und Durchblutung lässt den Kopf besser rattern. In Verbindung mit guten Fetten aus der Nahrung müsste das Gehirn eigentlich den ganzen Tag vor Freude jubilieren.

Bewegung gegen Depressionen und Schmerzen.

Dazu hat Bewegung ganz klar eine stimmungsaufhellende Wirkung. In Studien wurde nachgewiesen, dass körperliche Betätigung genauso gut hilft wie chemische Medikamente. Bei Bewegung schütten wir mehr vom Wohlfühlhormon Serotonin und auch mehr Endorphine aus, die für unser seelisches Gleichgewicht so wichtig sind. Patienten mit Depressionen, Schmerzen und Ängsten hilft Sport häufig sehr, und körperliche Betätigung sollte immer ein Baustein der Behandlung sein.

Schon blöd für die Pharmaindustrie. Erst spucke ich den geschäftstüchtigen Unternehmen mit meiner Happy-Carb-Ernährungsweise in die Suppe und jetzt auch nochmal mit meiner Empfehlung, sich mehr zu bewegen. Stellen Sie sich vor, alle Menschen würden das umsetzen. Wo soll denn dann der Profit herkommen, wenn weniger Diabetes-Tabletten, Blutdrucksenker, Statine, Insulin oder Antidepressiva verkauft werden würden? Wenn selbst die treuesten Kunden der Pharmakonzerne abspringen, droht der Untergang des modernen Kapitalismus. Denn das Bruttosozialprodukt schrumpft mit, wenn die Krankheitskosten rückläufig sind und die Finanzschauplätze dieser Welt würden sicher sehr verschnupft reagieren. Verrückte Welt, in der wir leben.

So weit wird es nicht kommen, aber vielleicht können wir uns zumindest ein wenig in diese Richtung bewegen. Und ich gestehe hiermit geschäftsschädigendes Verhalten gegenüber der Pharmaindustrie ein. Aber ich entschuldige mich gleichzeitig für die entgangenen Gewinne und die gesünderen Menschen.

ENTSCHULDIGUNG!!!

Diabetes im Kopf

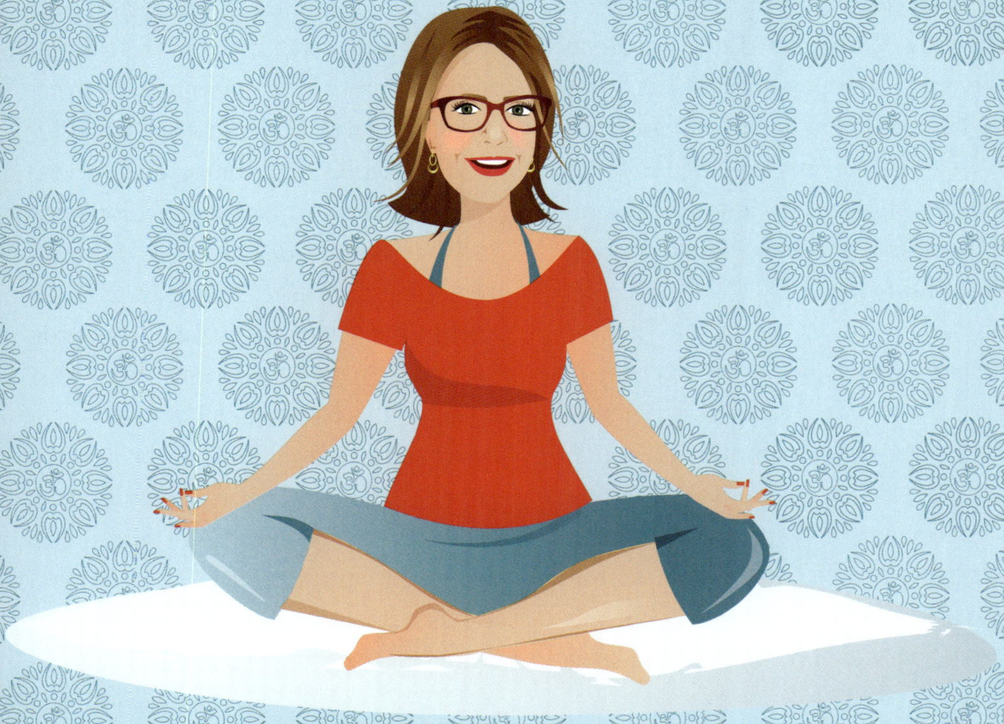

DIABETES IM KOPF

Seit Tagen drücke ich mich vor dem Schreiben. Dieses Kapitel 19 liegt mir zentnerschwer auf der Seele. Wie treffend, soll es doch auch um den Kopf gehen, wie er die Entstehung der Diabetes begünstigt und auch beim Umgang mit der Krankheit und der Bewältigung eine große Rolle spielt.

Aber mir war klar, dass dieses Kapitel auch bedeuten würde, gedanklich zurück in eine Zeit zu reisen, in der ich mein Gleichgewicht nicht nur körperlich, sondern auch psychisch komplett verloren hatte. Diese Reise empfinde ich auch heute noch als schmerzlich und unangenehm. Aber ich mache die Reise. Denn aus meiner Erfahrung können Sie sicher etwas für sich mitnehmen, und auch für mich ist es gut, immer mal wieder daran zu denken, in welchen Strudel man geraten kann, so zwischen Pflichterfüllung und Selbstaufgabe.

In meinem Werdegang hatte ich bereits berichtet, dass ich in den vergangenen 25 Jahren im Personalbereich tätig war. Die Interessen der Geschäftsleitung und der Mitarbeiter zu vereinen, ist häufig schwierig und meist auch sehr aufreibend. Logisch, selten sind sich beide Seiten direkt einig, und neben menschlichen Differenzen kommen noch unterschiedliche wirtschaftliche Interessen hinzu. Dazu war ich in verantwortlicher Position und stand immer unter dem Druck, es allen Beteiligten recht machen zu wollen. Ich hätte doch so gerne Harmonie und Friede, Freude, Eierkuchen. Das ist natürlich überspitzt und dazu eine naive Illusion. Neben den Schwierigkeiten, die das Berufsfeld des Personalers mit sich bringt, haben in den vergangenen Jahren eine Arbeitsverdichtung und eine Steigerung des Arbeitstempos stattgefunden, was den Arbeitnehmern kaum mehr Zeit lässt durchzuatmen. Aber gut, fürs Durchatmen werden die auch nicht bezahlt. Und genau diesen Umstand mit Nachdruck durchzusetzen, war ja auch viele Jahre meine Aufgabe. Zudem hatten auch für mich der Druck, das Tempo und der Beschuss mit den zu verarbeitenden Informationen massiv zugenommen. Und mein kleines Hirn, muss ich gestehen, war auf dieses Chaos auf Dauer nicht eingestellt. Das mag ein Defizit von mir sein, aber ich gehe davon aus, dass ich damit nicht alleine stehe. Nur mag das heute niemand eingestehen, denn dann würde man ja Schwäche signalisieren und würde sich angreifbar machen in der Ellbogenmentalität unserer Wettbewerbsgesellschaft. Arbeitnehmer sind heute häufig am Limit dessen, was noch machbar ist, und werden doch immer weiter gedrängt, noch mehr zu leisten. Die Zunahme an psychischen Erkrankungen, wie der Erschöpfungsdepression, spricht Bände und kann niemanden ernsthaft wundern. Am Limit sein bedeutet, dass faktisch oder gefühlt eine Überforderungssituation entsteht. Und mit der Überforderung und dem Gefühl, der Dinge nicht mehr Herr werden zu können, marschiert der negative Stress in unser Leben. Nicht für jeden gleich, denn die Stressempfindlichkeit ist sehr unterschiedlich ausgeprägt. Aber viele Menschen, und eben auch ich, haben mit den Folgen des Stresses zu kämpfen. Wirklich dramatisch wird die Situation, wenn die Arbeitsanforderungen sehr hoch sind und gleichzeitig die Handlungsspielräume sehr niedrig sind bzw. eingeschränkt werden.

Willkommen in der neuen bunten Arbeitswelt.

Wenn dann, wie bei mir als Personalleiterin im Niedriglohnsektor, noch schwere Gewissensbisse kommen, weil man sich mit den Geschäftspraktiken nicht identifizieren kann oder, noch schlimmer, diese aus tiefster Überzeugung ablehnt, dann erhöht das den im Körper entstehenden Stress auf ein Level, der nicht mehr nebenbei am Feierabend zu kompensieren ist. Das Streben nach Anerkennung und Wertschätzung, die Diskrepanz der Wertvorstellungen, gepaart mit dem Wunsch, es jedem recht machen zu wollen, um keine Kritik zu ernten, führten bei mir zu seelischer Reibung. Ich nenne das gerne so.

Gewachsen aus dem Wunsch, für eine erbrachte Leistung geliebt zu werden, erwächst häufig ein lebensfremder Perfektionismus, mit dem man sich selbst das Leben schwer macht und die eigene Seele verdunkelt. Wie perfekt muss ich sein, um mich selbst zu lieben? Eine Frage an sich selbst, die ich noch vor wenigen Jahren wesentlich unentspannter beantwortet hätte als heute. Perfektion ist ein langweiliger Zeiträuber und befriedigt nur kurz den Geist. Zu schnell ist das gute Gefühl verflogen und das nie stillstehende Rad der perfekten Leistungen dreht sich weiter und weiter. Bis zur Erschöpfung.

Vielleicht kennen Sie auch so eine Situation: Sie sollen schnell eine wichtige Arbeit erledigen, an der auch ein hohes Risiko hängt, und die Zeit sitzt Ihnen im Nacken. Gleichzeitig haben Sie Angst, einen Fehler zu machen, etwas zu übersehen oder nicht die perfekte Lösung anbieten zu können. Also schauen Sie sich Ihre Arbeit wieder und immer wieder an. Fast bis sich alles in Ihrem Kopf dreht. Sie ändern hin und ändern her und sind mit sich selbst am Ende doch nicht zufrieden.

Irgendwann müssen Sie dann total gestresst liefern, und was soll ich sagen: Der Chef ist zufrieden und wundert sich nur, dass das doch so lange gedauert hat. Übrigens wäre er mit der ersten Fassung auch zufrieden gewesen, denn danach wurden eigentlich nur kosmetische Änderungen vorgenommen.

Ich will damit nur deutlich machen, dass meine Arbeitsumgebung in den letzten Jahren meiner Tätigkeit psychisch krankmachend war. Aber einen Teil zur Entwicklung trägt auch immer die persönliche psychische Veranlagung bei. Wir sind immer das Produkt unserer Erziehung, Erfahrung und der aktuellen Situation. Deshalb soll das auch kein Gejammere über die Vergangenheit oder die ach so bösen Unternehmen werden, sondern ich möchte das transportieren, was ich aus meinen Erkenntnissen mitgenommen habe. Und eines ist ja klar: An der aktuellen Situation kann man immer etwas ändern, und auch am Päckchen der Erziehung und Erfahrung kann man arbeiten. Das ist häufig mühsam und macht Angst, aber es lohnt sich.

Der anhaltende negative Stress. Dauerbeschuss durch Giftpfeile.

Wenn das Monster Stress seine Giftpfeile schießt, dann ist es besser, in Deckung zu gehen und schnell wieder in Balance zu kommen. Erst einmal aber Entwarnung: Stress ist keine Zivilisationserkrankung, sondern ein ganz natürlicher Mechanismus, den der Mensch zu seinem eigenen Schutz entwickelt hat.

Stellen Sie sich den urzeitlichen Menschen vor, wie er da im Lendenschurz im Busch kauert und auf einmal knackt es hinter ihm im Geäst. Das Geräusch signalisiert eine Gefahr, die nicht einzuschätzen ist. Der Mensch im Lendenschurz erlebt eine Stresssituation, und schlagartig ist er hellwach. Sofort sind alle Energiereserven aktiviert, um bei Bedarf weglaufen zu können. Um keine Zeit zu verlieren, kürzt unser Gehirn das Denken ab. Wer kann schon groß über Handlungsoptionen fabulieren, wenn ihm ein Säbelzahntiger im Genick sitzt? Maximale kurzfristige Handlungsfähigkeit ist das Ziel der Stressfunktion, und die wird durch die Ausschüttung einer Reihe von Hormonen erreicht: Adrenalin, Noradrenalin und Cortisol fluten den Körper. Puls und Blutdruck steigen deutlich an. Die Muskeln werden mit Energie versorgt, um für die anstehende Flucht vorbereitet zu sein. Verdauungsprozesse werden gestoppt und die Insulinproduktion reduziert, denn die anabole, also zucker- und fetteinlagernde Wirkung des Insulins ist jetzt kontraproduktiv. Logisch, wenn vermeintlich gleich eine ganze Menge Energie zur Verteidigung gebraucht wird, müssen Zucker und Fette als Brennstoffe zur Verfügung stehen. Um der Muskulatur mehr Sauerstoff zuführen zu können, überschwemmen rote Blutkörperchen die Arterien. Um bei einer Verletzung nicht gleich zu verbluten, wird das Blut dicker und die Blutgerinnungsneigung steigt. Der komplette Körper und das Gehirn sind auf „Aktion" eingestellt. Der urzeitliche Mensch sprintet los und läuft um sein Leben. Im günstigsten Fall ist das gelungen – oder eben auch nicht. Dann hat die Stressreaktion nicht ausgereicht und der Säbelzahntiger ist im Gegenzug satt.

Spaß beiseite, denn heute haben Sie zwar keinen Säbelzahntiger im Nacken, mal vielleicht von der Schwiegermutter abgesehen, aber jeder Mensch hat tagtäglich eine Vielzahl solcher kleinerer Stressmomente, die in der Aneinanderreihung und je nach Intensität jedoch dauerhafte Veränderungen im Körper hervorrufen. Natürlich immer in Abhängigkeit der individuellen Fähigkeit, mit diesen Situationen angemessen umzugehen.

Aber da wir nach einer für uns als gefährlich eingestuften Situation nicht einfach weglaufen können, bleiben wir auf dem Überschuss an Hormonen und Energie sitzen. Und dieser Überschuss schadet. Wenn Sie bei einer Auseinandersetzung mit dem Chef demnächst spüren, dass Sie mit Stresshormonen voll sind, kann ich Ihnen einen 200-Meter-Lauf in vollem Speed empfehlen. Wie Sie das in Ihren Arbeitsalltag integrieren, überlasse ich Ihnen. Das ist natürlich nur ein Witz, aber wir müssen etwas gegen die andauernde Überflutung von Stresshormonen tun.

Leider hat sich die Notbereitschaft im Laufe der Evolution zum Daueralarm in unserer modernen Welt ausgewachsen. Reizüberflutung durch Lärm, den Straßenverkehr, die immerwährende Erreichbarkeit mittels Telefon und Mail, allgemeine Hektik, private Streitigkeiten, Geldsorgen, Terminterror, immer größere Unsicherheiten und steigende berufliche Anforderungen sind alles Stressreize (Stressoren), die sich aufsummieren und die in der Folge keinen Raum mehr lassen, um die daraus resultierenden körperlichen Reaktionen wieder abzubauen. Den Körper immer auf maximaler Leistungsbereitschaft zu fahren, hat eine ganze Reihe von nicht sehr erfreulichen Folgen.
Die stressbedingte dauerhafte Erhöhung des in der Nebenniere produzierten Hormons Cortisol ist ein wichtiger Faktor bei der Gewichtszunahme und macht gleichzeitig den Gewichtsverlust auch so schwer. Erhöhte Cortisolwerte bedeuten nämlich eine erhöhte Neigung zur Fetteinlagerung mit einem eindeutigen Schwerpunkt am Bauch. Das ist das häufig benannte ungünstige viszerale Fett. Wie oft gibt es Späße zum Bierbauch, wo

es doch meistens eher ein Stressbauch ist. Und der dazu auch nicht mal lustig, weil extrem krankmachend ist. Denn dieses Bauchfett sendet Entzündungssignale und die machen wiederum Stress und krank.

Genau an diesem Punkt war ich auch vor zwei Jahren. In Folge des Daueralarms haben sich verschiedene gesundheitliche Probleme eingestellt. Bluthochdruck, ein cortisolgeschwängerter dicker Bauch, zu hohe Zucker- und Cholesterinwerte. Alles als Folge der dauerhaften Stressreaktion meines Körpers auf die von außen auf mich einströmenden Stressoren und meine mangelnde Fähigkeit, damit umgehen zu können.

Und wieder mischt unser Gehirn mit.

Unser egoistisches Gehirn reagiert sehr sensibel auf die Stresssituation. Und dazu noch erschreckend einfach. Das Gehirn fordert nämlich ganz einfach Nahrung an. Unter Stress steigt der Energieverbrauch unseres Gehirns signifikant. Logisch, der Kopf rattert ja auch wie ein Berserker. Flucht und Strategien zur Verteidigung sind nur energieintensiv zu planen und unter vollem Einsatz aller grauen Zellen.

Also meldet das Gehirn, um nicht demnächst auf dem Trockenen sitzen zu müssen, dass, sobald die Schlacht das zulässt, dringend Energie zugeführt werden muss. Der Hunger wird dann so richtig fies, wenn der Chef in die Flucht geschlagen ist und die Ausschüttung der Alarmhormone wieder rückläufig ist. Dann aber muss mit hoher Dringlichkeit der Gehirnakku aufgeladen werden. Das Gehirn meldet Hunger auf die am schnellsten verwertbare Energiequelle und das sind nun mal Kohlenhydrate, die schnell in Glukose umgebaut werden können und die unsere grauen Zellen vorzugsweise futtern. Das kann man einmal machen, aber wenn das zu einem Dauerzustand wird, dann wirft das früher oder später Probleme auf.

Bei mir war es häufig so, dass ich den ganzen Tag unter Strom war und in der Zeit auch gut ohne Essen sein konnte. Kaum war ich aber auf dem Heimweg, signalisierte mein Gehirn nicht zu unterdrückenden Hunger. Es wollte sofort gefüttert und die Betti getröstet werden. Eine teuflische Kombination, die gerne in Pasta mit Sahnesauce mündete.

Bei dem steinzeitlichen Menschen war das sicher anders. Dessen Gehirn standen nicht permanent große Zuckermengen als Energiequelle zur Verfügung. Woher auch schnell nehmen, in den kargen Zeiten vor Gummibären und Kuchen? Da rächt sich mal wieder die dauernde Verfügbarkeit all der kohlenhydratreichen Kalorienbomben heutzutage.

Solange das Gehirn gestresst nach Energie schreit und überall leicht verfügbare Glukose bereitsteht, ist es schwer, den krankmachenden Kreislauf zu durchbrechen. Denn dem Heißhunger auf Kohlenhydrate ist nur mühsam etwas entgegenzusetzen.

Heute ist es so, dass mein Gehirn nicht mehr panisch am Kohlenhydrattropf hängt. Ein stabiler Zucker- und Insulinhaushalt in Verbindung mit einer kohlenhydratreduzierten Lebensweise sorgen für eine gleichmäßige Energieversorgung des Gehirns und vermindern so einen weiteren Stressfaktor, nämlich der einer Hungerpanik des Gehirns.

Stress und Diabetes vertragen sich nicht gut.

Gerade für uns Diabetiker ist es umso wichtiger, sich dem Thema Stress zu widmen, denn Stress erhöht durch die hormonelle Reaktion den Blutzucker. Inzwischen wurde sogar untersucht, dass eine hohe Arbeitsbelastung ein echter eigenständiger Risikofaktor für die Entstehung von Diabetes Typ 2 ist. Genau wie Arbeitsstress auch einen nachgewiesenen Risikofaktor für Herz-Kreislauf-Erkrankungen darstellt. Aber das Ergebnis der Untersuchung, dass Menschen mit hoher Arbeitsbelastung ein um 45 Prozent höheres Diabetes-2-Risiko haben, hat mich verblüfft. Ich habe mich im Rahmen meiner Tätigkeit ja früher mit arbeitsmedizinischen Fragestellungen befasst, wobei das Thema Stress eigentlich nie wirklich eine Rolle gespielt hat. Und das trotz steigender Fehltage wegen Burn-out und Depressionen. Wir haben heute einen Körper mit Reaktionen aus Urzeiten, nur passt der leider nicht zu unserem modernen Leben.

Und der seelische Dickmacher Nummer 1 sind dabei die psychosozialen Faktoren. Also immer, wenn Sie sich über andere Menschen aufregen, dann ist das Stress pur. Egal, ob beruflicher oder privater Ärger, beide sind pures Gift. Wenn Sie ein Mensch dauerhaft schlecht behandelt, es direkte Auseinandersetzungen gibt oder Sie unter Ihrem Arbeitsplatz seelisch leiden (z. B. wegen Mobbing), dann stellt das für mich einen klaren Angriff auf Ihre Gesundheit dar. Meine Empfehlung ist in diesem Fall: Wenn Sie das Problem nicht zur Zufriedenheit einvernehmlich lösen können, dann lassen Sie es hinter sich. Ich weiß, das ist leichter gesagt als getan. Selbst ich habe Jahre gebraucht, um das offensichtliche und von mir nur immer hartnäckig verdrängte Problem am Arbeitsplatz anzugehen.

Bis ich krank war und dann fast schon gezwungenermaßen Konsequenzen ziehen musste. Und selbst das fiel mir nicht leicht und ich war voll von Ängsten in dieser Zeit. Was habe ich schlecht geschlafen und welche Horrorszenarien habe ich mir ausgemalt. Und wissen Sie was? Es kam alles nur halb so schlimm, wie ich es mir gedacht hatte, und dazu noch völlig anders. Oder glauben Sie, ich hätte damals auch nur im Entferntesten daran gedacht, dass ich mal ein Buch schreibe? Im Nachhinein betrachtet habe ich viel zu viel Energie mit Grübeln vergeudet, über das, was war und was vielleicht sein wird. Wie so oft vergisst man dabei das Leben hier und heute und wird sich im Kreis drehend fast handlungsunfähig.

Es braucht einen Anker, damit es einen nicht aus den Angeln hebt und die Krise einen nicht komplett vereinnahmt. Dieser Anker kann der Partner, die Familie, können Freunde sein. Natürlich muss auch nicht jeder sein Leben so komplett aus dem Rahmen werfen, wie ich das gemacht habe. Aber dazu im nächsten Kapitel etwas mehr. Schließlich wollen Sie sicher noch wissen, was zwischenzeitlich alles passiert ist.

Mit unserer Gefühlswelt in Einklang zu kommen, ist ein wichtiger Baustein der Diabetes-Behandlung. Denn das macht stark gegen Stressoren, denen wir in unserer Welt nun mal nicht komplett ausweichen können. Stress und Überforderung entstehen, wenn das Leben aus dem Gleichgewicht gerät. Zurück ins Gleichgewicht können Sie sich mit mehr Achtsamkeit für Ihre eigenen Bedürfnisse bringen. Was brauchen Sie? Was tut Ihnen gut? Was wollen Sie eigentlich? Respektieren Sie ihre natürlichen Grenzen, die Sie vielleicht momentan nicht mehr wahrnehmen können oder sogar bewusst überschreiten. Sorgen Sie für entschleunigte Momente. Ob Sie einfach mal ein Musikstück hören und sich dazu nach Wunsch bewegen oder ob Sie Ihre Augen Richtung Himmel lenken und sich einfach nur vorstellen, was die wunderbaren Wolken am Himmel darstellen könnten. Wichtig ist nur, dass niemand in dieser Zeit etwas von Ihnen will und Sie sich einfach locker Ihren Gedanken oder der Aktivität hingeben. Ohne spezielles Ziel oder wichtigen Nutzen. Sie werden diese Minuten bald als echten Zugewinn erleben und als Höhepunkt des Tages. Glauben Sie mir. Was ich inzwischen alles in Wolken reininterpretieren kann, ist großes Kino. Und lassen Sie sich nur nicht sagen, dass das unproduktiv ist. Alles, was Ihnen guttut, ist die am besten investierte Zeit in Ihrem Leben. Denn wenn es Ihnen gut geht und Sie glücklich sind, strahlt das auf andere Menschen aus und das verringert wieder die emotionalen Stressmomente im Leben.

Das Leben besteht aus Spannung und Entspannung. Es kommt auf die Balance an.

Um tiefer in die Entspannung und die Ausgeglichenheit zu kommen, ist es gut, eine Entspannungstechnik wie das autogene Training oder die progressive Muskelentspannung zu erlernen. Im Rahmen der Reha habe ich beide Methoden kennen und schätzen gelernt. Fast jede Volkshochschule und auch die Krankenkassen bieten entsprechende Kurse an. Sie müssen also nicht stundenlang wie der Dalai Nixda meditieren oder sich gelenkig die Beine hinter den Kopf werfen, um die geistige Mitte zu finden. Aber wenn Sie das doch tun wollen, dann finde ich das klasse. Wichtig ist es, regelmäßig bei sich zu sein und bewusst runterzufahren. Jenseits des Smartphones und aller »wichtigen« Dinge, die Sie umgeben. Mehr Freude und mehr Gelassenheit machen das Leben schöner. Aber auch auf diesen Weg musste ich mich in ganz kleinen Tippelschritten machen und bin noch lange nicht angekommen.

Natürlich ist auch alles, was Sie bisher in diesem Buch gelesen haben, gut, um den Kopf zu unterstützen. Bewegung baut Stress ab und über die Ernährung können Sie Ihr Gehirn umprogrammieren und die Hormonreaktionen stabilisieren. Da sind wir dann ja wieder bei den vorherigen Kapiteln angekommen und der Erkenntnis, dass die Bekämpfung der Diabetes-Erkrankung einen ganzheitlichen Ansatz braucht und dieser auch Erfolg versprechend ist.

Stress reduzieren ist einfach gesagt, aber in der Praxis ein Prozess des langsamen Umlernens und ein Zusammenspiel verschiedener Faktoren. Bewegung, Entspannung, Ernährung und ein positives soziales Umfeld führen zu einem gelasseneren Umgang mit Stresssituationen und einer schnelleren Regeneration. Leider kann ich Ihnen auch keinen Knopf benennen, den Sie ganz einfach drücken können, um den Stress aus Ihrem Leben zu verbannen. Stress ist Teil unseres Daseins, und das ist in vernünftiger Dosierung auch gut so.

Der Schlaf als Tankstelle des Lebens.

Wobei wir noch nicht über das Thema Schlaf gesprochen haben. Schlaf ist essenziell für die menschliche Gesundheit. Es passiert da was, wenn Sie und ich in den Federn liegen. Schlaf ist stoffwechseltechnisch betrachtet ein sehr aktiver Zeitraum. Über Nacht werden Wachstumshormone ausgeschüttet und der Körper wird regeneriert und dabei von Schadstoffen, Viren und Bakterien gereinigt. Das Immunsystem wird auch noch gestärkt. Es wird repariert und gearbeitet, die ganze Nacht durch. Fast so, als wären kleine Zwerge da und würden an uns hämmern und sägen.

Dazu braucht auch unser Kopf den Schlaf, um sich zu sammeln. Im Schlaf wird tagsüber Erlebtes verarbeitet und ausgewertet. Informationen werden im Gedächtnis gespeichert und sortiert. Eine echte Höchstleistung, die da jede Nacht abläuft und von der wir nicht viel mitbekommen.

Und die Zeit, die es dafür braucht, die braucht es eben auch. Schlecht ist es, sie dem Körper nicht zu gewähren. Kurzschläfer tun sich also auf Dauer keinen Gefallen, auch wenn das immer so schick dargestellt wird. Schlafmangel bringt den Stoffwechsel durcheinander und dabei insbesondere den Stoffwechsel des Diabetikers. Denn Schlafmangel verschlechtert messbar die Insulinsensibilität und führt so zu höheren Zuckerwerten nach den Mahlzeiten. Also ist auch Schlafmangel ein Risikofaktor für die Entstehung eines Diabetes Typ 2. Das lässt sich aber ganz einfach mit einer guten Mütze Schlaf verhindern.

Orientieren Sie sich an Ihrem natürlichen Schlafbedürfnis. Optimal ist, wenn Sie am Tag darauf erst wieder zur Schlafenszeit müde werden. Mein Schlafbedürfnis liegt heute zwischen sieben und acht Stunden pro Nacht, womit ich ein sehr gesundes Mittel erfülle. Auch zu viel Schlaf ist nämlich nicht gut. Es geht um Balance und um das richtige Maß. Zu viel Stress ist schlecht, aber keinerlei Anspannung tut auch nicht gut. Zu wenig Schlaf macht uns krank, aber zu viel ist auf Dauer auch ungesund. Genau wie beim Essen und auch beim Sport. Die Dosis macht das Gift und egal, in welchem Lebensbereich wir uns bewegen, stören Dysbalancen unser Wohlbefinden und unsere Gesundheit.

Die zentralen Lebensbereiche müssen im Einklang sein.

Das von Nossrat Peseschkian entwickelte Balancemodell der positiven Psychotherapie beschreibt vier zentrale Lebensbereiche:

- Körper und Sinne
- Leistung und Aktivität
- Kontakt und Mitmenschen
- Fantasie, Zukunft und Weltanschauung

Es geht darum, sich vor Augen zu führen, wie viel Lebensenergie in welchen Bereich fließt und ob insgesamt Ausgewogenheit besteht. Natürlich gibt es immer temporäre Schwerpunkte und das ist auch kein Problem. Aber eine dauerhafte Einseitigkeit zulasten eines oder mehrerer Bereiche bringt uns aus dem Gleichgewicht und lässt uns in Konfliktsituationen auch nur in Bezug auf den überbewerteten Bereich handeln. Unsere Bedürfnisse sind auf alle vier Bereiche in uns angelegt. Ich selbst hatte auf bizarre Art und Weise meinen Schwerpunkt auf den Bereich Leistung und Aktivität gesetzt und hatte keinen Raum und keine Energie mehr für die anderen Lebensbereiche.

Um mich und meinen Körper habe ich mich nicht gekümmert, Sozialkontakte fanden fast keine mehr statt und auch für Träume, Freude und Ideen gab es vor lauter Arbeit und Grübelei über die vorhandenen Probleme keinen Raum. Gleichzeitig habe ich jedoch versucht, meine Arbeit so perfekt es geht zu erledigen und habe damit die ungünstige Situation noch befeuert.

Übertriebene Leistungsbereitschaft schlägt häufig um in einen totalen Verlust der Leistungsfähigkeit. Sei es durch Burn-out oder eben auch durch eine körperliche Erkrankung, in die sich der Mensch unbewusst rettet, um sich der krankmachenden Situation zu entziehen. Diabetes ist also auch immer ein Weckruf, hinzuschauen, ob vielleicht irgendetwas aus der Mitte, also aus dem gesunden Verhältnis der Lebensbereiche, geraten ist.

Mich hat die Diabetes-Erkrankung vom überhöhten Leistungsbereich direkt in den Bereich Körper katapultiert, wo ich lange ein großes Defizit hatte. Irgendwann bringt uns der Körper erzwungenermaßen wieder in ein Gleichgewicht – nur unter Umständen eben mit dauerhaften Kollateralschäden. Und es brauchte Zeit und professionelle Hilfe, bei meiner Balance der Lebensbereiche wieder in einen stabilen Schwingungsbereich zu kommen. Ich vergleiche das gerne mit einem Pendel, das gleichmäßig rund zwischen den Lebensbereichen kreist, aber am Ende immer wieder in der Mitte im Gleichklang bleibt.

Gerade eine chronische Erkrankung wie Diabetes lässt erst einmal alle Energie in den Bereich Körper fließen. Aber mit dem Lernen über die Krankheit und wie man sie in den Griff bekommen kann, entstehen wieder Räume für die anderen Lebensbereiche. Das eiförmig drehende Pendel bewegt sich wieder zurück in die kreisförmige Mitte. Zeichnen Sie sich ruhig die vier Bereiche auf und malen Sie sich den Radius Ihres Pendels ein und wie das Lebens- bzw. Energiependel für Sie aktuell schwingt. Dann können Sie gut erkennen, wo Defizite sind und wo Sie etwas tun sollten, weil zu viel Energie an andere Stellen fließt. Ein glücklicher Zustand entsteht dauerhaft nur, wenn die Lebensbereiche in Einklang miteinander stehen und die Energie gleichmäßig zwischen allen Bereichen fließt und nicht in einem Bereich auf Dauer feststeckt.

Wenn Sie so wie ich merken, dass da so ein wenig etwas aus dem Ruder gelaufen ist, dann scheuen Sie sich nicht, professionelle Hilfe in Anspruch zu nehmen. Therapeuten sind nämlich dafür da, in schwierigen Zeiten, in denen man sich neu justieren muss, Unterstützung zu leisten. Ich selbst habe therapeutische Hilfe in Anspruch genommen, was mir in meinem Veränderungsprozess sehr nützlich war. Sie sind nicht durchgeknallt, nur weil Sie eine Psychologin oder einen Psychologen konsultieren, sondern es zeugt von Reife und Vernunft, sich in Not kompetente Hilfe zu suchen.

Mein Lieblingssatz von Prof. Dr. med. Nossrat Peseschkian aus der von ihm ins Leben gerufenen positiven Psychotherapie ist übrigens:

»Wenn man etwas haben will, was man noch nie gehabt hat, muss man etwas tun, was man noch nie getan hat.«

Und nichts anderes mache ich genau in diesem Moment, in dem ich dieses Buch schreibe.

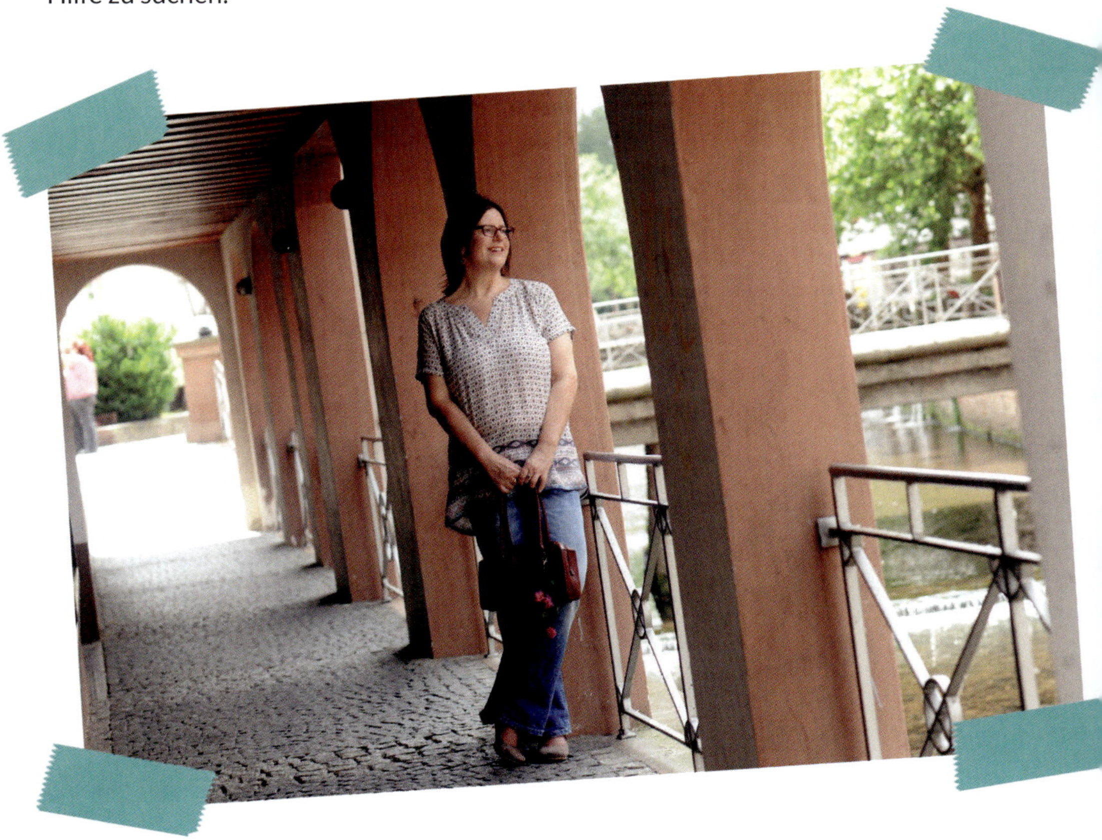

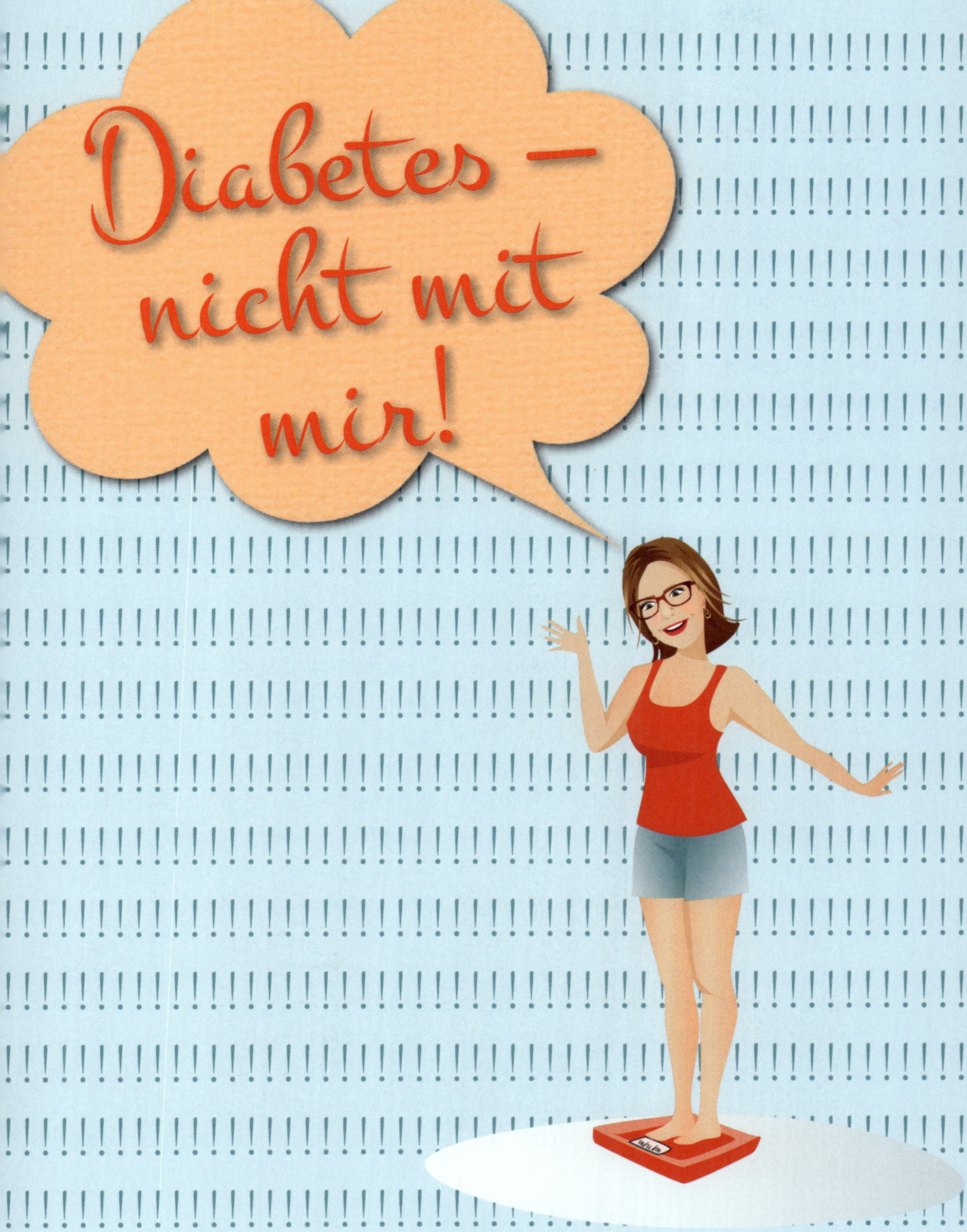
Diabetes –
nicht mit
mir!

DIABETES – NICHT MIT MIR!

Nachdem wir uns nun durch meine Ausführungen gehechelt haben, wollen Sie sicher wissen, was aus mir geworden ist. Meine chronologische Erzählung habe ich vor etwa 100 Seiten beim Jahreswechsel von 2013 auf 2014 gestoppt. Schließlich wollte ich Sie erst einmal auf den Kenntnisstand bringen, den ich mir damals selbst angeeignet habe.

Aber reines Wissen bringt relativ wenig. Es wird auch Ihnen nicht helfen, dieses Buch nur zu lesen. Die neuen Erkenntnisse müssen in die Praxis umgesetzt, also ins tatsächliche Leben eingebracht werden. Meine eigene Motivation, die Probleme in den Griff zu bekommen, war zu Beginn 2014 ungebrochen groß. Wie eine Maschine absolvierte ich weiter mein Programm. Gesunde kohlenhydratreduzierte Ernährung mit viel Gemüse, regelmäßig Bewegung und dazu immer wieder Entspannungseinheiten. Dennoch merkte ich relativ bald deutlich, dass mir mein Weg zunehmend schwerer fiel.

Die wesentliche Veränderung war, dass ich zu Beginn des Jahres 2014 wieder an meinem Arbeitsplatz erscheinen musste. Die Schonzeit war vorbei und ich musste mich wieder dem Problemherd in meinem Leben widmen. Und was hatte ich für Bauchschmerzen, mich wieder der Herausforderung meines damaligen Jobs zu stellen. Wusste ich doch, dass das eigentliche Problem immer noch bestand und auch nicht verschwinden würde. Auf das, was mich da wieder erwartete, konnte mich keine Reha der Welt vorbereiten.

Nach wenigen Wochen im Büro ging ich auch schon wieder gefühlt auf dem Zahnfleisch. Die Diskrepanz zwischen dem, was der Arbeitsplatz und die individuellen Gegebenheiten im Unternehmen mir abforderten, und meiner persönlichen Haltung raubten mir jede Energie. Die Schauspielerei und der Kampf gingen weiter und es fiel mir zunehmend schwer, meine Motivation aufrechtzuerhalten. Ich kämpfte einen Kampf mit mir selbst und meinem damaligen Arbeitsplatz und wusste, dass ich nicht an beiden Fronten kämpfen konnte und wollte. Einen Kampf musste ich also verloren geben und eine Entscheidung war vonnöten.

Im Februar 2014 stand dann endlich auch die quartalsweise Überprüfung meiner Blutzuckerwerte an und ich war gespannt, ob sich die Veränderung meiner Lebensweise auch da widerspiegelte. Und ja, alle Blutwerte hatten sich deutlich verbessert. Ob es die Blutfettwerte oder die Leberwerte waren. Alles bewegte sich zwischenzeitlich innerhalb der Norm und das, obwohl ich noch im Oktober Blutwerte jenseits von Gut und Böse hatte. Mein Langzeitzuckerwert HbA_{1c} bewegte sich von 9,2 auf 5,7 und mein Hausarzt war begeistert von dem, was ich geschafft hatte. Meine kohlenhydratreduzierte Ernährungsweise wurde wohlwollend bewertet und mein Gewichtsverlust lag Ende Februar dann auch schon bei insgesamt 30 Kilogramm. Ich hatte also im Januar und Februar jeweils fünf Kilogramm verloren.

Wenn da nicht noch dieser verdammte Job gewesen wäre.

Die Entscheidung, meinem Arbeitsplatz den Rücken zu kehren, traf ich dann relativ spontan. Ich kann nicht mal mehr sagen, was genau der Auslöser war. Ach doch, ich erinnere mich. Nachdem ich Partei für einen Mitarbeiter ergriffen hatte und diesen einfach nur nach Recht und Gesetz behandeln wollte, wurde mir von der Geschäftsleitung geschäftsschädigendes Verhalten vorgeworfen. Da war für mich das Maß voll. Der berühmte Tropfen, der das Fass zum Überlaufen gebracht hatte.

Die Dienstleistungsbranche im Niedriglohnsektor ist ein unschönes Geschäft, mit eigenen Gesetzen, häufig auf Kosten der Mitarbeiter. Ob wir an Reinigungskräfte in Hotels denken oder auch an die Menschen, die in der Fleischindustrie arbeiten. Wenn Sie jetzt meinen, das geht Sie nichts an, sind Sie falsch gewickelt. Auch Sie haben ganz sicher tolle und sogar teure »Dinge«, die in den Fabriken der angeblich so mitarbeiterorientierten Unternehmen hergestellt wurden. Gleichzeitig und ohne jede Erwähnung in den schönen bunten Unternehmensbroschüren lassen diese Unternehmen einen nicht unerheblichen Teil der Arbeit von den billigen Werkvertragssklaven erledigen. Einzig mit dem Ziel, die eigenen Tarifstrukturen zu unterwandern, um so ordentlich Profit zu machen. So gibt es in den großen Betrieben inzwischen mehrere Klassen von Mitarbeitern. Da gibt es das Stammpersonal, das nach Tarif bezahlt wird und für das sich der Betriebsrat einsetzt, sollte es Probleme geben. Dann gibt es das Personal der Dienstleister, die für das halbe Geld meist mehr leisten müssen als das Stammpersonal. Wenn es da Probleme gibt, müssen die selbst um ihr Recht kämpfen und stehen alleine. Einem Mitarbeiter etwas vorzuenthalten, was ihm eigentlich zusteht, fällt leicht, wenn nicht mit Gegenwehr zu rechnen ist oder die Drohung über den Jobverlust ausreicht, um ihn zum Schweigen zu bringen.

Entschuldigung, ich will Sie nicht mit meinem Schrott aus der Vergangenheit belasten, aber gerade beim Schreiben kam doch Einiges wieder hoch. Wenn das Geiz-ist-geil-Syndrom der Verbraucher auf die Profitgier der Konzerne und das dann auf skrupellose moderne Sklaventreiber trifft, treten Auswüchse zutage, über die ich ein eigenes Buch schreiben könnte.

Zwischenzeitlich hat auch der Gesetzgeber erkannt, dass da etwas aus dem Ruder gelaufen ist, und hat erste Maßnahmen ergriffen und Anpassungen vorgenommen.

Mein Arbeitsplatz war damals gefühlt ein Vampir, der mich aussaugt. Die hohen Anforderungen, der dauernde Druck, das vorherrschende Chaos und der geringe Handlungsspielraum machten mich fertig, und ich war zunehmend erschöpfter. Die Pausen und Wochenenden reichten wieder mal nicht zur Erholung aus, und ich geriet immer weiter unter Druck und aus meinem gerade doch erst neu erkämpften Gleichgewicht. Und da ich eigentlich wusste, dass der Ofen aus war, und ich das Arbeitsverhältnis schon lange innerlich gekündigt hatte, zog ich nach dem besagten Tropfen, der das Fass zum Überlaufen brachte, die Reißleine. Blöderweise ohne Fallschirm. Oder vielleicht sage ich besser, meine Psyche hat die Reißleine gezogen. Denn wie bestellt signalisierte diese mir, dass jetzt Schluss ist, und streikte erst mal. Der Streik meiner Psyche äußerte sich in Schlaflosigkeit, Desorientiertheit, völliger Antriebslosigkeit, Freudlosigkeit, in Konzentrationsproblemen und totaler Entscheidungsunfähigkeit.

Ich verließ kaum noch das Haus und war wie versteinert. Wie oft ich einfach nur gewartet habe, dass der Tag vorbeiging, kann ich nicht mehr beziffern. Ich scheiterte an Tagesaufgaben, an so trivialen Dingen wie die Spülmaschine auszuräumen. Die Diagnose lautete Erschöpfungsdepression oder auch Burn-out, wie man umgangssprachlich gerne sagt. Und das bei mir, wo ich doch immer funktioniert habe wie ein Uhrwerk und mich aufgerieben habe, um es allen perfekt gerecht zu machen. Jetzt auf einmal war ich die unperfekte und kaputte Bettina und ich wusste nicht so wirklich, wie ich damit umgehen sollte. Aber die Not zwang mich und ich stellte mich auch dieser Herausforderung.

Die verordnete Pause tat mir gut. Und trotz meiner tiefen Abneigung gegenüber meinem Arbeitgeber habe ich mich schwergetan, Nägel mit Köpfen zu machen. Ich hatte schließlich einen guten Job als Personalleiterin in einem größeren Unternehmen der Dienstleistungsbranche und von außen gesehen hatte ich alles, was man sich wünschen konnte. Einen guten Verdienst, einen Firmenwagen und eine Position, die mir Respekt und

Aufmerksamkeit sicherte. Wie sollte es mit mir weitergehen, wenn ich das in den Sand setzte? In meinem Alter nimmt mich doch niemand mehr, und mit dem Arbeitgeber in der Vita bin ich als Personalerin doch eh verbrannt. Alle diese Gedanken jagten mir durch den Kopf und machten mir Angst. Aber ich verstand mit etwas Abstand und mit therapeutischer Unterstützung langsam, dass meine innere Haltung und meine persönlichen Werte mit der Unternehmenskultur meines Arbeitgebers nicht in Einklang zu bringen waren. Diese Diskrepanz führte zu einer Belastung, die mich in der Vergangenheit übermäßig hat essen lassen. Jetzt, ohne diese Option des Wegfressens, fühlte ich mich schutzlos ausgeliefert und die Erschöpfungsdepression hatte ein leichtes Spiel, sich meiner zu bemächtigen.

Krankgeschrieben schaffte ich es auch wieder besser, den neuen Kurs beizubehalten, und konnte mich gleichzeitig der Gesundung und Erholung von Körper und Psyche widmen. Nach der gesundheitlich erzwungenen Auszeit wurde dann auch im Sommer 2014 klar, dass es trotz aller bestehenden Zukunftsängste kein Zurück mehr an den alten Arbeitsplatz gab. Es gelang mir, mit meinem Arbeitgeber eine einvernehmliche Lösung zu finden, wie sich unsere Wege trennen konnten. Ich passte da einfach nicht hin. Punkt! Das ist vielleicht sogar noch mehr meine Schuld gewesen als die des Arbeitgebers. Eine unkompliziert zu führende Mitarbeiterin war ich sicher niemals, das gebe ich unumwunden zu.

Manchmal ist es im Leben notwendig, wirklich an die Ursachen des Übels heranzugehen und nicht nur mit Medikamenten zu laborieren. Wo passt etwas nicht und was muss passieren, damit sich die Dinge ändern? Nicht immer müssen die Entscheidungen so brachial sein wie bei mir, aber gelegentlich geht es nicht anders. Und das trotz aller Ängste und Unsicherheiten.

Wenn das Seil durchtrennt ist, geht es nur noch in eine Richtung.

Inzwischen hatte ich, was meine Ernährung angeht, so richtig Fuß gefasst im Low-Carb-Universum. Ich eignete mir immer mehr Wissen an und befasste mich intensiv mit Fragen des Stoffwechsels und meiner Diabetes-Erkrankung. Wie viele Bücher ich in der Zeit studiert habe, kann ich nicht mal mehr sagen. Einen guten Teil davon finden Sie im Anhang bei den Quellenangaben, falls Sie selbst ein halbes Studium zur Ernährungswissenschaftlerin machen möchten.

Das Projekt „Gewichtsverlust, Diabetes-Bekämpfung und Burn-out-Überwindung" war zu dem Zeitpunkt ein Vollzeitjob, der mich gefordert hat. Aber immer nur so weit, wie ich es geschafft habe. Bitte keinen Stress, war die Devise. Bewegung, Entspannung, gesunde kohlenhydratreduzierte und nährstoffreiche Ernährung und einfach auch etwas Zeit, um wieder zurück in Balance zu kommen und das bestehende Ungleichgewicht in meinem Leben zu korrigieren.

In meinem Fall war sicher auch zu einem guten Teil der Weg das Ziel, denn an meine eigenen Grenzen zu gehen, körperlich und seelisch, war mir eine echte Lehre für die Zukunft. Das Leben ist kein langer ruhiger Fluss, sondern eine Reise mit Stromschnellen, Staumauern und Unrat, der sich einem in den Weg wirft. Und nie weiß man, was um die nächste Ecke kommt. Aber das anzunehmen und Vertrauen zu haben, dass alles seinen Weg nehmen wird, habe ich erst mit Mitte 40 an mich rangelassen. So ganz langsam muss es weniger perfekt sein und auch nicht alles muss fünfmal kontrolliert werden. Manchmal ist es einfach gut so, wie es ist. Noch vor zwei Jahren hätte ich mich als Kontrollfreak bezeichnet. Sicher kann man nicht aus seiner Haut raus, aber man kann sich selbst durchlässiger machen.

Diabetes Typ 2 – nicht mit mir!

Im Mai 2014 standen wieder die quartalsweisen Blutuntersuchungen an und mein Blutzuckerlangzeitwert hatte sich auf sensationelle 5,4 abgesenkt. Nachdem ich kurz zuvor schon einen Teil der Blutdrucktabletten weglassen konnte, erlaubte mir mein Hausarzt und Diabetologe jetzt, auf meine Blutzuckermedikamente (Metformin) komplett zu verzichten. Was für ein Erfolg! Ich hatte es allen Zweiflern und vor allen Dingen mir gezeigt, dass Diabetes kein unbezwingbares Schicksal ist, sondern ein Gegner, dem ich so richtig in die Eier getreten habe. Diabetes go home! Ich habe meine Diabetes-Erkrankung erst mal heimgeschickt, wo sie hoffentlich lange bleibt.

Natürlich war und bin ich stolz auf das, was ich da geschafft habe. Überraschenderweise war das Ergebnis aber nicht so schwer zu erreichen, wie ich mir das vorgestellt hatte. Das liegt sicher an meiner individuellen gesundheitlichen Situation, aber auch daran, dass ich mich ohne große Vorbehalte auf mein Low-Carb-Leben eingelassen habe. Dazu habe ich den für mich perfekten Happy-Carb-Weg gefunden. In Gesprächen mit anderen Diabetikern kam ich mir dennoch häufig wie ein Exot vor und daher wuchs in mir der Gedanke, dass ich meine Erfahrungen gerne mit anderen Menschen teilen würde. Was ich kann, können sicher viele andere Diabetiker auch. Nur wenn die nicht wissen wie, braucht es jemanden wie mich, der aus Erfahrung erzählt, wie es gehen kann.

Zu dem Zeitpunkt war mein Leben beruflich gesehen so etwas wie ein gesünderer Trümmerhaufen. Wenn man die Arbeit verloren hat, merkt man erst so richtig, welche Bedeutung sie in unserer westlichen Welt eigentlich hat. Was war ich denn nun? Ein unproduktives Nichts, das sich auf Kosten der Sozialkassen und des Ehemanns versucht, neu zu finden? Und wie sollte es weitergehen? Erste überstürzte Bewerbungen blieben erfolglos. Teilweise kamen nicht mal Rückmeldungen. Wenn es nicht mal mehr für Absagen reicht, weiß man, dass man relativ weit unten in der Arbeitsmarktnahrungskette angekommen ist. Die Angst krabbelte immer wieder in mir hoch. Und Angst macht Hunger. Die Untätigkeit lähmte mich immer mehr, und mein Mann machte sich zunehmend Sorgen, dass die Zeit daheim vielleicht doch nicht so günstig für mich war wie gedacht.

Die Geburt von Happy Carb.

Es brauchte eine Aufgabe. Und der Vorschlag für eine positive Betätigung kam dann auch direkt von meinem Mann. Als er mir vorschlug, einen Blog im Internet zu beginnen, wusste ich nicht einmal, was ein Blog überhaupt ist. Aber nach längeren Überlegungen fand ich es spannend, darüber nachzudenken, über das, was ich erlebt habe und noch erleben werde, eine Internetseite zu schreiben. Mein Weg kann andere Menschen motivieren, davon war ich von Anfang an überzeugt. Aber dazu müssen sie mich finden können und dann auch lesen, wie ich meinen Weg beschritten habe. Dazu koche ich leidenschaftlich gerne und hatte große Lust, einen Teil meiner Küchenexperimente ebenfalls zu veröffentlichen. So kam es dann zu meinem Blog »HappyCarb.de«, den ich seit Mitte August 2014 betreibe und auf dem mir inzwischen eine ganze Reihe lieber Menschen folgen. Gut, inzwischen ist es sogar eine ganz große Reihe lieber Menschen, die mich begleiten und unterstützen.

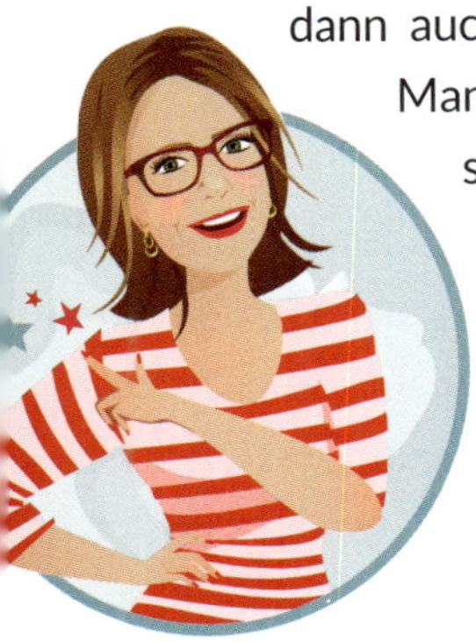

Der Erfolg meine Blogs hat mich dann auch ermutigt, beruflich in diese Richtung zu denken. Warum nicht aus einem in der Zwangspause entdeckten Talent und einer Leidenschaft auch einen Beruf machen? Ganz langsam tastete ich mich an den Gedanken heran und war selbst lange meine größte Zweiflerin. Aber die vielen tollen Rückmeldungen haben mich ermutigt, meinen Blog weiterzuführen und auch irgendwann an ein Projekt „Buch" zu denken, in dessen Umsetzung Sie gerade fleißig lesen.

Ja, ich habe mein Leben über den Haufen geworfen. Ja, ich habe heute viel weniger Geld zur Verfügung als früher. Ich habe keinen Firmenwagen mehr und brauche weder neue Handtaschen noch teure Kosmetik. Ich habe mich reduziert, und zwar nicht nur vom Gewicht her auf inzwischen 70 bis 75 Kilogramm, sondern auch von dem, was ich brauche, um glücklich zu sein. Weniger ist mehr, und meine Gesundheit hat höchste Priorität. Gerade meine Gesundheit ist die große Gewinnerin in meiner Geschichte. Medikamente für die Zuckererkrankung brauche ich aktuell nicht mehr. Wir haben jetzt Frühsommer 2016. Mein letzter Langzeitwert lag bei tollen 5,4 und das nach wie vor ohne den Blutzucker beeinflussende Medikamente. Also wirklich keine Eintagsfliege, mein Erfolg.

Wenn es im Leben wieder heller wird.

In Verbindung mit regelmäßiger Bewegung und auch mit gezielter Entspannung kam die Lebensfreude zurück und mit jedem Kilo weniger wurde die Lebensqualität wieder größer. Meine Dauerdurchfälle blieben aus, und ich fühlte mich auch vom Kopf her wieder klarer denn je. Hatte ich früher immer das Gefühl, als wäre ich hinter einem Schleier und von der Welt abgeschnitten, wurden meine Sinne wieder scharf und der Kopf begann zu rattern. Und all das, weil ich etwas machte, das ich eigentlich nicht machen sollte. Meine Ernährungsberaterin aus der Reha würde heute sicher die Hände über dem Kopf zusammenschlagen, wenn sie sehen würde, was ich esse. Ja, ich liebe Gemüse, aber ich liebe auch Butter, Eier und Kokosöl. Gerade vor dem wunderbaren Kokosöl hatte man mich auf Rückfrage in der Reha noch gewarnt.

Wie gut, dass ich gerne aus der Reihe tanze und meinen eigenen Weg gehe.

Wohl wissend, dass das Damoklesschwert der Diabetes-Erkrankung immer über mir schwingen wird. Aber dank Low-Carb kann ich die Krankheit beherrschen und die Krankheit beherrscht nicht mich. Andere Menschen an meinen Erfahrungen teilhaben zu lassen, wird nun wirklich meine neue berufliche Perspektive. Alles findet gerade nach und nach seinen schönen Weg. Den Mut und das Selbstvertrauen hätte ich mit kohlenhydratgeschwängerten Gedanken niemals gefasst. Als wären mein Gehirn und meine Gedanken damals vom Zucker verkleistert gewesen.

Von Krisen und der Chance, langfristig schlank und gesund zu bleiben.

Natürlich gab es zwischendurch auch Krisen. Die Angst, wieder zuzunehmen ,und auch der gelegentliche Schlendrian machten vor mir nicht Halt. Immer wieder gibt es Phasen, in denen ich kämpfen und auch den Po zusammenkneifen muss. Da wandert schneller mal wieder ein Kilo mehr auf die Waage, als mir lieb ist. Oder eine Verletzung am Knie wird sehr schonend auskuriert, um länger eine Ausrede für den Sport zu haben. Aber bisher habe ich immer wieder die Kurve bekommen, und darauf bin ich stolz. Denn früher war es wie ein Schalter, der rumgelegt wurde, und der Jo-Jo-Effekt schlug zurück. Heute sehe ich, dass ich erstmalig die Chance habe, mein Übergewicht dauerhaft zu besiegen und nebenbei noch meine Diabetes-Erkrankung eine ganze Weile in die Knie zu zwingen. Ganz einfach, weil es dauerhaft schmeckt und das Leben Happy Carb einfach Freude macht.

Mein Weg ist sicher keiner, der für alle und jeden taugt. Jeder muss auch für sich entscheiden, in welchem Umfang er die Kohlenhydrate reduzieren möchte. Ich erlebe das Weniger an Kohlenhydraten auch heute nicht als Einschränkung, sondern als Bereicherung meines Lebens. Ich esse bunter und besser denn je. Meine Ernährung fußt, wie Sie gelesen haben, auf sehr viel Gemüse, hochwertigem Eiweiß und guten Fetten. Damit bestreite ich sicher 80 Prozent meines Speiseplans. Dazu gönne ich mir einige kleinere Schleckereien, die auch mal etwas Chemie enthalten dürfen, aber natürlich jenseits der Kohlenhydrate. Das ist mein Happy-Carb-Weg, und ich mache die Regeln. Und wie immer macht die Dosis das Gift. Wichtig ist doch, dass jeder Low-Carb so lebt, wie es ihm dauerhaft Spaß macht und schmeckt. Denn nur so können Sie Ihrer Diabetes-Erkrankung genau wie ich »Diabetes – nicht mit mir!« zurufen und ihr zum Abschied winken.

Probieren Sie es aus. Sie können nur gewinnen.

Ich bin auf jeden Fall gespannt, wo mich mein Weg noch hinführen wird. Wenn Sie auch neugierig sind, können Sie das gerne auf meinem Blog **www.HappyCarb.de** verfolgen.

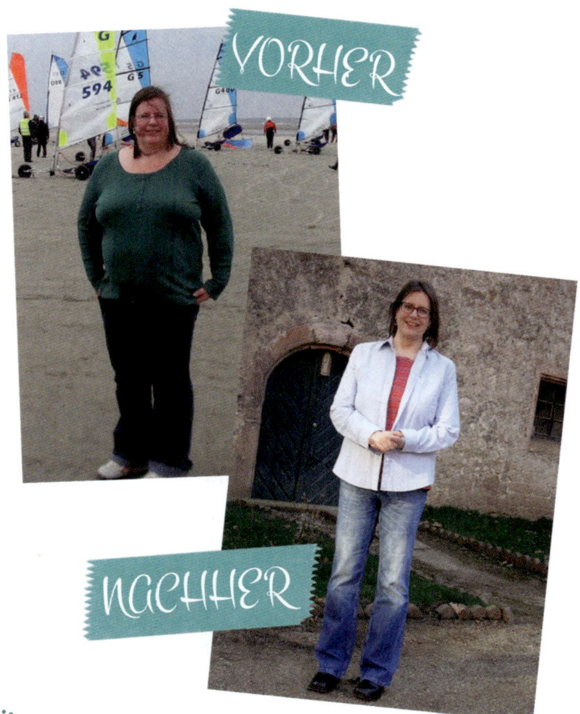

Und was sagt der Doc?

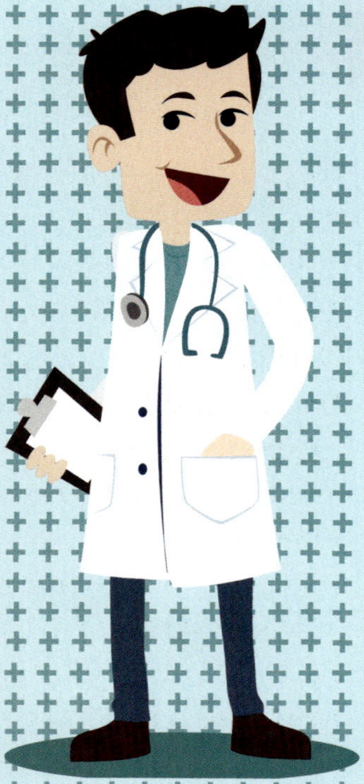

UND WAS SAGT DER DOC?

Ernährung und Diabetes-Therapie im Spannungsfeld von Leitlinien und Lebensrealität. Oder: „Hat immer recht, wer heilt???"

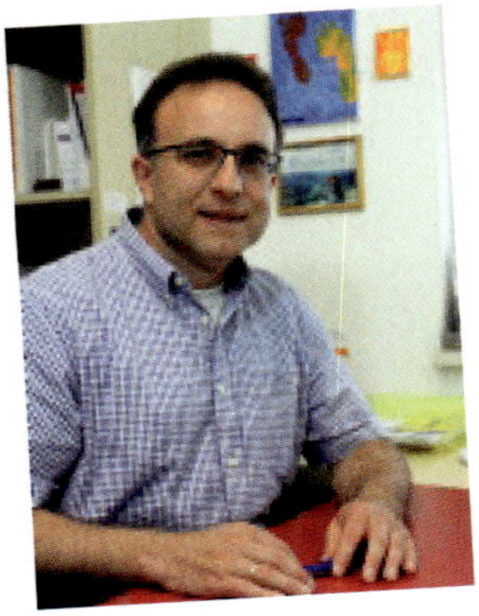

Als Frau Meiselbach mich bat, ein paar Zeilen als behandelnder Arzt und Diabetologe zu ihrem Buch beizutragen, sagte ich spontan zu. Zu sehr hatte mich meine langjährige Patientin in den letzten Wochen und Monaten überrascht und auch fasziniert.

In diesem Moment realisierte ich allerdings nicht, dass ich Stellung nehmen müsste zu einer Art der Diabetes-Behandlung, die letztlich nicht unbedingt den gängigen Empfehlung meiner Fachgesellschaft oder der Fachgesellschaften des Ernährungswesens entsprach. Ich als Diabetologe sollte eine Methode kommentieren und begleiten, die nicht auf dem Mist der Fachgesellschaften und letztlich auch nicht auf meinem eigenen Mist gewachsen war. Sie hatte es selbst gemacht ... Geht das? Darf sie das? Spielen doch Leitlinien, Richtlinien und Therapieschemata und Standards in der heutigen Medizin eine immer größere Rolle, ja, fast möchte man sagen, der Druck auf uns Ärzte wächst stetig, bloß nicht – oder wenn dann nur mit guter Begründung – von den gängigen Therapieempfehlungen abzuweichen. Oft geben wir diesen Druck an unsere Patienten weiter. Nicht immer gelingt der Spagat zwischen Anspruch und Lebensrealität des Patienten. Dies alles unter dem Motto der Qualitätssicherung vor dem Hintergrund der „Evidenz". Viele Patienten bleiben auf diesem Weg zurück.

Ich dachte nach und erinnerte mich daran, warum ich Diabetologe wurde und eben nicht Kardiologe, Nephrologe oder Chirurg, also Spezialist für z. B. Herz oder Nieren und Operationen. Der Grund ist schnell geschildert: Das Ziel der modernen Diabetologie ist für mich, den Menschen in die Lage zu versetzen, durch Information, Schulung und Anleitung letztlich „sein eigener Arzt" zu werden. Ursachen zu erkennen, Experimente zu machen, Neues zu wagen und Ergebnisse zu beurteilen, einzuschätzen in Bedeutung und Konsequenz bzw. dies mit meiner Hilfe zu überprüfen und so im Umgang mit der Krankheit Selbstständigkeit und Eigenverantwortung zu erreichen. Vereinfacht gesagt: Das Ziel ist erreicht, wenn ich überflüssig werde. Empowerment ist hier das Schlüsselwort. Unabdingbar ist hierfür aber auch, die freie Entscheidung des Patienten zu akzeptieren und diese natürlich am Erfolg seiner Maßnahmen zu messen und mit ihm zu erörtern.

Anders als in vielen anderen Disziplinen der Medizin finden wir in der Ernährungsmedizin und Diabetologie ein Zusammenspiel von internistischer Erkrankung, oder besser gesagt Fehlfunktion, individueller Lebenssituation, spezifischen Auslösern, psychischen Komponenten und Umwelteinflüssen. Krankheitsakzeptanz, -einsicht, Motivationslage, aber auch Arbeitswelt, sozioökonomischer Status etc. spielen eine große Rolle. Nennen Sie mir eine andere Disziplin in der Medizin, von der Sie das behaupten können – mit Ausnahme der Psychowissenschaften vielleicht.

Vor diesem Hintergrund sah ich also keinerlei Hindernisse, mich auf die Methode von Frau Meiselbach einzulassen und den Weg gemeinsam mit ihr zu gehen. Das Ergebnis – eine gute Stoffwechsellage sowie Minimierung der durch erhebliches Übergewicht bedingten Risiken für Herz-Kreislauf-Erkrankungen – kann sich auch drei Jahre nach der Rehabilitation mehr als sehen lassen.

Die »Low-Carb«-Methode der Autorin beinhaltet letztlich das Prinzip, Insulinausschüttung zu vermeiden, indem Kohlenhydrate gespart und bewusst ausgewählt werden. Denn nur Kohlenhydrate – besonders die schnell verfügbaren – führen zur Insulinausschüttung. Rasch wirksame („süße") Kohlenhydrate sollten möglichst ganz gemieden werden. Der Effekt ist folgender: Insulin als einziges blutzuckersenkendes Hormon, welches gleichzeitig dafür sorgt, dass ein Überangebot an Energie letztlich auf der Hüfte landet, wird in seinem Spiegel gesenkt. Insulin ist des Weiteren das einzige Hormon, welches das Körperfett in den Depots festhält. Geringe Insulinspiegel sorgen also dafür, dass die Fettdepots zur Energiegewinnung angezapft werden können. Der fatale Teufelskreis von hohen Insulinspiegeln, Gewichtszunahme, Verlust der Empfindlichkeit der Zellen gegenüber Insulin („Insulinresistenz") mit der Folge immer höherer Insulinspiegel wird somit umgekehrt. Dem metabolischen Syndrom entgegengewirkt. Das macht Sinn.

Erinnere ich mich an die Zeiten vor der Rehabilitation, also vor 2013, so kommen mir gemischte Gefühle. Kein Arzt kann sich frei machen von den Empfindungen, wenn er gewisse Namen auf der Tagesliste seiner Sprechstunde findet. Insbesondere löste der Name „Meiselbach" bei mir immer öfter das Gefühl von Hilflosig-

keit aus. Ärzte mögen dieses Gefühl gar nicht. Zu komplex waren ihre Probleme mit Gewichtszunahme, die schier ungebremst fortzuschreiten drohte, die kaum glaubbaren Schilderungen ihrer Arbeitssituation, die mich betroffen machten und fragen ließen, wie ein Mensch das wohl aushalten kann. Ausweglos schien die Lage. Begleitend fand ich bei ihr eine zunehmende psychische Destabilisierung, Depressionen, vegetative Symptome, Ängste, medizinisch kaum fassbar. Und schließlich – sie wurde immer dicker ...
Im Herbst 2013 war eine Eskalationsstufe erreicht, die geprägt war von nicht mehr akzeptablen Blutdruckwerten, Gewicht bei 130 Kilogramm, ständigen Infekten, Schmerzen ohne eindeutig ursächliche Zuordnung ... Ich machte mir ernsthafte Sorgen, ohne wirklich das Gefühl zu haben, hier eine realistische Chance zur Wendung des Blattes zu haben. In dieser Situation erwuchs der Gedanke an eine Rehabilitation. Erforderlich war ein »Angriff von allen Seiten« auf die aktuelle Entwicklung. Was hier zu tun war, bedurfte einer mehrwöchigen, kontinuierlichen ärztlich-therapeutischen Betreuung. Ambulant war dies nicht mehr zu leisten.

Nach ihrer Rückkehr hatte Frau Meiselbach viele Ziele. Offensichtlich war viel passiert während der Rehabilitation. Sie war festen Willens, ihre berufliche Situation zu ändern, sie ernährte sich nach den von ihr geschilderten Empfehlungen einer kohlenhydratreduzierten Kost und im Februar 2014 waren 20 Kilogramm Gewicht gefallen ... Es sollten noch mehr werden.

Warum ich dieses Buch gerne gelesen habe? Es ist ein ehrliches Zeugnis, geschrieben mit einer außerordentlichen Offenheit und mit Einblicken in das Gefühlsleben und Erleben der Ereignisse im Zusammenhang mit der Diagnose „Diabetes mellitus". Insofern auch für mich ein wertvolles Buch. Trotz allem ist es ein Buch, welches geeignet ist, beim betroffenen Leser Motivation zu erzeugen, den eigenen Weg zu finden, aktiv zu werden und nicht in Resignation der Sachlage sein Heil ausschließlich im vermeintlichen Fortschritt der medikamentösen Behandlung des Diabetes mellitus zu suchen.

Zu oft vergessen wir, wenn wir von gesunder „Ernährung" sprechen, dass wir eigentlich „Essen" meinen. Steht Ersteres für eine wissenschaftliche Disziplin, objektivierbar und lehrbar, steht Letzteres für etwas, das tiefer und älter in unseren Gehirn- und Bewusstseinsstrukturen verankert ist. Essen ist Emotion, Lust, Bewältigung von Problemen und deren Kompensa-

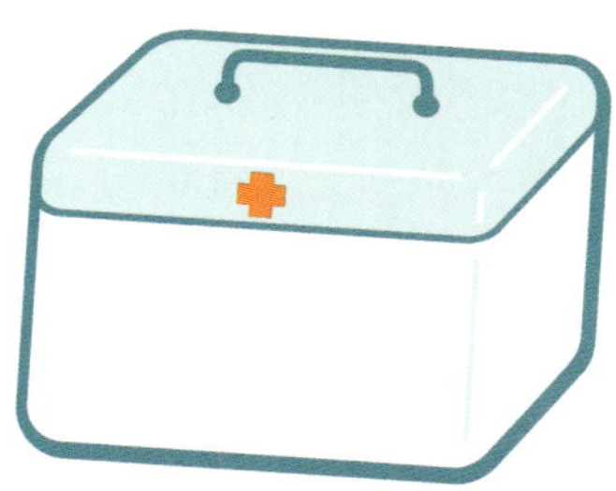

tion. Bettina Meiselbach beschreibt das Essen („Fressen“) als „Schmerzmittel“. Deutlicher kann man es wohl nicht benennen.

Das vielleicht wichtigste Moment im hier vorliegenden Buch ist aber, dass die Autorin es versteht, den Aspekt der „einschränkenden Diät“ in eine Maßnahme zur Steigerung von Wohlbefinden und Gewinn zu korrigieren. Es macht Spaß, so zu essen, es schmeckt und tut gut.

Und so wünsche ich dem vorliegenden Werk den Erfolg, den es redlich verdient. Ich selbst werde es in die Liste meiner zu empfehlenden Bücher ganz sicher aufnehmen und das ein oder andere Rezept selbst ausprobieren.

Dr. med. B. Löffler
Facharzt für Innere Medizin
Diabetologie

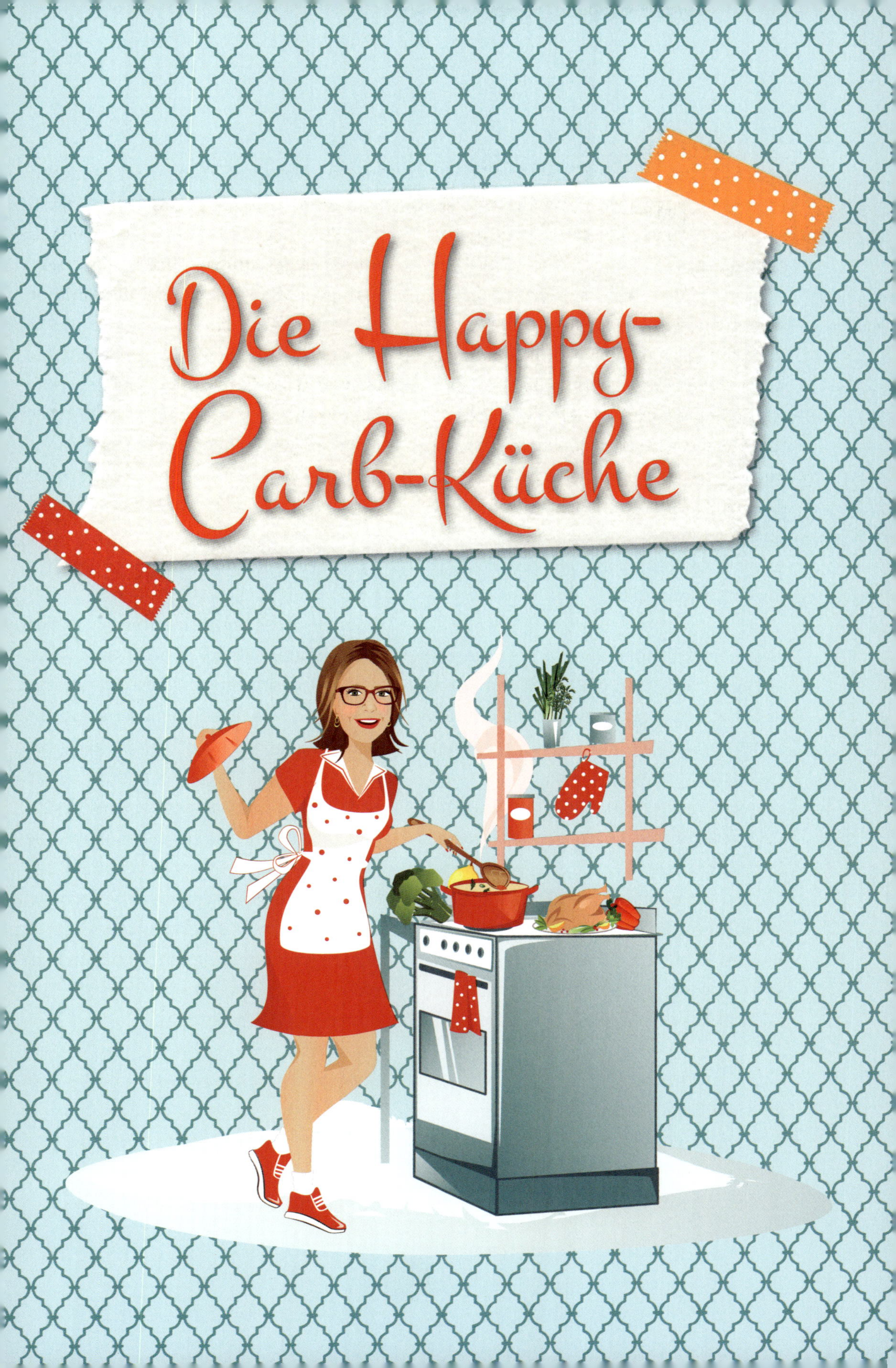
Die Happy-
Carb-Küche

DIE HAPPY-CARB-KÜCHE

Leckeres Essen ist meine ganz große Leidenschaft. Ihre auch? Schön, da haben wir etwas gemeinsam. Ich liebe einfach dieses wohlige Gefühl, wenn mein Bauch mit leckerem Essen gut gefüllt ist. Diese Zufriedenheit, die sich dann in mir breitmacht, ist fast jede Sünde wert. Das war in meinen »dicken« Zeiten vor meiner Diabetes-Diagnose so, und das hat sich auch im Rahmen meiner Umstellung der Ernährungsweise auf Low-Carb nicht geändert. Warum auch?

Mit meinen diabetikergerechten Rezepten zeige ich doch, dass den Blutzucker in Schach halten, Gewicht verlieren und superlecker essen nicht im Widerspruch zueinander stehen, sondern ganz gut zusammenzubringen sind. Und das sogar bei gelegentlichen Leckereien wie Kuchen und Süßspeisen. Was lag also näher, als für meinen Blog und jetzt für mein Buch selbst den Kochlöffel zu schwingen und eine Auswahl von Low-Carb-Leckereien so zu kochen, wie ich sie gerne mag und auch immer wieder mit Freude esse?

Essen ist Leben. Ganz viel Leben, wenn man es genau nimmt. Denn Essen versorgt uns mit lebenswichtiger Energie in Form von Eiweiß, Fett und Kohlenhydraten. Dazu liefert das Essen unserem Körper jede Menge Vitamine, Mineralien und weitere Stoffe, die für unser Dasein existenziell sind. Aber Essen ist auch Genuss und Sinnlichkeit pur und damit Teil unserer Lebensqualität. Essen spendet Freude, hat soziale Funktionen und ist ein großer Quell an neuen Erfahrungen und kreativer Lust. Wir Menschen essen eben nicht nur, um Energie zu haben oder um uns wie ein Auto von A nach B bewegen zu können.

Nein, Essen ist für die meisten Menschen sehr viel mehr als nur Energieversorgung. Und weil Essen eine große Bedeutung für unser Leben hat, nehmen wir deutliche Einschränkungen und Maßregelungen auch so ungern hin und fiebern jedem Ende einer »Diät« entgegen. Oder halten uns ungern an die Empfehlungen, die uns Diabetikern gelegentlich mit auf den Weg gegeben werden. Sind wir doch mal ehrlich: Wenn die Empfehlungen so super wären, würden sich doch alle Diabetiker dran halten. Diabetiker sind häufig Genussmenschen, also müssen sich die Ernährungsempfehlungen auch an diesem Bedürfnis orientieren und weniger eine theoretische Ernährung vorschreiben, die entweder ein Scheitern zur Folge hat oder den Patienten unglücklich macht. Nicht mein Ding. Ich wollte wie immer alles. Gut essen, satt werden und den Diabetes in die Schranken verweisen.

Also mussten Kochrezepte her, die den lebenslangen Langzeittest überstehen und die mir auch nach fünf Jahren und 25-mal Kochen immer noch super schmecken. Denn Low-Carb ist keine vorübergehende Reduktionsdiät, sondern eine langfristige Umstellung der Ernährungsgewohnheiten. So wie Diabetes Typ 2 ja auch eine lebenslange Errungenschaft ist, die ich mir da an den Kragen geheftet habe. So wie früher, geht nicht mehr. Also dann soll es aber bitte wenigstens gut schmecken.

Meine Kochphilosophie ist ganz einfach:

- lecker, lecker, lecker
- bunt und frisch
- gesund und nährstoffreich
- alltagstauglich und einfach zu kochen
- regional und saisonal

Nicht Low Fun, sondern Happy Carb ist die Devise!

Echte Lebensmittel und weniger künstliche Mischungen aus dem Chemiebaukasten sind der Mittelpunkt meiner Happy-Carb-Rezepte. Das gelingt nicht immer völlig, aber wer will schon langweilig perfekt sein? Den Anspruch auf Clean Eating habe ich nicht, amüsiere mich aber gerne über die Trends, die da ständig über meinen Bildschirm schwappen. Ich lebe gerne 80 zu 20. Schon immer. Früher habe ich 80 Prozent Sachen gegessen, die ich besser nicht gegessen hätte, und 20 Prozent gesunde Kost. Heute esse ich immer noch 80 zu 20. Nur eben 80 Prozent gesunde Kost, natürlich und zusatzstofffrei, und bei den restlichen 20 Prozent bin ich etwas toleranter. Da darf es dann eben auch mal ein chemischer Süßstoff oder ein Backwerk mit Eiweißpulver sein. Wenn jemand lieber bei 100 Prozent Natur bleiben will, finde ich das klasse. Aber für mich ist es ein alltagstauglicher leckerer Kompromiss mit perfektem Ergebnis.

Ich arbeite daher auch gerne mit »halbfertigen« Produkten wie Pesto, Ajvar oder einer Currypaste. Beim Kauf der Produkte schaue ich aber immer darauf, dass die Zusammensetzung meinen Ansprüchen genügt. Das ist nicht immer ganz einfach und dazu nicht ganz billig. Gerade wenn ich da an ein gutes Pesto aus Olivenöl denke und nicht auf der Basis von Sonnenblumenöl. Natürlich mache ich diese halbfertigen Produkte auch häufig selbst (Rezepte dazu auf dem Blog), aber manchmal muss es eben schnell gehen und für mich ist ein gutes gekauftes Produkt auch akzeptabel.

Ich will Ihnen keine engstirnigen Vorschriften machen. Nein, meine Rezepte dienen als Vorlage für diejenigen, die nicht so gerne frei Schnauze kochen, sondern das sichere Gerüst eines Rezepts für die Umsetzung brauchen. Außerdem sollen meine Rezepte natürlich auch eine Inspiration sein, selbst eigene Ideen in der Küche zu entwickeln. Kein Rezept von mir ist so gut, dass Sie es nicht nach eigenem Gusto verbessern könnten.

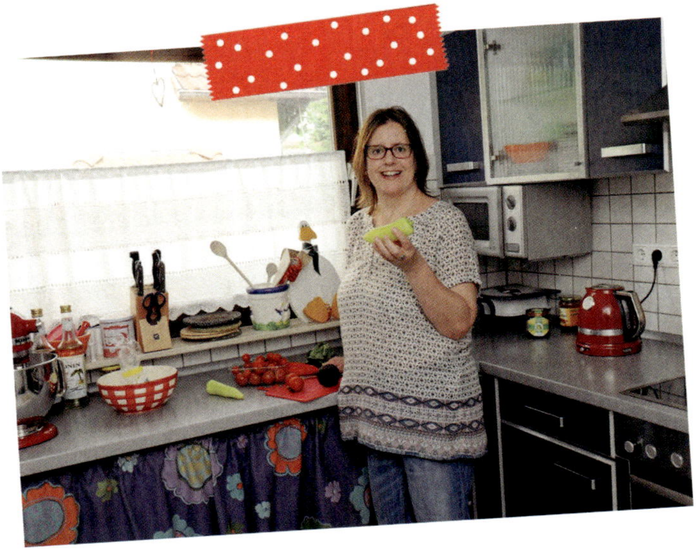

Und wenn Sie jetzt denken, dass ich sicher eine besonders gut ausgestattete Küche habe, so mit allem Furz und Feuerstein und Staubsaugerküchenmaschinen, dann muss ich Sie enttäuschen. Ich bin mir sicher, dass Ihre Küche ähnlich durchschnittlich ausgestattet ist wie meine. Es gibt also keine Ausrede mehr, meine leckeren Rezepte nicht nachzukochen. Mit Freude am Genuss und mit normalen handwerklichen Fähigkeiten in der Küche ist es möglich, wirklich tolle Sachen zu zaubern und dabei der Diabetes-Erkrankung eine lange Nase zu zeigen.

Sie können mir glauben: Zufrieden und satt ist definitiv der beste langfristige Schutz gegen das Monster Diabetes.

Wenn Ihre Augen größer werden, weil Ihnen manche Zutaten, gerade zum Backen, exotisch vorkommen, dann besuchen Sie auf HappyCarb.de mein Zutaten-FAQ und lernen Sie diese näher kennen. Die Happy-Carb-Pflicht besteht sowieso aus Lebensmitteln, die Sie überall bekommen und die Kür, also die Backwaren, sollten Sie nach und nach ins neue Low-Carb-Leben lassen. Keine Angst, dass Sie eine neue Zutat nur für ein Rezept kaufen und dann nie wieder brauchen. Alle Zutaten meiner Rezepte brauchen Sie immer wieder. Ich will die Packungen hier im Schrank auch verbrauchen und entwickle ständig neue Ideen, die auf meinem Blog landen.

Von daher viel Spaß beim Stöbern und ran an den Kochtopf! Über Rückmeldungen, wie es geschmeckt hat, freue ich mich immer sehr. Lassen Sie es sich schmecken!

Dreißig kunterbunte Happy-Carb-Rezepte

DREISSIG KUNTERBUNTE HAPPY-CARB-REZEPTE

Hier kommen nun 30 Rezepte, die auch den größten Skeptiker überzeugen sollen, dass Low-Carb abwechslungsreich, bunt und lecker ist.

Frühstücksideen, mit denen der Tag gut beginnt:

- Heidelbeer-Avocado-Quark mit Leinöl
- Erdbeer-Schinken-Käse-Traum
- Lachs-Tomaten-Rührei
- Nussmix-Frühstücksbrötchen
- Schokoschmarrn mit Erdbeermatsch

Suppen, die nach mehr schreien und die Seele streicheln:

- Pesto-Blumenkohl-Suppe
- 1001-Spinat-Linsen-Suppe
- Ratatouillesuppe
- Chicoréesuppe mit Lachs

Rezepte mit Fisch und Fleisch. Dazu viel gesundes Gemüse:

- Gemüse-Bolognese-Schnitzel
- Gemüse-Hack-Muffins
- Fruchtiges Hähnchencurry mit Kokos-Brokki-Goreng
- Akropolisspieß auf cremigem Röstgemüse
- Tomaten-Lachs-Blumisagne
- Tomatiges Lachscurry mit Rettich-Goreng
- Spinat-Makrelen-Frittata
- Ofenfisch mit Nusskruste im Paprikabett und Erbsenpüree

Rezeptideen, die ohne Fleisch auskommen:

- Kohlrabipommes mit Röstpaprika und Avocadoaioli
- Ofengemüse mit Paprika-Mandel-Pesto
- Kürbisgnocchi mit Gorgonzola-Tomaten-Creme

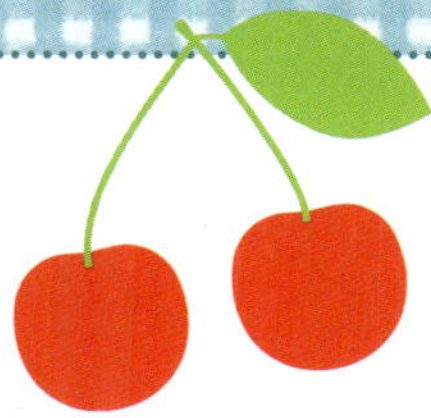

Salate bringen Farbe auf den Teller:

- Halloumi-Romana-Salat
- Senf-Ei-Kohlrabi-Salat

Herzhafte Backträume, die Lust auf mehr machen.:

- Zwiebel-Schmand-Küchlein mit buntem Salat
- Saatenbrot
- Vogelfutterbrötchen
- Pizzabaguettes

Süßer Backzauber, diabetikergerecht und lecker zugleich:

- Apfel-Schmand-Küchlein
- Koko-Schoko-Kuchen
- Himbeer-Kokos-Müsliriegel
- Sauerkirsch-Ricotta-Bödchen

Alle Rezepte sind mit Nährwertangaben versehen. Basis der Berechnung sind die von mir tatsächlich verwendeten Zutaten. Abweichungen und Fehler sind trotz aller Sorgfalt nicht ausgeschlossen.

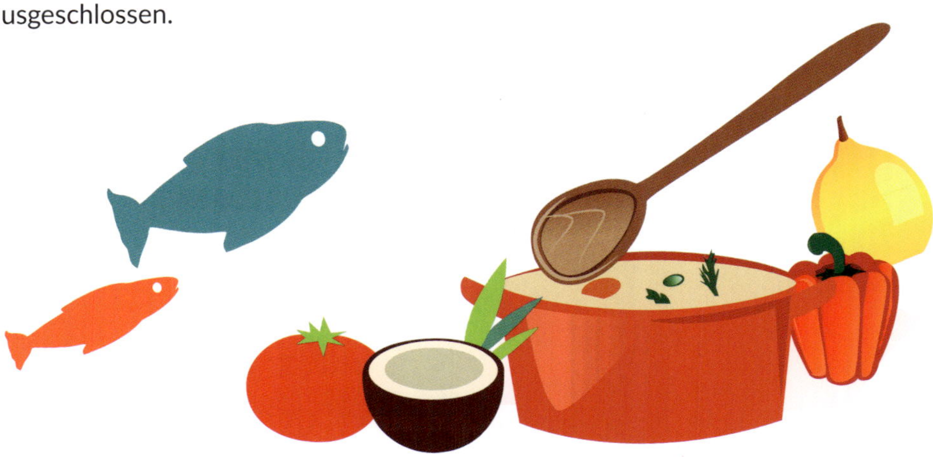

Heidelbeer-Avocado-Quark mit Leinöl

1 Portion

200 g Quark, 20 % Fett
75 g Avocadofruchtfleisch, gewürfelt
5 ml Leinöl, nativ
50 g Heidelbeeren, gefroren und nicht gezuckert
25 g Erythrit
15 g Kokosraspel
25 g frische Heidelbeeren zur Dekoration

Den Quark, die Avocado, das Leinöl, die Heidelbeeren und das Erythrit gemeinsam im Mixer mischen. Dann die Kokosraspel unterrühren. In ein Schälchen füllen und mit einigen Heidelbeeren dekorieren.

Nährwerte pro Portion:
Kalorien: 464, Fett: 32,4 g, Kohlenhydrate: 15,4 g, Eiweiß: 23,0 g

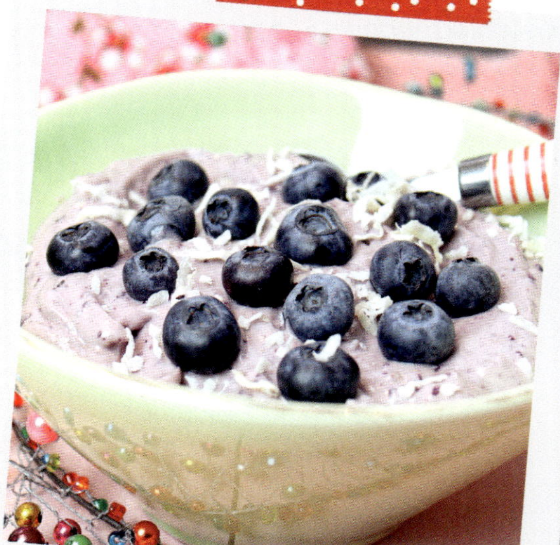

Da freut sich der Körper wie Bolle ...

Erdbeer-Schinken-Käse-Traum

1 Portion als Frühstück/2 Portionen als Vorspeise

15 g gehackte Walnüsse
½ TL Erythrit
100 g Serranoschinken, in Scheiben
150 g Erdbeeren, ohne Grün, halbiert
75 g Ziegenfrischkäse
10 ml Olivenöl nativ extra

Die gehackten Walnüsse in einer Pfanne ohne Fett bei mittlerer Hitze rösten und am Ende das Erythrit unterrühren. Abkühlen lassen und immer wieder mischen, damit die Walnüsse nicht zusammenkleben.

Den Serranoschinken auf einem Teller drapieren. Die halbierten Erdbeeren mit etwas Ziegenfrischkäse bestreichen und auf den Schinken legen. Dann die karamellisierten Walnüsse darüberstreuen und mit etwas Olivenöl beträufeln.

Nährwerte pro Portion:
Kalorien: 577, Fett: 44,9 g, Kohlenhydrate: 11,1 g, Eiweiß: 40,3 g

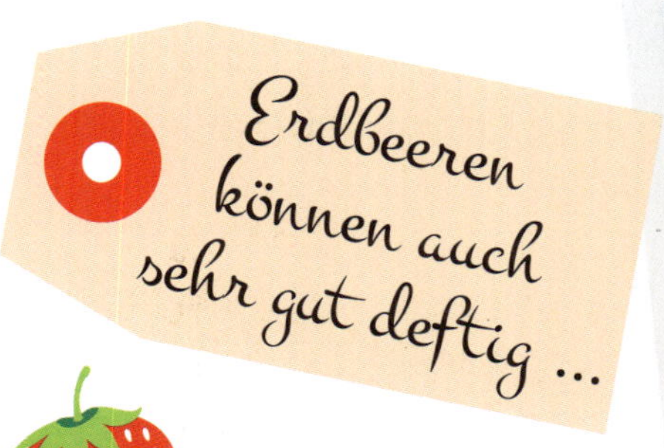

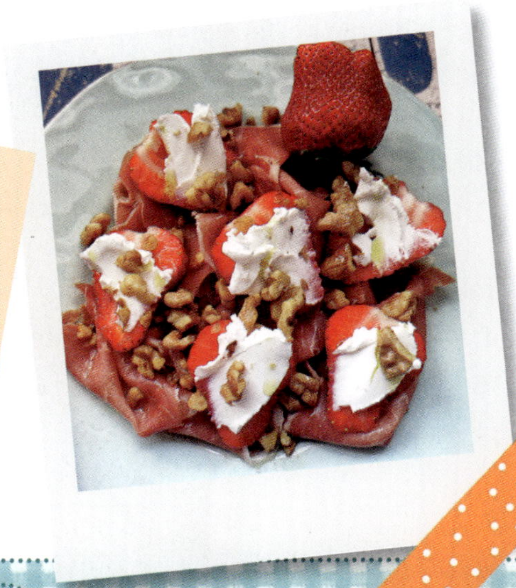

Lachs-Tomaten-Rührei

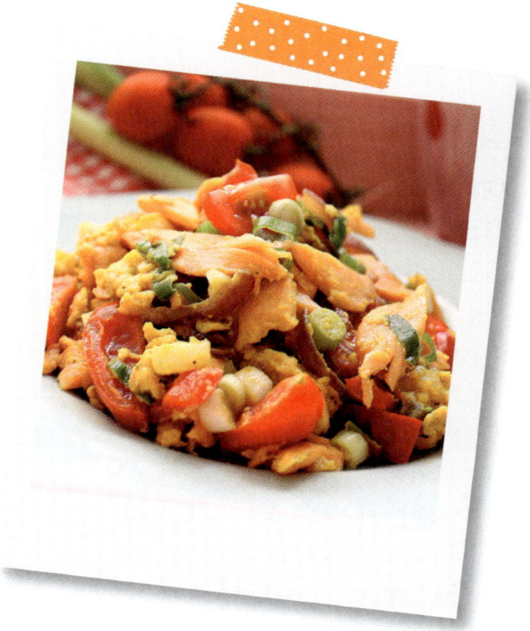

1 Portion

2 Eier, Größe L
½ TL Kurkuma
40 g rote Zwiebeln, in Streifen geschnitten
10 g Kokosöl
75 g rote Paprika, gewürfelt
100 g Kirschtomaten, halbiert oder geviertelt
100 g Räucherlachs, in Streifen geschnitten
50 g Frühlingszwiebeln, in Ringe geschnitten
Salz und Pfeffer

Eier verquirlen und mit Salz, Pfeffer und Kurkuma würzen.

Die Zwiebelstücke in einer Pfanne mit dem Kokosöl glasig anschwitzen. Die Paprika hinzufügen und kurz mitbraten. Dann die Tomaten und den Lachs zufügen und unter ständigem Braten in der Pfanne erwärmen. Das dauert alles zusammen kaum länger als 5 Minuten.

Nun noch die Frühlingszwiebeln untermischen und dann direkt das flüssige Rührei hinzufügen. Unter Rühren 3–4 Minuten stocken lassen.

Nährwerte pro Portion:
Kalorien: 535, Fett: 34,3 g, Kohlenhydrate: 15,5 g, Eiweiß: 36,5 g

Lachs, Tomaten und Ei. Besser kann der Tag nicht beginnen …

Nussmix-Frühstücksbrötchen

Ergibt 5 Brötchen

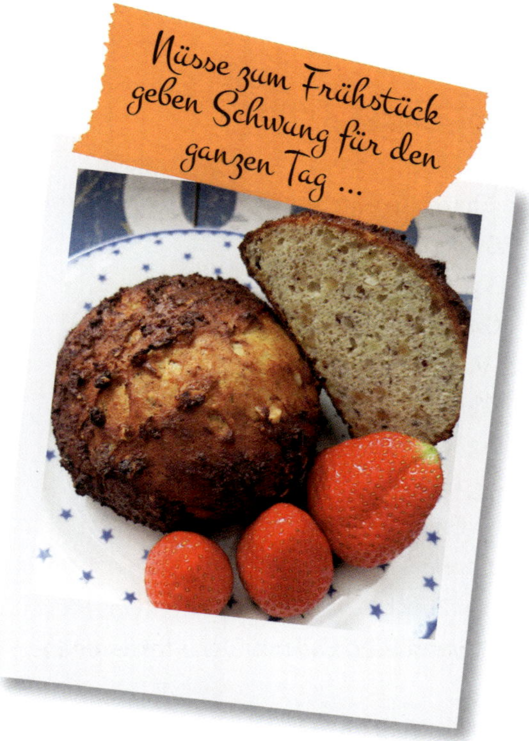

250 g Quark, 20 % Fett
3 Eier, Größe M
60 g Erythrit
2 TL Stevia-Streupulver mit Erythrit
50 g Eiweißpulver, Vanille
30 g Kokosmehl
25 g Mandelmehl, nicht entölt
50 g Haselnüsse, gemahlen
25 g Haselnüsse
25 g Mandeln, gehackt
25 g Paranüsse, gehackt
1 TL Backpulver
½ TL Guarkernmehl

Den Backofen vorheizen auf 175 Grad Umluft.

Alle Bestandteile für die Brötchen in eine große Rührschüssel geben. Nun mit der Küchenmaschine oder dem Rührgerät alles zu einem Teig durchrühren. Mit der Hand 5 große Brötchen formen und auf ein mit Backpapier belegtes Blech legen. Für 30 Minuten backen und auskühlen lassen. Die süßen nussigen Brötchen mit einigen Früchten kombiniert, ergeben einen guten Start in den Tag. In Scheiben geschnitten und getoastet besonders lecker.

Nährwerte pro Brötchen:
Kalorien: 349, Fett: 24,5 g, Kohlenhydrate: 5,8 g, Eiweiß: 23,9 g

Schokoschmarrn mit Erdbeermatsch

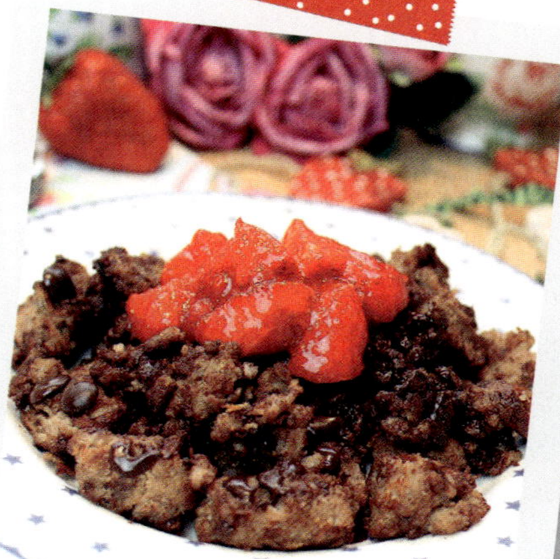

Schokolade und Erdbeeren zum Frühstück ...

1 Portion

150 g Erdbeeren
1 TL Stevia-Streupulver mit Erythrit
1 Ei, Größe L
100 ml Milch
15 g Kokosmehl
20 g Eiweißpulver, Schokolade
¼ TL Backpulver
10 g Kokosöl
15 g Xylit-Schokodrops

Die Erdbeeren klein schneiden und mit dem Pürierstab stückig zerkleinern. Nach Geschmack die Erdbeeren mit etwas Stevia-Streupulver mit Erythrit süßen. Natürlich gehen auch andere Obstsorten.

Das Ei mit der Milch und den trockenen Zutaten mit einem Schneebesen vermischen. Die Mischung 2–3 Minuten quellen lassen.

Das Kokosöl in einer Pfanne auf mittlere Hitze erwärmen. Nun die Teigmischung in die Pfanne geben und wie einen Pfannkuchen braten. So lange es geht, auf einer Seite lassen, damit der Pfannkuchen Stabilität bekommt. Wenn die Unterseite braun ist, mit einem Holzschaber zerteilen und die Stücke drehen. Fertig braten und dann die Pfanne vom Herd nehmen. Zum Schluss noch die Schokodrops untermischen. Gemeinsam mit dem Erdbeermatsch servieren.

Nährwerte pro Portion:
Kalorien: 485, Fett: 27,6 g, Kohlenhydrate: 17,9 g, Eiweiß: 32,2 g

Pesto-Blumenkohl-Suppe

4 Portionen

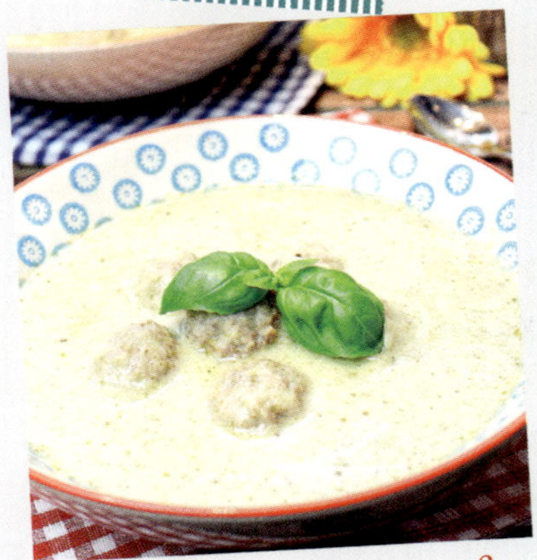

1.200 g Blumenkohl, in Röschen zerteilt
1 l Gemüsebrühe
200 g Fenchel-Knolle, geputzt und in Streifen geschnitten
350 g Wurstbrät/Bratwurst ohne Haut
1 TL getrocknete Fenchelkörner, gehackt
½ TL Muskatnuss, frisch gerieben
1 TL Paprika, rosenscharf
200 ml Sahne, alternativ Sahne und Milch gemischt
100 g Basilikumpesto, selbst gemacht oder gut gekauft
1 TL Johannisbrotkernmehl, optional
Salz und Pfeffer

Die Gemüsebrühe mit den Blumenkohlröschen und den Fenchelstücken zum Kochen bringen. Für 15 Minuten kochen lassen. In der Zwischenzeit das Wurstbrät mit den Gewürzen vermischen und kleine Fleischbällchen von 3 cm Durchmesser rollen. Wenn die Kochzeit des Gemüses um ist, dann alles mit einem Pürierstab fein pürieren. Nun die Sahne und das Basilikumpesto unterrühren und die Suppe wieder richtig heiß werden lassen. Als Letztes die würzigen Fleischbällchen in die Suppe geben und für 10–15 Minuten gar ziehen lassen.

Wenn die Suppe nicht sämig genug ist, dann das Johannisbrotkernmehl in etwas kaltem Wasser anrühren und zügig in die heiße Suppe rühren. Nochmal kurz aufkochen lassen.

Nährwerte pro Portion:
Kalorien: 545, Fett: 43,3 g, Kohlenhydrate: 12,2 g, Eiweiß: 25,4 g

1001-Spinat-Linsen-Suppe

2 Portionen

15 g Kokosöl
40 g rote Zwiebeln, fein gewürfelt
100 g rote Linsen
500 ml Gemüsebrühe
200 g gefrorenen Blattspinat, aufgetaut
200 ml Kokosmilch
15–25 g Harissapaste, Menge dem eigenen Geschmack anpassen
Salz und Pfeffer

In einem Topf das Kokosöl erhitzen und die Zwiebelwürfel darin glasig dünsten. Die Linsen hinzugeben und kurz anrösten. Mit der Brühe ablöschen und 15–20 Minuten köcheln lassen. Dann den Spinat, die Kokosmilch und die Harissapaste zufügen und weitere 5 Minuten kochen. Mit Salz und Pfeffer abschmecken.

Nährwerte pro Portion:
Kalorien: 466, Fett: 28,5 g,
Kohlenhydrate: 30,9 g, Eiweiß: 18,1 g

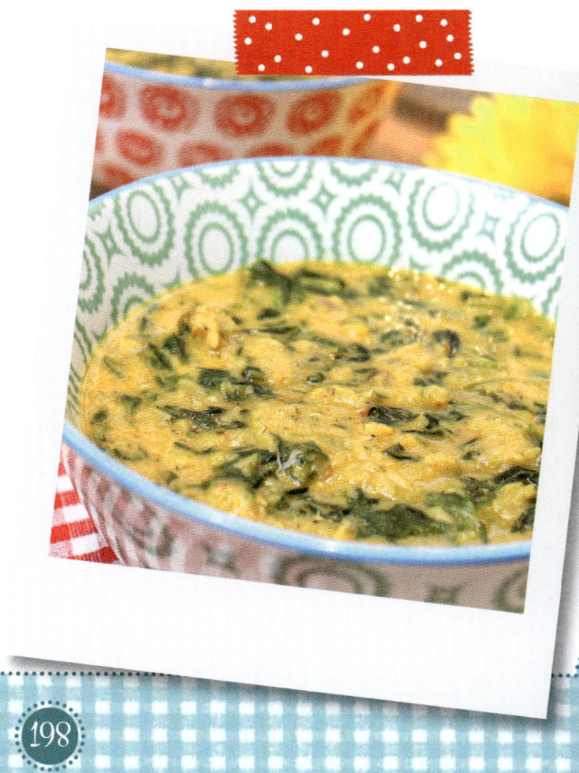

Würzig wie aus 1001er Nacht ...

Ratatouillesuppe

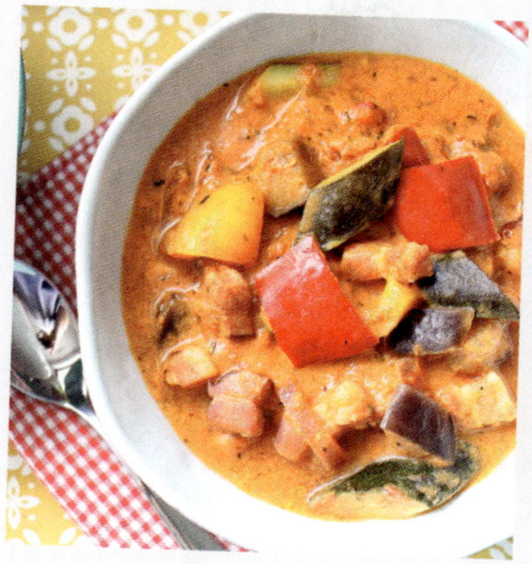

Sommerliches Gemüse und Kräuter zaubern den Geschmack der Provence in die Suppenschale ...

4 Portionen

35 ml Olivenöl
300 g Aubergine, in Würfel geschnitten
150 g rote Zwiebeln, in Würfel geschnitten
2 Knoblauchzehen, fein gehackt
250 g Schinkenspeck, gewürfelt
2 EL mediterrane Kräuter, gehackt oder getrocknet (Bohnenkraut, Thymian, Majoran, Rosmarin, Salbei, Fenchelsamen), 2 TL Erythrit
400 g Zucchini
300 g Paprika, rot und gelb, in mundgerechte Stücke geschnitten
600 ml Gemüsebrühe
680 ml passierte Tomaten
25 ml Balsamicoessig, dunkel
100 g Frischkäse
Salz und Pfeffer

In einem Topf das Olivenöl auf mittlerer Hitze erwärmen und die Aubergine anbraten. Wenn diese etwas Farbe bekommen hat, die Zwiebelwürfel hinzufügen und glasig dünsten. Anschließend den Knoblauch, den Schinkenspeck, die Kräuter, das Erythrit und das restliche Gemüse hinzufügen. Alles im Topf für 3–4 Minuten braten. Dann mit der Gemüsebrühe und den passierten Tomaten ablöschen. Die Suppe für 15 Minuten köcheln lassen. Im Anschluss an die Kochzeit den Balsamicoessig und den Frischkäse unterrühren. Final noch mit Salz und Pfeffer abschmecken.

Nährwerte pro Portion:
Kalorien: 382, Fett: 25,1 g, Kohlenhydrate: 19,8 g, Eiweiß: 21,7 g

Chicoréesuppe mit Lachs

2 Portionen

15 g Kokosöl
50 g Zwiebel, gehackt
800 g Chicorée, geputzt und in Streifen geschnitten
100 g Sellerie, gewürfelt
150 g Lauch, in Ringe geschnitten
600 ml Gemüsebrühe
100 g Ziegenfrischkäse
1 TL Erythrit
200 g geräucherter Lachs, in Streifen geschnitten
Salz und Pfeffer

Einen größeren Suppentopf mit dem Kokosöl erhitzen. Die Zwiebelwürfel im Kokosöl kräftig anbraten, bis diese braun werden. Den geschnittenen Chicorée, den Sellerie und den Lauch hinzufügen und alles gemeinsam braten, bis das Gemüse Farbe bekommt. Die dabei entstehenden Röstaromen geben ein schönes Aroma. Mit der Gemüsebrühe auffüllen und geschlossen für 15 Minuten köcheln lassen.

Anschließend die Suppe mit dem Zauberstab cremig pürieren und den Ziegenfrischkäse und das Erythrit unterrühren. Den geräucherten Lachs in die heiße Suppe geben und kurz ziehen lassen. Zum Schluss noch mit Salz und Pfeffer abschmecken.

Nährwerte pro Portion:
Kalorien: 450, Fett: 29,1 g, Kohlenhydrate: 16,0 g, Eiweiß: 32,0 g

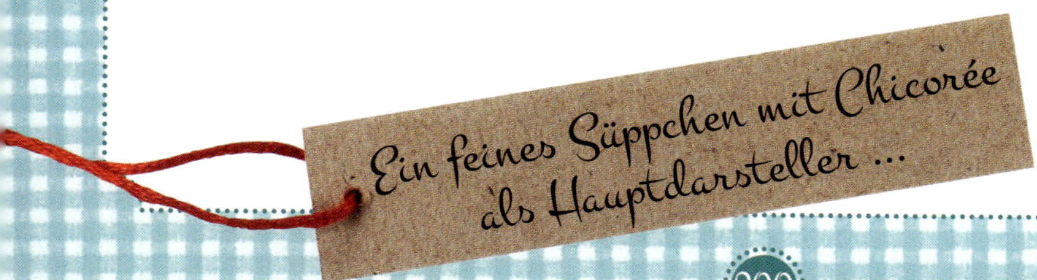

Gemüse-Bolognese-Schnitzel

3 Portionen

15 ml Olivenöl nativ extra
85 g rote Zwiebeln, gehackt
1 Knoblauchzehe, gehackt
200 g Petersilienwurzel, klein gewürfelt
200 g Fenchel, klein gewürfelt
150 g Möhren, klein gewürfelt
150 g rote Paprika, klein gewürfelt
400 g geschälte Tomaten, aus der Dose
200 g Kirschtomaten, halbiert
1 EL heller Balsamicoessig
1 TL Erythrit
italienische Kräuter, getrocknet
375 g Hähnchen-Minutenschnitzel
50 g Mandelmus
30 g Parmesan, gerieben
Salz und Pfeffer

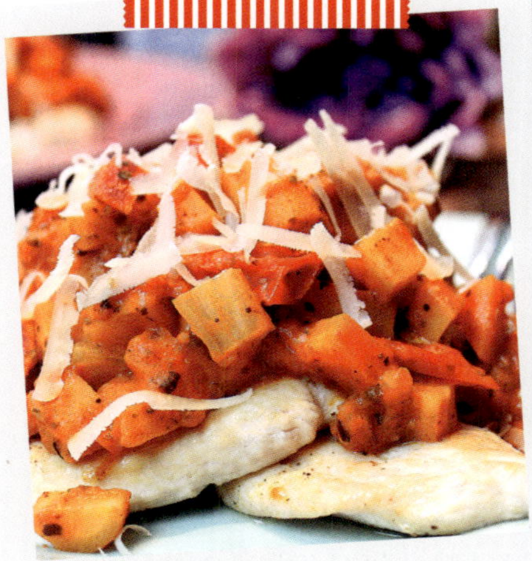

Bolognese geht auch mit Gemüse drin und dem Fleisch darunter …

Einen Topf auf mittlerer Hitze erwärmen. Das Olivenöl und die Zwiebelwürfel in den warmen Topf geben und die Zwiebelwürfel glasig dünsten. Anschließend den Knoblauch und die Gemüsewürfel zugeben und gemeinsam 3–4 Minuten braten. Nun mit den geschälten Tomaten und den Kirschtomaten ablöschen. Den Essig, das Erythrit und die Kräuter zufügen und alles 10–15 Minuten köcheln lassen. Während die Gemüse-Bolognese kocht, in einer Pfanne die mit Salz und Pfeffer gewürzten Hähnchenschnitzel in ein wenig Olivenöl anbraten. Da reichen von jeder Seite etwa 2–3 Minuten. Zum Schluss noch das Mandelmus in die Bolognese rühren und mit Salz und Pfeffer abschmecken. Die Hähnchenschnitzel mit der gemüsigen Sauce anrichten und mit Parmesan bestreuen.

Nährwerte pro Portion:
Kalorien: 433, Fett: 19,8 g, Kohlenhydrate: 19,9 g, Eiweiß: 41,4 g

Gemüse-Hack-Muffins

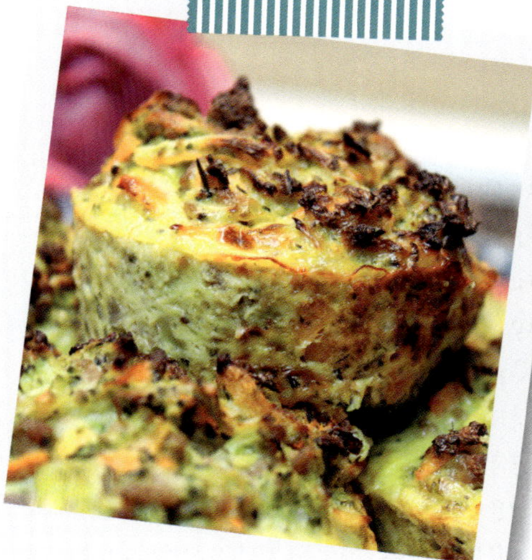

4 Portionen à 3 Muffins

15 g Kokosöl
300 g gemischtes Hackfleisch
85 g Zwiebeln, gewürfelt
1 EL getrockneter Majoran und Thymian
500 g Brokkoli, grob geraspelt
200 g Karotten, geraspelt
350 g Lauch, in feine Ringe geschnitten
150 g Frischkäse
100 g Gouda, mittelalt, gerieben
3 Eier, Größe L, zu Rührei verquirlt
Salz und Pfeffer

Den Backofen auf 175 Grad Umluft vorheizen.

Das Kokosöl erhitzen und das Hackfleisch mit den Zwiebelwürfeln anbraten. Die getrockneten Kräuter und kräftig Salz und Pfeffer hinzufügen. Wenn das Hack krümelig ist, dann das ganze Gemüse hinzufügen und 5 Minuten braten.

Den Frischkäse in der warmen Masse auflösen und gut unterrühren. Die Herdplatte ausschalten und den geriebenen Gouda unter die Gemüse-Hack-Mischung heben. Mit Salz und Pfeffer kräftig abschmecken. Die Mischung leicht abkühlen lassen und dann die flüssigen Eier unterrühren. Die Masse in Muffinformen füllen. Für 25 Minuten in den heißen Ofen stellen.

Nährwerte pro Portion:
Kalorien: 530, Fett: 36,8 g, Kohlenhydrate: 12,2 g, Eiweiß: 33,9 g

Muffins gehen auch deftig sehr gut …

Fruchtiges Hähnchencurry mit Kokos-Brokki-Goreng

5 Portionen

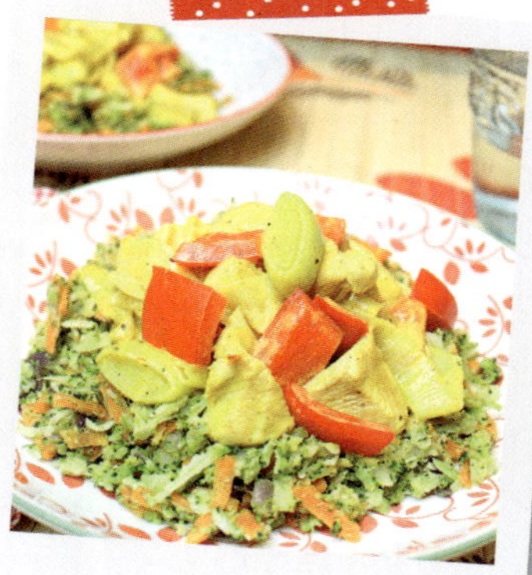

20 g Kokosöl
85 g Zwiebeln, gehackt
15 g grüne Currypaste
1 kg Brokkoli, einschließlich Strunk grob geraspelt
200 g Möhren, grob geraspelt
100 ml Kokosmilch
50 g Kokosraspel
500 g Hähnchenbrustfilet, in kleine Stücke geschnitten
300 g rote Paprika, in Stücke geschnitten
300 g Lauch, in Ringe geschnitten
100 g Mango, frisch oder gefroren, fein gewürfelt
200 g Frischkäse
½ TL Sambal Oelek
10 g Curry
Salz und Pfeffer

Die fruchtige Note im Hähnchencurry gibt einen besonderen Pfiff …

2 Töpfe auf dem Herd mit jeweils 10 g Kokosöl erhitzen. In einem Topf die Zwiebelwürfeln lasig dünsten und die Currypaste mit anschwitzen. Dann den geraspelten Brokkoli und die Möhren hinzufügen. Alles für etwa 8 Minuten braten. Anschließend die Kokosmilch und die Kokosraspel unterrühren. Mit Salz und Pfeffer abschmecken. Im zweiten Topf die Hähnchenstücke anbraten, bis diese halbgar sind. Dann Paprika und Lauch hinzufügen und gemeinsam mit dem Fleisch weitere 5 Minuten braten. Die Mangowürfelchen, den Frischkäse, das Sambal Oelek und das Curry dazugeben und alles gut durchmischen. Mit Salz und Pfeffer abschmecken. Wenn das Hähnchencurry zu dickflüssig ist, dann bis zur gewünschten Konsistenz mit etwas Wasser verdünnen.

Nährwerte pro Portion:

Kalorien: 471, Fett: 27,3 g, Kohlenhydrate: 18,2 g, Eiweiß: 33,3 g

Akropolisspieß auf cremigem Röstgemüse

4 Portionen

Für die Spieße:
500 g Fleisch von der Putenkeule, ohne Haut, in gröbere Stücke zerteilt
20 ml Olivenöl nativ extra
3 Zehen Knoblauch, gepresst
reichlich Gyrosgewürz, Paprika, Salz und Pfeffer
Mischen und mindestens 4 Stunden marinieren.

Für das Ofengemüse:
1 kg Spitzkohl, den Strunk entfernt und in Streifen geschnitten
150 g rote Paprika, in mundgerechte Stücke geschnitten
250 g Zucchini, in mundgerechte Stücke geschnitten
150 g rote Zwiebeln in mundgerechte Stücke geschnitten
10 ml Olivenöl
Gyrosgewürz, Paprika, Salz und Pfeffer

Für die Fetacreme:
100 g Creme fraiche
100 g Feta, gewürfelt
150 g Avocado, das Fruchtfleisch gewürfelt
2 Zehen Knoblauch, gehackt
Gemeinsam pürieren und mit Salz und Pfeffer würzen.

Den Backofen auf 180 Grad Umluft vorheizen.

Die marinierten Fleischstücke auf 4 Holzspieße stecken. Das Gemüse in eine große Ofenschale geben, würzen und mit etwas Olivenöl mischen. Die Fleischspieße auf das

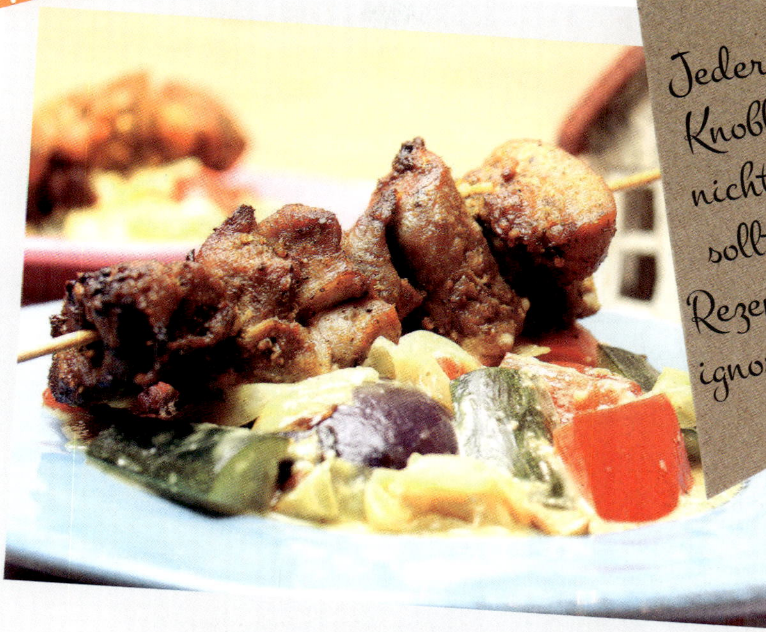

Jeder, der Knoblauch nicht mag, sollte das Rezept besser ignorieren …

Gemüse legen. Alles für 35–40 Minuten in den Ofen schieben. Wenn das Gemüse zu dunkel wird, dann zwischendurch mischen. Wer das Gemüse lieber bissfest mag und nicht so verschmort, gibt die Fleischspieße erst alleine für 20 Minuten in den Ofen und legt sie anschließend halbgar auf das Gemüse. Gemüse und Fleisch dann gemeinsam für weitere 20 Minuten im Ofen garen.

Nach der Zeit das Gericht aus dem Ofen nehmen. Die Fleischspieße zur Seite auf einen Teller legen. Wenn viel Flüssigkeit vom Kohl vorhanden ist, dann mit einem Saucenlöffel etwas davon entfernen. Nun die Feta-Avocado-Creme ins heiße Gemüse rühren und die Fleischspieße zurück auf das Gemüse legen. Wieder in den Ofen damit und 5 Minuten die Restwärme bei abgeschaltetem Herd nutzen.

Nährwerte pro Portion:

Kalorien: 509, Fett: 30,2 g, Kohlenhydrate: 15,7 g, Eiweiß: 41,4 g

Tomaten-Lachs-Blumisagne

5 Portionen

600 g Lachsfilets, ohne Haut, in 1–1,5 cm dicke lange Streifen geschnitten
150 g Frühlingszwiebeln, in Ringe geschnitten
50 g Gouda, mittelalt, gerieben, zum Überbacken
Salz und Pfeffer

Für die Blumenkohl-Lasagne-Platten:
10 ml Olivenöl nativ extra
50 g Zwiebeln, gehackt
1,2 kg Blumenkohl, grob geraspelt
10 g Gemüsebrühepulver
100 g Gouda, mittelalt, gerieben
3 Eier, Größe L, zu Rührei verquirlt

Für die Tomatensauce:
10 ml Olivenöl nativ extra
50 g Zwiebeln, gehackt
30 g Tomatenmark, einfach konzentriert
500 g geschälte Tomaten, aus der Dose
1 TL Erythrit
200 g Kirschtomaten, geviertelt
50 g Ketchup light, gekauft oder selbst gemacht
2 TL italienische Kräuter, getrocknet (Rosmarin, Thymian, Oregano, Salbei etc.)
100 g Frischkäse

Den Backofen auf 175 Grad Umluft vorheizen.

Einen Topf erhitzen und die Hälfte der Zwiebelwürfel im Öl glasig anbraten. Anschließend den Blumenkohl hinzufügen. Kräftig mit dem Gemüsebrühepulver würzen. Wenn

Tomate, Lachs und Blumenkohl! Dumdidum, besser geht nicht …

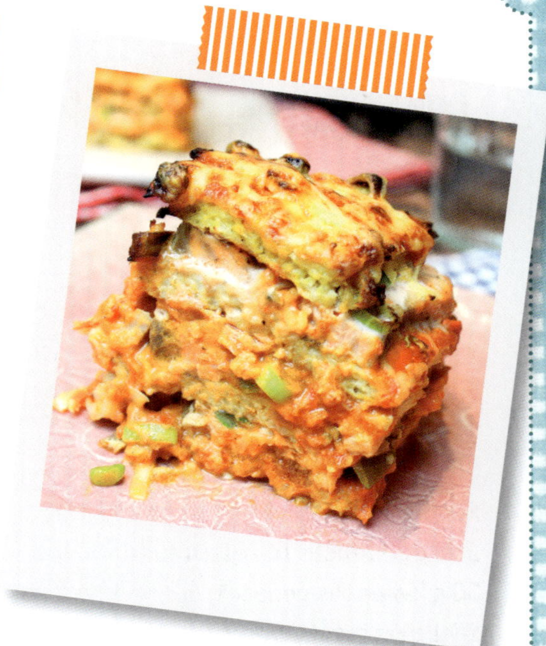

der Blumenkohl halbgar ist, dann lauwarm abkühlen lassen. Den geriebenen Gouda und die flüssigen Eier unterrühren. Den entstandenen Blumenkohlteig auf ein mit Backpapier ausgelegtes Blech geben und zu einer großen Fläche verteilen. 25–30 Minuten in den Ofen damit, bis die Blumenkohlplatte Farbe bekommen hat.

Während der Blumenkohl abkühlt, die zweite Hälfte Zwiebelwürfel in etwas Olivenöl anbraten. Als Nächstes das Tomatenmark kurz mit anrösten. Das Erythrit hinzufügen. Anschließend die klein geschnittenen Tomaten untermischen. Nach kurzer Bratzeit den Topfinhalt mit den geschälten Tomaten und dem Ketchup ablöschen. Die Kräuter hinzufügen. Alles für etwa 20 Minuten ohne Deckel unter gelegentlichem Rühren köcheln und reduzieren lassen. Zum Schluss den Frischkäse unterrühren. Mit Salz und Pfeffer kräftig abschmecken.

Die fertige Blumenkohlplatte in 4 gleich große Teile schneiden. In eine Auflaufform etwas von der Tomatensauce auf den Boden geben und vorsichtig das erste Viertel der Blumenkohl-Platte in die Form bugsieren. Dann etwas fruchtige Tomatensauce auf die Platte geben und Lachs darauflegen. Mit einem Teil der Frühlingszwiebelringe bestreuen und die nächste Blumenkohlplatte darauflegen. So fortfahren, bis alle 4 Platten in der Auflaufform sind und für oben noch etwas Sauce übrig ist. Dann abschließend noch den geriebenen Gouda auf der Lasagne verteilen und für 45 Minuten in den Ofen damit.

Nährwerte pro Portion:

Kalorien: 556, Fett: 32,6 g, Kohlenhydrate: 14,7 g, Eiweiß: 45,4 g

Tomatiges Lachscurry mit Rettich-Goreng

4 Portionen

Für das Curry:
15 g Kokosöl
85 g rote Zwiebeln, gewürfelt
50 g Madrascurrypaste
500 g geschälte Tomaten, aus der Dose
50 g Kokosmus
500 g Lachsfilet, ohne Haut, in mundgerechte Stücke geschnitten

Für das Rettichgoreng:
15 g Kokosöl
85 g rote Zwiebeln, gewürfelt
150 g Möhren, fein gewürfelt
1,25 kg Rettich (ich hatte 2 Stück), geschält und in Spaghetti geschnitten
2 TL Curry
1 EL Sojasauce, hell
1 TL Sojasauce, dunkel
5 g Gemüsebrühepulver
100 g Frühlingszwiebel, in Ringe geschnitten
Salz und Pfeffer

In einem Topf das Kokosöl erhitzen. Die Zwiebelwürfel glasig dünsten. Die Currypaste hinzufügen und kurz mit anschwitzen. Nun mit den geschälten Tomaten ablöschen und für 15 Minuten mit geschlossenem Deckel schmoren lassen. Als nächstes das Kokosmus hinzufügen und gut unterrühren. Das braucht etwas, weil sich das Kokosmus nicht so schnell auflöst. Mit Salz und Pfeffer abschmecken. Die Lachswürfel in die heiße Tomaten-Kokos-Sauce geben und 6–8 Minuten garziehen lassen.

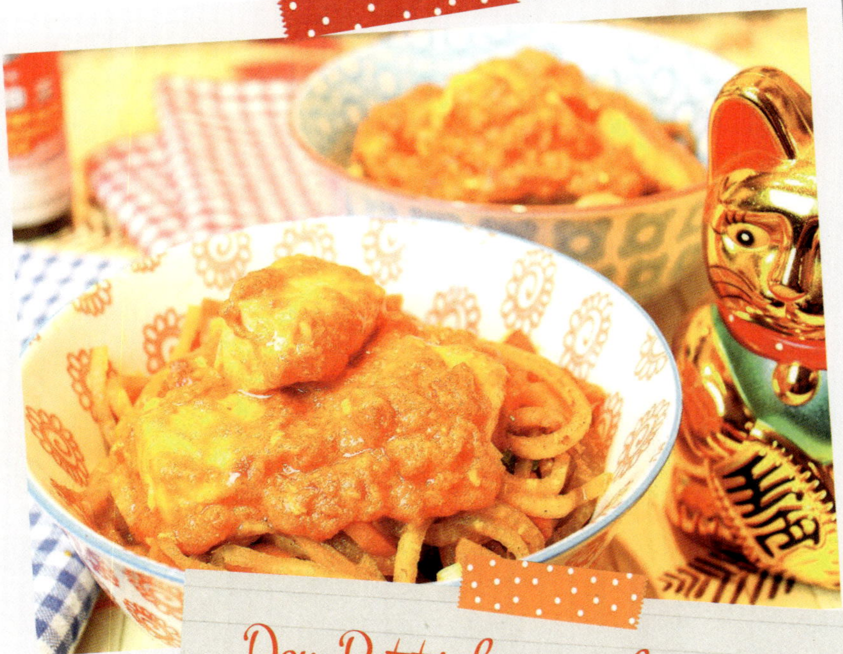

Den Rettich wie gebratene Nudeln zu machen, war eine echt leckere Idee ...

Für das Rettich-Goreng in einem großen Topf Kokosöl erhitzen. Die Zwiebelstücke glasig dünsten. Dann die Möhren und die Rettich-Spaghetti zufügen. Rühren und dabei bissfest garen. Das Curry, die Sojasaucen und das Gemüsebrühepulver untermischen. Mit Salz und Pfeffer abschmecken. Abschließend noch die Frühlingszwiebelringe dazugeben. Das Rettich-Goreng mit dem Lachscurry anrichten.

Nährwerte pro Portion:

Kalorien: 478, Fett: 29,8 g, Kohlenhydrate: 18,6 g, Eiweiß: 32,7 g

Spinat-Makrelen-Frittata

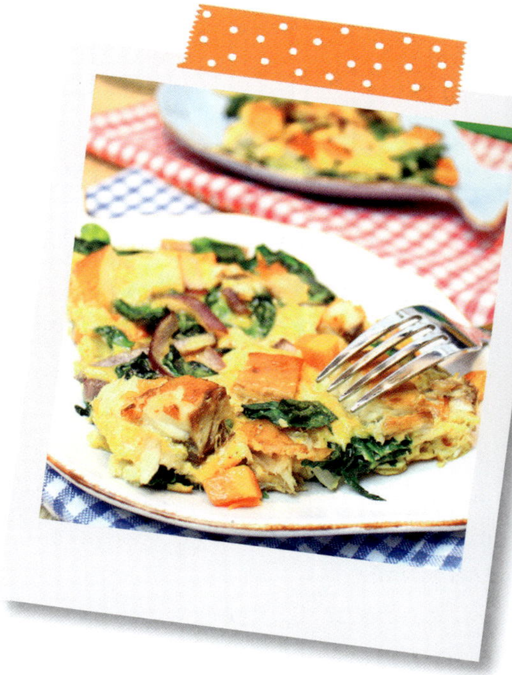

2 Portionen

4 Eier, Größe M, zu Rührei verquirlt
25 g Mandelmus
1 TL Paprikapulver, rosenscharf
10 ml Olivenöl nativ extra
85 g rote Zwiebeln, gehackt
75 g Karotten, gewürfelt
100 g frischer Babyspinat
150 g Makrelenfilets, geräuchert, in Stücke zerrupft
Salz und Pfeffer

Den Backofen auf 175 Grad Umluft vorheizen.

Die Eier mit dem Mandelmus verquirlen und mit Paprikapulver, Salz und Pfeffer würzen.

In einer ofentauglichen Pfanne das Olivenöl erhitzen. Die Zwiebelwürfel glasig dünsten. Dann die Karottenwürfel hinzufügen. Gemeinsam 3–4 Minuten braten. Nun den Spinat untermischen und gemeinsam 1–2 Minuten braten. Die Eiermischung über das heiße Gemüse geben. Darauf dann die Makrelenstücke verteilen. Mit Salz und Pfeffer bestreuen. Die Pfanne nun komplett für 10–12 Minuten in den Ofen stellen.

Nährwerte pro Portion:
Kalorien: 533, Fett: 38,8 g, Kohlenhydrate: 8,5 g, Eiweiß: 32,7 g

Omega-3 und jede Menge wertvolle Nährstoffe lecker verpackt …

Ofenfisch mit Nusskruste im Paprikabett und Erbsenpüree

3 Portionen

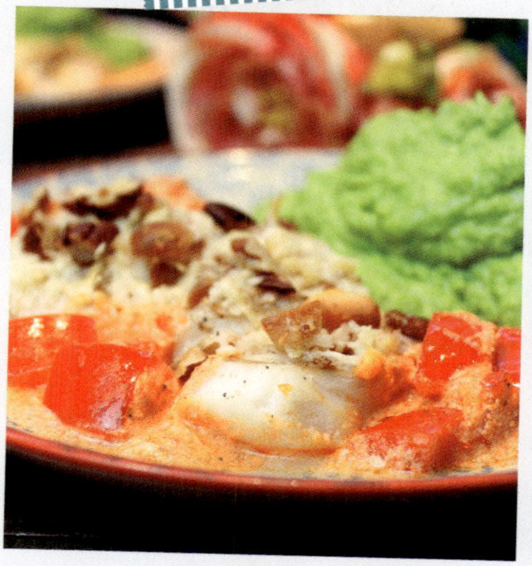

Farbexplosion auf dem Teller ...

150 g Schmand, 20 %
100 g Ajvar, scharf
150 g rote Paprika, klein gewürfelt
400 g Kabeljauloins, frisch oder gefroren
30 g Parmesan, gerieben
30 g Nüsse, gehackt (Haselnüsse, Mandeln, Pekannüsse, Paranüsse oder Macadamia)
500 g gefrorene Erbsen
100 g Ziegenfrischkäse
Salz und Pfeffer

Backofen vorheizen auf 175 Grad Umluft.

Den Schmand mit dem Ajvar in einer kleinen Auflaufform verrühren und mit Salz und Pfeffer würzen. Die Paprikastücke hinzufügen. Den (aufgetauten) mit Salz und Pfeffer gewürzten Fisch in die Paprikasauce legen. Den geriebenen Parmesan und die gehackten Nüsse mischen und über den Fisch streuen. In den Backofen stellen für 15–20 Minuten.

Die Erbsen 8–10 Minuten köcheln, abgießen und dann gemeinsam mit dem Ziegenfrischkäse pürieren. Noch mit Salz und Pfeffer abschmecken.

Nährwerte pro Portion:
Kalorien: 542, Fett: 29,1 g, Kohlenhydrate: 25,6 g, Eiweiß: 43,2 g

Kohlrabipommes mit Röstpaprika und Avocadoaioli

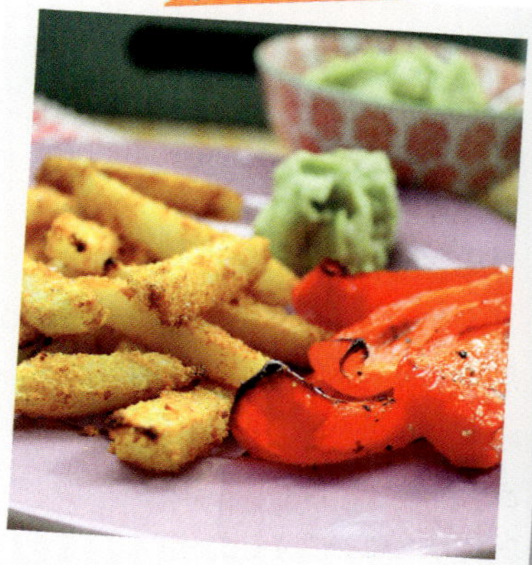

2 Portionen

250 g rote Paprika, in breitere Streifen geschnitten
15 ml Olivenöl nativ extra
700 g Kohlrabi, geschält und wie Pommes geschnitten
10 g Zwiebelgranulat, aus dem Gewürzregal
1 TL Paprika, rosenscharf
½ TL Curry
Salz und Pfeffer

Für die Avocadoaioli:
2 Knoblauchzehen, gehackt
200 g Avocado, gewürfelt
15 ml Limettensaft
30 ml Olivenöl
Salz und Pfeffer

Veggie macht Laune ...

Backofen auf 185 Grad Umluft vorheizen. Die Paprikastreifen in einer Schüssel mit etwas Olivenöl, Salz und Pfeffer würzen. Auf ein Blech mit Backpapier geben. Die Kohlrabipommes mit Küchenpapier gut abtupfen. Dann in eine Schüssel geben und etwas Olivenöl zugeben. Gut vermischen, bis alle Kohlrabipommes mit Öl benetzt sind. Dann die Mischung aus Zwiebelgranulat und Gewürzen auf die Pommes streuen und vermengen. Die gewürzten Pommes auf das Blech mit der Paprika geben und gut verteilen. Nun für 20 Minuten auf mittlerer Schiene in den Ofen schieben. Nach den 20 Minuten den Grill zuschalten und das Blech weiter nach oben in den Backofen schieben. Jetzt nochmal 5 Minuten rösten, bis die Kohlrabipommes Farbe bekommen haben, dann erst salzen. Die Zutaten für die Avocadoaioli in einen Behälter geben und cremig pürieren. Zu den Kohlrabipommes und den Röstpaprikastreifen reichen.

Nährwerte pro Portion: Kalorien: 570, Fett: 45,2 g, Kohlenhydrate: 27,1 g, Eiweiß: 10,5 g

Ofengemüse mit Paprika-Mandel-Pesto

2 Portionen

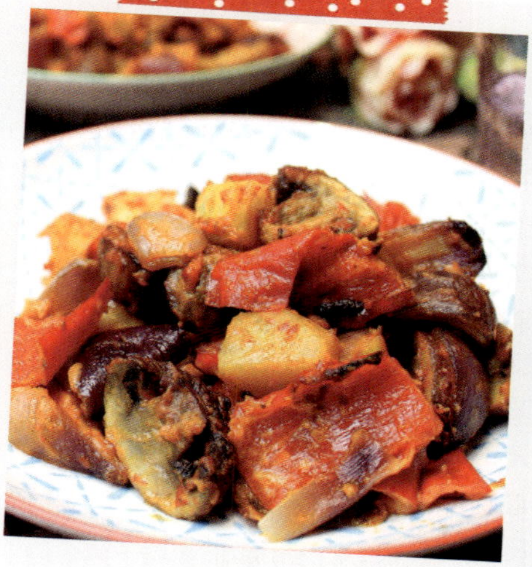

250 g Kohlrabi, in mundgerechte Stücke geschnitten
250 g rote Zwiebel, in mundgerechte Stücke geschnitten
250 g braune Champignons, in mundgerechte Stücke geschnitten
250 g rote Spitzpaprika, in mundgerechte Stücke geschnitten
50 g helles Mandelmus
50 g Ajvar, scharf
50 g Parmesan, gerieben
Salz und Pfeffer

Backofen bei 180 Grad Umluft vorheizen.

Das gesamte Gemüse in eine Auflaufform geben. Mandelmus, Ajvar und Parmesan in einem Schüsselchen vermischen und kräftig mit Salz und Pfeffer würzen.

Das selbst angerührte Pesto über das Gemüse geben und gut durchmischen. Für 30–35 Minuten in den Ofen geben. Zwischendurch 1–2-mal durchrühren.

Nährwerte pro Portion:
Kalorien: 414, Fett: 23,5 g, Kohlenhydrate: 23,2 g, Eiweiß: 22,9 g

Das schnell zusammengerührte Pesto gibt dem Röstgemüse den besonderen Pfiff …

Kürbisgnocchi mit Gorgonzola-Tomaten-Creme

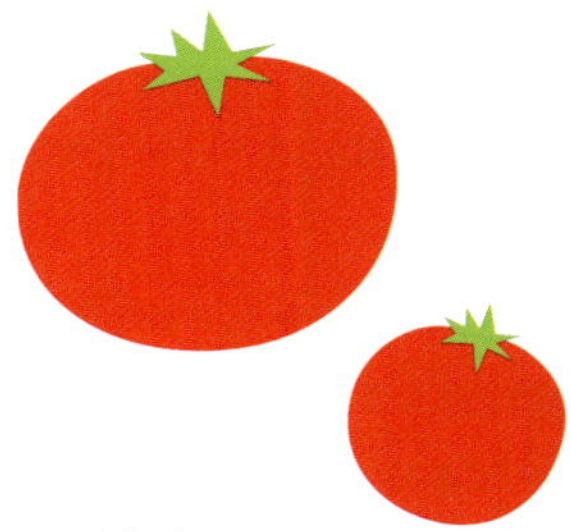

4 Portionen

Für die Low-Carb-Kürbisgnocchi:
2 Eier, Größe M
75 g Frischkäse
350 g Butternutkürbispüree, entspricht 450 g rohen Butternutstücken,
12 Minuten in der Mikrowelle bei 600 Watt erwärmt und dann püriert)
80 g Eiweißpulver, Natural
65 g Kartoffelfasern
2 TL Guarkernmehl
2 TL Salz

Für die Gorgonzola-Tomaten-Creme:
15 ml Olivenöl nativ extra
40 g rote Zwiebeln, fein gehackt
30 g Tomatenmark, einfach konzentriert
1 TL Erythrit
100 ml Apfelwein, alkoholfrei, alternativ Gemüsebrühe + 1 TL heller Balsamicoessig
500 g geschälte Tomaten, aus der Dose
150 g Gorgonzola, mild
Salz und Pfeffer

Die Zutaten für den Gnocchiteig zusammenrühren und für 30 Minuten in den Kühlschrank stellen. Ovale Röllchen mit etwa 3 cm Durchmesser formen und diese in 2 cm lange Stücke schneiden. Mit der Gabel die typischen Kerben drücken (ich habe diesen Arbeitsgang übersprungen). Einen Topf mit Salzwasser aufsetzen und erwärmen. Dann im leicht siedenden Wasser für 7–8 Minuten ziehen lassen.

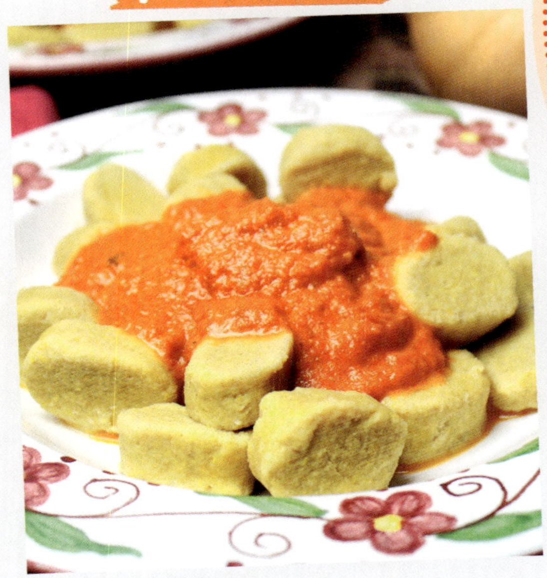

Herbstliche Kürbisgnocchi harmonieren perfekt mit Gorgonzola …

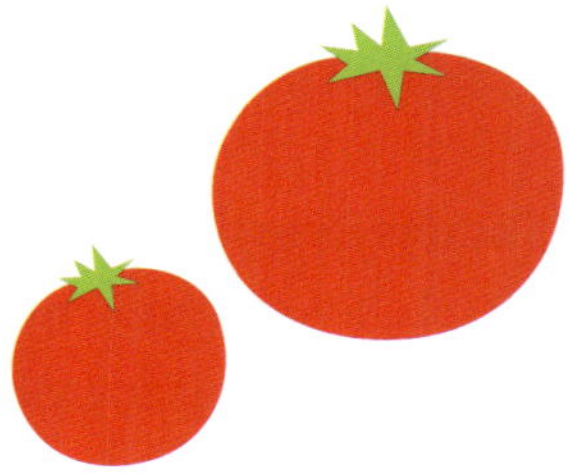

Für die Sauce einen Topf mit Olivenöl erwärmen und die Zwiebeln andünsten. Das Tomatenmark und das Erythrit hinzufügen und anschwitzen. Dann mit dem Apfelwein ablöschen und die geschälten Tomaten hinzufügen. Für 20 Minuten offen köcheln lassen, und anschließend den Gorgonzola unterrühren und schmelzen lassen. Zum Schluss noch schön cremig pürieren.

Dann die vorbereiteten Kürbisgnocchis mit der Gorgonzola-Tomaten-Creme servieren. Dazu schmeckt ein schöner Salat.

Nährwerte pro Portion:
Kalorien: 428, Fett: 23,0 g, Kohlenhydrate: 16,3 g, Eiweiß: 32,4 g

Halloumi-Romana-Salat

3 Portionen

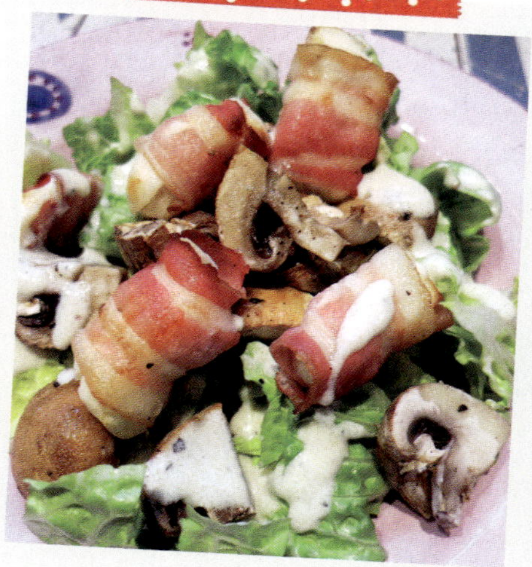

250 g Halloumikäse, in 16 Stücke geschnitten
100 g Bacon, halbierte Scheiben
400 g braune Champignons, halbiert oder geviertelt
300 g Romanasalat-Herzen, mundgerecht zerkleiner

Für das Dressing:
40 ml Olivenöl nativ extra
25 ml heller Balsamicoessig
15 g Ziegenfrischkäse
Salz und Pfeffer

Den Backofen auf 175 Grad Umluft vorheizen.

Den Halloumi mit den Baconscheiben umwickeln und in eine Auflaufform legen. Die Champignons dazugeben und mit etwas Olivenöl benetzen. Mit Salz und Pfeffer würzen. Für 15 Minuten in den Ofen damit.

Die Zutaten für das Dressing mit einem Schneebesen cremig rühren und mit Salz und Pfeffer würzen. Bei Bedarf mit etwas Wasser strecken. Den Salat mit den warmen Zutaten anrichten und genießen.

Nährwerte pro Portion:
Kalorien: 520, Fett: 41,4 g, Kohlenhydrate: 5,8 g, Eiweiß: 28,5 g

Ein deftiger lauwarmer Salat mit würzigem Halloumi …

Senf-Ei-Kohlrabi-Salat

4 Portionen

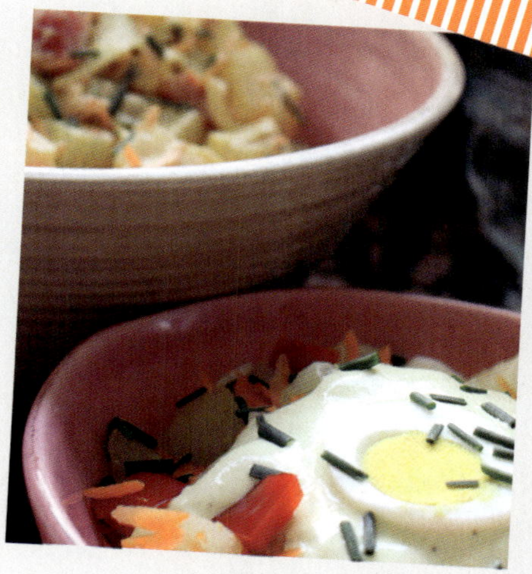

1,2 kg Kohlrabi, geschält, in Würfel geschnitten
etwas Gemüsebrühe
200 g Möhren, grob geraspelt
50 g Schnittlauch, in Ringe geschnitten
150 g rote Paprika, gewürfelt
6 Eier, Größe L, hart gekocht, in Scheiben geschnitten

Für das Dressing:
200 g Schmand, 24 % Fett
15 ml heller Balsamicoessig
1 TL Erythrit
20 g Senf, mittelscharf
Salz und schwarzer Pfeffer

Die Kohlrabistücke in etwas Gemüsebrühe 7–8 Minuten garen und dann abkühlen lassen. Alle Zutaten für den Salat vermengen. Die Zutaten für das Salatdressing mischen und über den Salat geben. Gut durchziehen lassen und gekühlt genießen.

Nährwerte pro Portion:
Kalorien: 384, Fett: 22,1 g, Kohlenhydrate: 21,1 g, Eiweiß: 20,0 g

Ein Salat, der als vollständige Mahlzeit durchgeht …

Zwiebel-Schmand-Küchlein mit buntem Salat

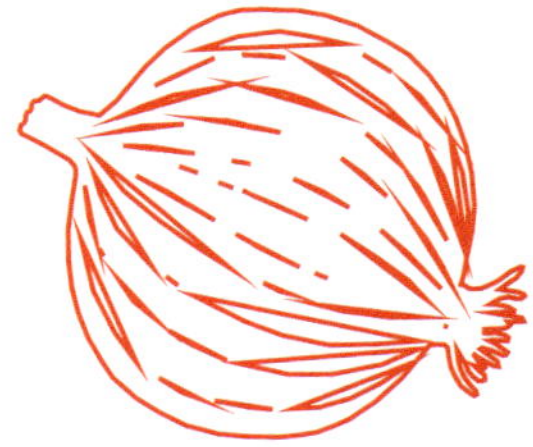

3 Portionen/6 Stück aus der (Silikon-)Muffinform

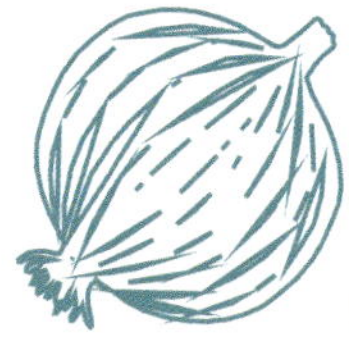

Für den Teig:
300 g rote Zwiebeln, geviertelt, in Streifen geschnitten
200 g Schmand, 20 % Fett
15 ml Olivenöl nativ extra
125 g Schinkenspeck, gewürfelt
2 Eier, Größe M
20 g Kartoffelfasern
10 g Flohsamenschalen
1 TL Salz
½ TL Paprika, rosenscharf

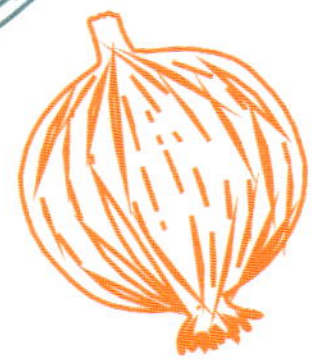

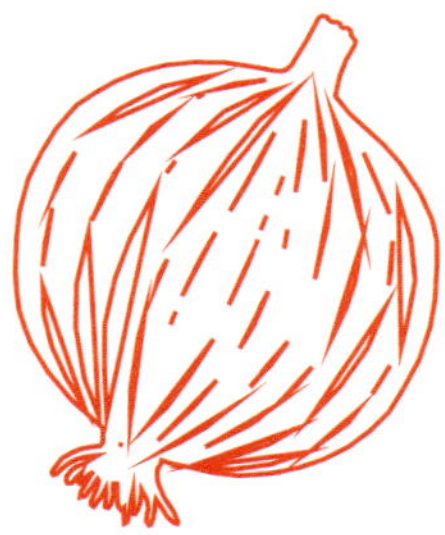

Für die Salatmischung:
200 g Romanasalat, klein geschnitten
150 g rote Paprika, in Streifen geschnitten
150 g Kirschtomaten, halbiert
100 g Avocado, gewürfelt

Für das Dressing:
15 ml heller Balsamicoessig
15 ml Olivenöl nativ extra
150 g griechischer Joghurt, 10 % Fett
15 g Sahnemeerrettich
frische oder gefrorene Kräuter nach Verfügbarkeit
Salz und Pfeffer

Den Backofen auf 175 Grad Umluft vorheizen.

Die Zwiebelstreifen in etwas Olivenöl braten, bis sie weich sind. Das dauert etwa 15–20 Minuten. In den letzten Minuten noch die Schinkenspeckwürfel hinzufügen. Die Zwiebel-Schinken-Mischung anschließend lauwarm abkühlen lassen. Die Teigzutaten für die Zwiebel-Schmand-Küchlein in eine Rührschüssel geben und gut verrühren. Einige Minuten quellen lassen. Als Letztes die weichen Zwiebeln und den Schinkenspeck zufügen. Die Masse auf 6 Portionen in einer (Silikon-)Muffinform verteilen. 30 Minuten backen und warm servieren.

Den bunten Salat mischen und die Zutaten für das Salatdressing verrühren. Zu den Zwiebel-Schmand-Küchlein anrichten.

Nährwerte pro Portion:
Kalorien: 591, Fett: 47,2 g, Kohlenhydrate: 17,9 g, Eiweiß: 22,0 g

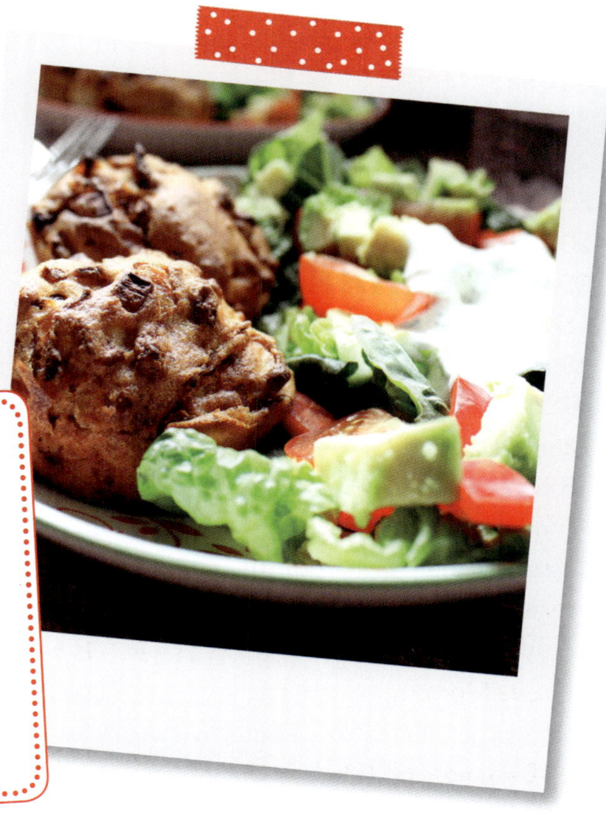

Eine schnelle Zwiebelkuchen-Variante ohne komplizierten Boden …

Saatenbrot

Gelegentlich ist auch gegen eine Scheibe Brot nichts einzuwenden …

Ergibt etwa 20 Scheiben Brot/ 1 mittelgroße Kastenform von 24 cm Länge

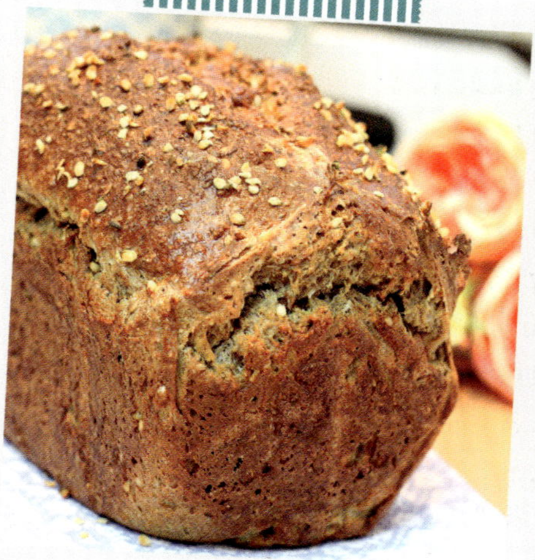

500 g Schichtkäse, 10 % Fett
5 Eier, Größe M
125 g Haferkleie
50 g Eiweißpulver, Natural
50 g Leinsamenmehl, entölt
50 g Goldleinsamen, geschrotet
30 g Chiasamen
30 g Hanfsamen, geschält
3 TL Backpulver
2 TL Salz
2 TL Brotgewürz
2 EL heller Balsamicoessig

Den Backofen auf 175 Grad Umluft vorheizen.

Alle Zutaten mit der Küchenmaschine bzw. dem Rührgerät verrühren und den Teig in eine mit Backpapier ausgekleidete Kastenform geben. Das Brot längs leicht mit einem Messer einschneiden und mit einigen Hanfsamen bestreuen. Für 50–60 Minuten in den Ofen geben.

Besser im Kühlschrank aufbewahren. Die Brotscheiben schmecken aufgetoastet wieder wie frisch.

Nährwerte pro Scheibe Brot:
Kalorien: 110, Fett: 4,6 g, Kohlenhydrate: 5,0 g, Eiweiß: 9,9 g

Vogelfutterbrötchen

Als ich die Samen gemischt habe, sah der Inhalt der Schale aus wie …

5 Brötchen

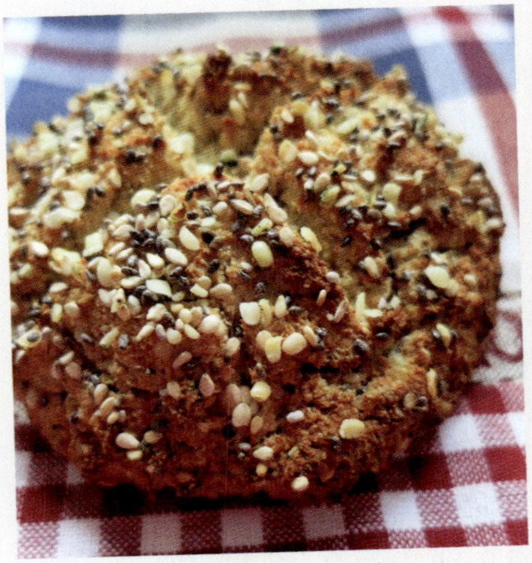

20 g Chiasamen
20 g Sesam
20 g Hanfsamen, geschält
250 g griechischer Joghurt, 10 % Fett
100 g Haferkleie
50 g Kokosmehl
3 Eier, Größe M
15 g Goldleinsamen, geschrotet
2 TL Backpulver
1 TL Salz
1 TL heller Balsamicoessig
½ TL Guarkernmehl

Den Backofen auf 175 Grad Umluft vorheizen.

Je einen Teelöffel Chiasamen, Sesam und Hanfsamen in einem Schälchen mischen und aufheben. Alle anderen Zutaten in eine Rührschüssel geben und mit einem Handrührgerät oder einer Küchenmaschine mischen. Den Teig einige Minuten quellen lassen. Ein Backblech mit Backpapier auslegen. Mit der Hand 5 Brötchen formen und auf dem Blech verteilen. Dann die Brötchen kreuzweise leicht einschneiden und mit den restlichen Samen bestreuen. Für 30–35 Minuten backen. Im Kühlschrank aufbewahren und vor dem Verzehr von beiden Seiten toasten. Die Brötchen können auch in größeren Mengen gebacken und eingefroren werden.

Nährwerte pro Brötchen:
Kalorien: 291, Fett: 16,7 g, Kohlenhydrate: 15,2 g, Eiweiß: 14,0 g

Pizzabaguettes

4 Portionen

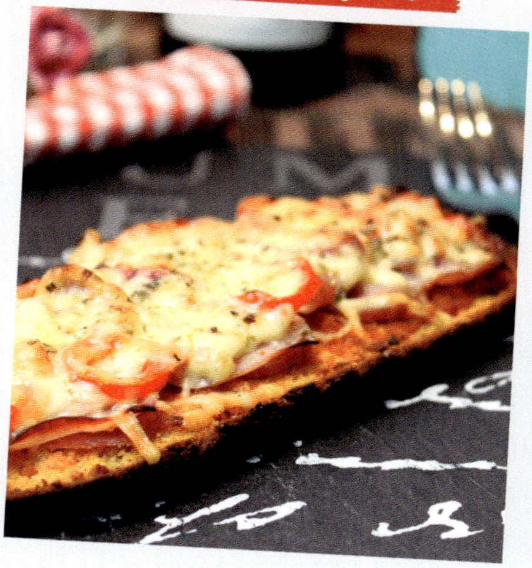

Für die Baguettes:
100 g Haferkleie
50 g Kokosmehl
2 Eier, Größe M
250 g griechischer Joghurt, 10 % Fett
1 TL Salz
1 TL Backpulver
2 TL Essig
1 EL Oregano, getrocknet

Backofen auf 175 Grad Umluft vorheizen. Alle Zutaten in einer Rührschüssel mit der Küchenmaschine oder dem Handrührgerät vermischen, dann 15 Minuten quellen lassen. Den Teig nun auf einem mit Backpapier ausgekleideten Backblech in Form von 2 etwas platteren Baguettes hinlegen und 30 Minuten backen. Die Baguettes früh genug backen, damit diese auskühlen können. Vor dem Belegen die Baguettes einmal längs durchschneiden.

Für den Belag:
100 g Tomatenpesto, selbst gemacht oder gekauft
75 g Salami, in Streifen geschnitten
125 g gekochter Schinken, in Streifen geschnitten
85 g rote Zwiebel, in Ringe geschnitten
100 g rote Paprika, in Streifen geschnitten
100 g Gouda, mittelalt, gerieben
1 EL Pizzagewürz

Pizzabaguettes direkt aus der Hand auf dem Sofa essen. Manchmal bin ich eben einfach böse …

Die Pizzabaguettes mit dem Tomatenpesto bestreichen und den Belag darauflegen. Zum Schluss den Käse und das Pizzagewürz darauf verteilen. Für 20 Minuten in den Ofen geben.

Nährwerte pro Portion:
Kalorien: 560, Fett: 35,2 g, Kohlenhydrate: 24,7 g, Eiweiß: 29,0 g

Apfel-Schmand-Küchlein

Und es ist nicht der böse Schneewittchen-Apfel …

6 Stück aus der (Silikon-)Muffinform

250 g Schmand, 20 % Fett
1 Ei, Größe L
50 g Macadamiamehl, teilentölt
35 g Eiweißpulver, Vanille
30 g Pudererythrit
½ TL Backpulver
150 g Apfel, in halbierte Schnitze schneiden

Backofen auf 175 Grad Umluft vorheizen.

Alle Zutaten für den Teig miteinander verrühren und in die Förmchen füllen. Die Apfelstücke oben in den Teig stecken. Für 25 Minuten backen und genießen.

Nährwerte pro Schmand-Küchlein:
Kalorien: 177, Fett: 12,0 g,
Kohlenhydrate: 6,0 g, Eiweiß: 9,5 g

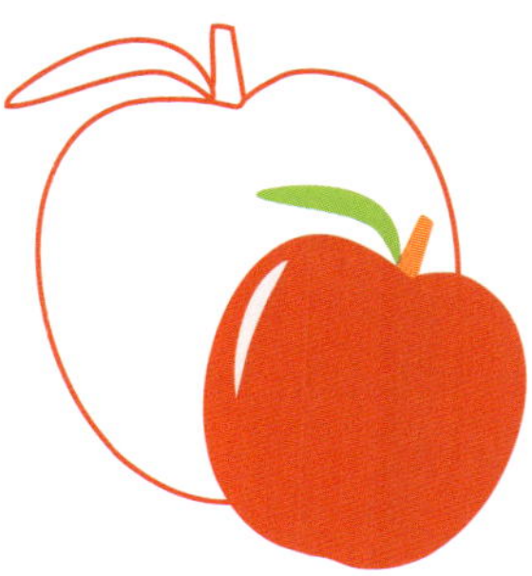

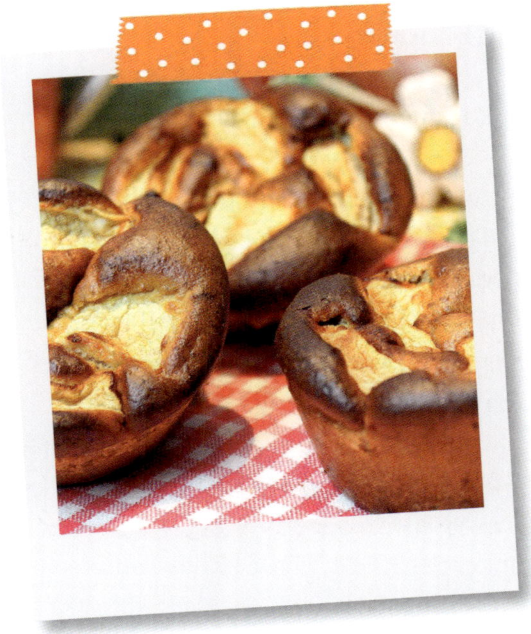

Koko-Schoko-Kuchen

Kokos und Schokolade! Mehr brauche ich nicht zum Glück …

8 Stück/1 kleine Springform mit etwa 18 cm Durchmesser

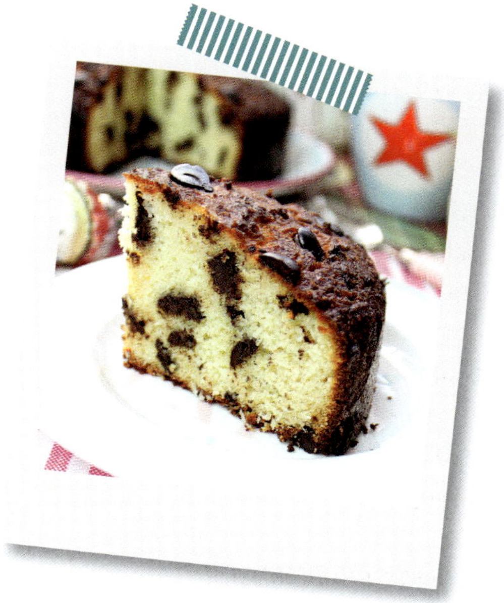

25 g Mandelmehl, entölt
25 g Kokosmehl
25 g Eiweißpulver Vanille
50 g Mandelmehl, nicht entölt
40 g Kokosraspel
1 TL Backpulver
½ TL Guarkernmehl
75 g weiche Butter
3 Eier, Größe M
50 g Erythrit
3 TL Stevia-Streupulver mit Erythrit
1 Prise Salz
150 ml Milch
75 g Xylit-Schokodrops

Den Backofen auf 175 Umluft Grad vorheizen.

Die trockenen Zutaten für den Teig in einer Schüssel abwiegen und gut mischen. Butter und Eier mit den Süßmitteln und dem Salz in einer Rührschüssel mit einem Handrührgerät oder der Küchenmaschine vermengen. Esslöffelweise die trockene Mischung unterrühren und die Milch nach und nach zugeben. Zum Schluss noch die Schokodrops unterheben. Eine kleine Springform fetten und den Boden mit Backpapier bedecken. Den Teig in die Form geben und für etwa 50 Minuten in den Backofen schieben. Wenn der Kuchen zu dunkel wird, nach ca. 30 Minuten mit etwas Alufolie schützen.

Nährwerte pro Stück:
Kalorien: 212, Fett: 17,4 g, Kohlenhydrate: 3,0 g, Eiweiß: 7,9 g

Himbeer-Kokos-Müsliriegel

8 Stück

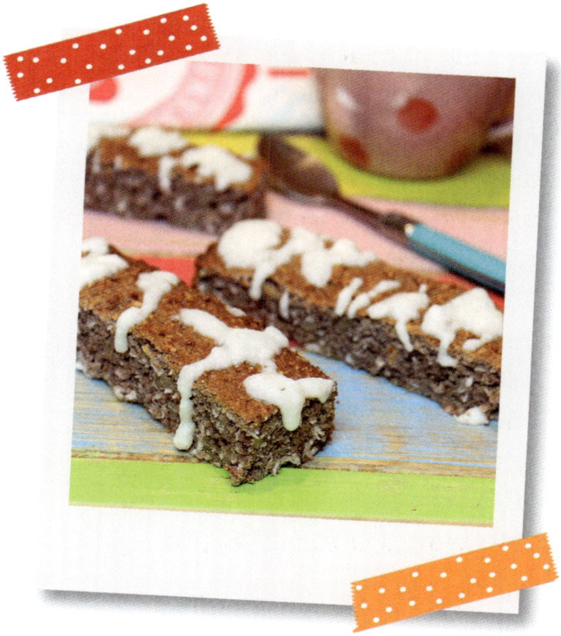

100 g Haferkleie
50 g Eiweißpulver, Vanille
50 g Erythrit
2 TL Stevia-Streupulver mit Erythrit
50 g Kokosraspel
50 g gehackte Mandeln
200 ml Kokosmilch
50 g Mandelmus, hell
25 g Himbeerpulver
50 g Kokosmus
10 g Kokosöl
15 g Pudererythrit

Den Backofen auf 120 Grad Umluft vorheizen.

Alle Zutaten zu einem festen Teig vermischen und in eine eckige Form streichen, die mit Backpapier ausgelegt ist. Der Teig sollte etwa 2–3 cm hoch sein. Die Form für 60 Minuten in den Ofen stellen. Dann lauwarm in Riegel schneiden und auskühlen lassen.Das Kokosöl und das Kokosmus im Wasserbad schmelzen lassen und das Pudererythrit unterrühren. Dann mit einem Löffel auf die Himbeer-Kokos-Müsliriegel klecksen.

Nährwerte pro Stück:
Kalorien: 296, Fett: 22,2 g, Kohlenhydrate: 9,9 g, Eiweiß: 11,0 g

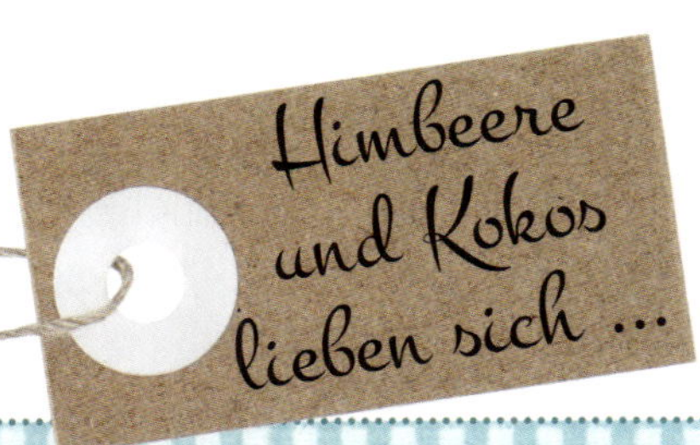

Sauerkirsch-Ricotta-Bödchen

8 Stück/Obstbodenform mit etwa 20–22 cm Durchmesser

Für das Kirschtopping:
1 TL Kokosöl
200 g Sauerkirschen, gefroren und ungezuckert
15 g Pudererythrit
1 TL Stevia-Streupulver mit Erythrit
1 Prise Xanthan , alternativ Guarkernmehl

Für solche saftigen Leckereien bin ich immer zu haben …

Für den Obstboden:
20 g Eiweißpulver, Vanille
25 g Mandelmehl, entölt
15 g Kokosmehl
½ TL Backpulver
30 g Butter, geschmolzen
1 Ei, Größe M
25 g Erythrit
1 TL Stevia-Streupulver mit Erythrit
75 ml Milch

Für die Ricottacreme:
200 g Ricotta
15 g Eiweißpulver, Vanille
gemahlene Bourbon-Vanille
15 g Pudererythrit
1 TL Stevia-Streupulver mit Erythrit
100 ml geschlagene Sahne

Für die Kirschen einen kleinen Topf mit dem Kokosöl erwärmen und die gefrorenen Sauerkirschen bei milder Hitze im Topf auftauen lassen. Aufkochen und die 8–10 Minuten offen köchelnden Sauerkirschen im Topf etwas zerdrücken. Dann die Süßmittel unterrühren. Abschmecken, ob die Süße ausreicht. Nun die Kirschen vom Herd nehmen. Zum Schluss noch die Prise Xanthan über den warmen Kirschen verstäuben und mit einem Schneebesen unterrühren. Abkühlen lassen und immer wieder durchrühren.

Den Backofen auf 175 Grad Umluft vorheizen.

Die trockenen Zutaten für den Teig in einem Schälchen mischen. Die Butter mit dem Ei in einer Rührschüssel schaumig schlagen und die Süßmittel unterrühren. Die trockenen Zutaten esslöffelweise untermischen und nach und nach die Milch hinzufügen. Den Teig in die gefettete Kuchenform geben. Es ist von Vorteil, wenn die Backform mit ¼ Backpapierblatt ausgelegt wird. Für 25 Minuten backen. Dann den Obstboden aus der Form lösen und abkühlen lassen.

Den Ricotta mit dem Vanillepulver, der Vanille und den Süßmitteln verrühren. Anschließend die geschlagene Sahne unterheben. Die Creme auf dem Boden verteilen und darauf vorsichtig das süße Sauerkirschkompott streichen.

Nährwerte pro Stück:
Kalorien: 174, Fett: 12,2 g, Kohlenhydrate: 5,2 g, Eiweiß: 9,1 g

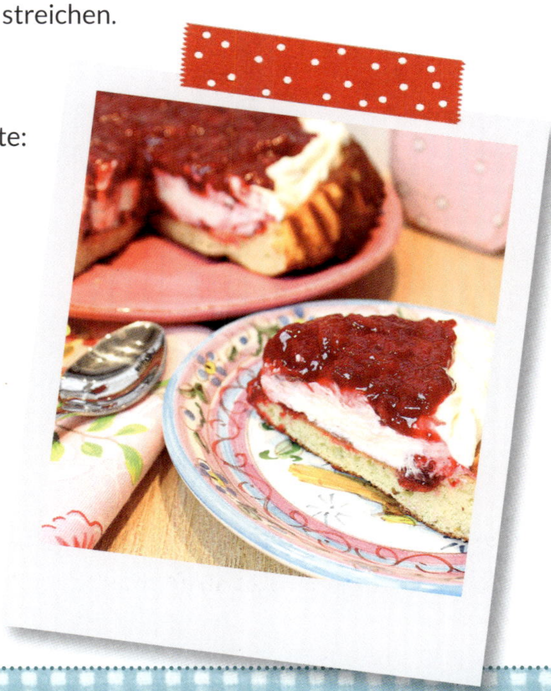

Danksagung & Quellenangaben

DANKSAGUNG

Mein Dank geht an alle Menschen um mich herum, die mich in den vergangenen Monaten auf unterschiedlichste Art und Weise unterstützt haben. Da ist in allererster Linie mein lieber Ehemann Carsten zu benennen, der mich immer bei all meinen Vorhaben unterstützt und auch während meiner Metamorphose stets an meiner Seite war. Danke für sein Verständnis, dass Happy Carb in den letzten Monaten einen großen Teil meiner Energie geschluckt hat und ich manchmal auf einem anderen Planeten, losgelöst von Zeit und Raum, unterwegs war. Danke dafür, dass er so fleißig meine Kochversuche futtert und mir dabei allzeit ehrliche Rückmeldung gibt, ob das Rezept taugt oder nicht. Natürlich immer in netten Worten, gerade wenn mal etwas in die Hose gegangen ist.

Danke an meine liebe Freundin Birgit, die mir eine emotionale Stütze war und mir als literarische Vorkosterin meines Buches wichtige Hinweise gegeben hat. Einen nicht unerheblichen Teil meines Weges sind wir gemeinsam gegangen, durch dick und dünn.

Danke an meine vielen tollen Leser/innen von HappyCarb.de. Ihr macht das alles erst möglich. Und die immer wiederkehrenden Rufe nach Happy-Carb-Büchern haben mir erst das Selbstvertrauen gegeben, meine Geschichte und meine Rezepte tatsächlich auf gedrucktes Papier zu bringen.

Meinem Hausarzt und Diabetologen Herrn Dr. Löffler danke ich für seinen Beitrag zu meinem Buch. Als langjährige Patientin hat er meinen Weg verfolgt und seine Worte aus ärztlicher Sicht waren mir sehr wichtig. Man könnte sonst denken, ich hätte alles nur geträumt.

Dann geht mein Dank noch an meine Verlegerin Sabine Schmieder. Danke, dass sie so hartnäckig dabeiblieb, um mich ins systemed-Verlagsboot zu holen. Danke, dass der systemed Verlag nicht versucht hat, Happy Carb irgendwie zu verbiegen, sondern alles so bleiben konnte, wie meine Leser/innen und ich es lieben. Und natürlich ein riesengroßes Dankeschön, dass aus meinem kleinen bunten Chaos ein so tolles Buch entstanden ist. Ein Traum wurde wahr.

QUELLEN-ANGABEN

Dr. Dukan, Pierre: Die Dukan Diät. Das Schlankheitsgeheimnis der Franzosen, Gräfe und Unzer, 6. Auflage, 2013

Dr. Feil, Wolfgang: Arthrose und Gelenkschmerzen überwinden, Forschungsgruppe Feil, 2014

Flemmer, Andrea: Echt süß! Gesunde Zuckeralternativen im Vergleich. Mit Ernährungstipps, vak Vital Verlag, 2011

Gonder, Ulrike, Prof. Dr. Worm, Nicolai: Mehr Fett! Warum wir mehr Fett brauchen um gesund und schlank zu sein, systemed Verlag, 2010

Gonder, Ulrike, Lemberger, Heike, Dr. Worm, Nicolai: Fett Guide. Wie viel Fett ist gesund? systemed Verlag, 2. Auflage

Gonder, Ulrike: Kokosöl (nicht nur) fürs Hirn!, systemed Verlag, 6. Auflage

Grimm, Hans-Ulrich: Chemie im Essen. Lebensmittel-Zusatzstoffe. Wie sie wirken, warum sie schaden. Knaur Verlag, Neuausgabe, 2013

Dr. Hofmann, Inge: Lebe faul, lebe länger. Warum sich Müßiggang lohnt, Mosaik Verlag, 2004

Dr. Jahn, Ellen: Diabetes Typ 2, Wie Sie gezielt gegensteuern, Stiftung Warentest, 2011

Kempf, Hans-Dieter, Strack, Andreas: Krafttraining mit dem Thera-Band, Rowohlt Taschenbuch Verlag, 2014

Lemberger, Heike, Mangiameli, Franca, Dr. Worm, Nicolai: Eiweiß-Guide. Tabellen mit über 500 Lebensmitteln, bewertet nach ihrem Eiweißgehalt und ausgewählten Aminosäuren, systemed Verlag

Dr. Liebke, Frank: Meer Gesundheit! REMERC & LHEIW verlagskontor, 2007

Lutz, Wolfgang: Leben ohne Brot, Informed Verlag, 16. Auflage

Mangiameli, Franca, Dr. Worm Nicolai, Knauer, Andra: LOGI-Guide. Tabellen mit 500 Lebensmitteln, bewertet nach ihrem glykämischen Index und ihrer glykämischen Last, systemed Verlag

Mersch, Peter: Wie Übergewicht entsteht ... und wie man es wieder los wird, Books on Demand, 2012

Michalk, Chris: Das Handbuch zu Ihrem Körper, Edubily.de, 2014

Dr. Mosetter, Kurt, Probost, Thorsten, Dr. Simon, Wolfgang, Cavelius, Anna: Zucker. Der heimliche Killer. Gräfe und Unzer Verlag, 2013

Müller, Sven-David: Mythos Süßstoff. Die ganze Wahrheit über künstlichen und natürlichen Zuckerersatz, Kneipp-Verlag ,1. Auflage, 2010

Prof. Dr. med. Peseschkian, Nossrat, Prof. Dr. med. Sachse, Günther: Mit Diabetes komm ich klar. Zurück zum inneren Gleichgewicht mit Positiver Psychotherapie, Trias Verlag, 2001

Peters, Achim: Das egoistische Gehirn. Warum unser Kopf Diäten sabotiert und gegen den eigenen Körper kämpft. Ullstein Taschenbuch, 3. Auflage, 2012

Richert, Katja, Gonder, Ulrike: Stopp Diabetes! Raus aus der Insulinfalle mit der LOGI-Methode, systemed Verlag, 5. Auflage

Rützler, Hanni, Reiter Wolfgang: Muss denn Essen Sünde sein? Orientierung im Dschungel der Ernährungsideologien, Brandstätter Verlag, 2015

Schmeisl, Gerhard-W.: Schulungsbuch für Diabetiker, Urban & Fischer, 7. Auflage

Dr. med. Schmiedel, Volker: Typ-2-Diabetes. Heilung ist doch möglich. Trias Verlag, 2. Auflage, 2011

Schwartau, Silke, Valet, Armin: Vorsicht Supermarkt. Wie wir verführt und betrogen werden, Rowohlt Taschenbuch Verlag, 2007

Dr. med. Strunz, Ulrich, Jopp, Andreas: Fit mit Fett. Die Omega-3 Revolution, Heyne Verlag, 2. Auflage, 2015

Dr. med Strunz: Warum macht die Nudel dumm? Heyne Verlag, 2015

Dr. med. Strunz: Wieso macht die Tomate dick? Heyne Verlag, 9. Auflage

Dr. med. Strunz, Ulrich, Jopp, Andreas: Forever Young. Geheimnis Eiweiß. Heyne Verlag, 2004

Dr. Worm: LOGI-Methode. Glücklich und schlank. systemed Verlag

Vester, Frederic: Phänomen Stress, dtv Sachbuch, 13. Auflage, 1993

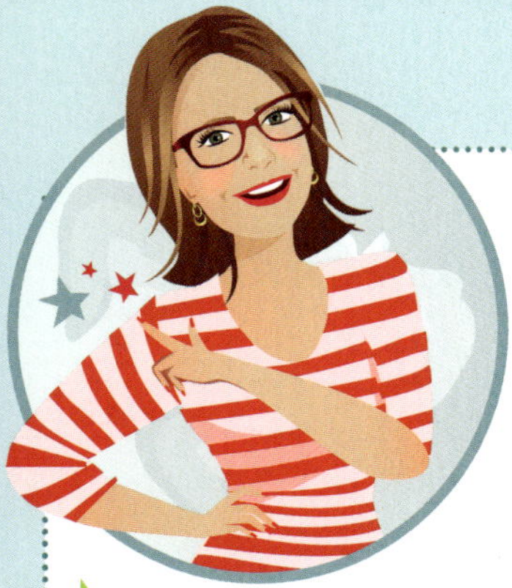

Notizen

www.happycarb.de

Bibliografische Information der Deutschen Nationalbibliothek
Die Deutsche Nationalbibliothek verzeichnet diese Publikation in der Deutschen Nationalbibliografie. Detaillierte bibliografische Daten sind im Internet über http://dnb.d-nb.de abrufbar.

Für Fragen und Anregungen
info@rivaverlag.de

Wichtiger Hinweis
Dieses Buch ist für Lernzwecke gedacht. Es stellt keinen Ersatz für eine individuelle medizinische Beratung dar und sollte auch nicht als solcher benutzt werden. Wenn Sie medizinischen Rat einholen wollen, konsultieren Sie bitte einen qualifizierten Arzt. Der Verlag und der Autor haften für keine nachteiligen Auswirkungen, die in einem direkten oder indirekten Zusammenhang mit den Informationen stehen, die in diesem Buch enthalten sind.

1. Auflage 2019

Nymphenburger Straße 86
D-80636 München
Tel.: 089 651285-0
Fax: 089 652096

Die Originalausgabe erschien 2016 im systemed Verlag.

Redaktion: systemed Verlag, Lünen
Fotografie: Bettina Meiselbach, Carsten Meiselbach, www.happycarb.de; Brigitte Sommer (Umschlagrückseite, Seite 2, 7, 127, 146, 149, 170, 188)
Gestaltung, Illustrationen, Satz: rosavision, Simone Ruths, www.rosavision.de; Andreas Linnemann
Illustrationen: „BETTI": Signyra, www.signyra.com; S. 22, 23, 34, 180, designed by www.freepik.com; S. 95, 108, www.istock.com
Umschlaggestaltung: Marcus Taeschner, Simone Ruths
Druck: Florjancic Tisk d.o.o., Slowenien
Printed in the EU

ISBN Print 978-3-95814-224-4
ISBN E-Book (PDF) 978-3-95814-225-1
ISBN E-Book (EPUB, Mobi) 978-3-95814-226-8